Good Foods for Brain

자녀를 위한

뇌에 좋은 식품

이성동 · 박홍현 공저

문운당

| 머리말 |

바삐 살아가는 대부분 현대인들의 표상으로 일컬어지는 과도한 일상생활과 스트레스로 인하여 우리들은 밤에 잠을 잘 이루지 못하거나 설치고, 오랜 시간 의욕이 상실되거나 무기력하고, 가슴이 답답하거나 숨이 고르지 못하고, 기분이 우울하거나 비관적인 경우 등 허다한 경험들을 하면서 일시적 또는 장기적인 영향을 받았을 것입니다. 현대를 살아가는 많은 사람들의 건강과 관련한 불안과 초조의 첫 발생 시작부터 건강에서 멀어져 가는 모든 것이 주로 뇌와 관련된 것으로 귀결될 것으로 보입니다.

우리는 대부분 뇌와 관련한 일들의 문제를 안고 생활하며, 늙어가면서 모든 것이 정상화 되어 건강이 유지되고 행복하기를 염원하며 살아갑니다. 그러나 현실은 심각할 정도로 각 개인마다 뇌 관련 질환들을 가지고 있는 것이 문제입니다.

그리하여 각종 매체를 통해서도 쉽게 접하게 되는 신체질환들과 정신건강과 밀접한 마음의 병들, 때로는 극심한 마음의 선택이 자살을 초래하는 경우 등, 이들의 해결 실마리를 찾고자 힐링 센터의 이용이나 뇌 교육 등으로 심신의 각종 스트레스를 완화해 가면서 개인 삶의 질을 향상시키고자 하는 노력들이 있어왔습니다. 또한 국내 · 외를 막론한 뇌 과학자들의 뇌지도 제작을 위한 열정으로 치매 등의 뇌질환 정복의 가능성을 예고하거나 또는 뇌의 구조를 투명하게 관찰할 수 있는 기술개발 등이 괄목할만한 진전을 이루었습니다.

또 지난 2016년 3월 인공지능 바둑프로그램 알파고(AlphaGo)가 이세돌 9단과의 대국에서 4승1패로 승리하여 세계인들을 놀라게 했고 앞으로 모든 분야에서 인공지능을 활용하는 시대를 예고하는 등 이제는 과거보다 뇌의 중요성이 더욱 강조되어 뇌를 강화하는 훈련과 더불어 뇌 영양 강화 시대가 되었습니다.

근래에는 우리 사회의 고령화로 인하여 알츠하이머병 유래의 치매 현상 내용을 주변에서 쉽게 듣거나 접할 수 있게 되었고, 또 간간히 소식을 듣게 되는 뇌졸중과 이로 인한 후유증상 등, 우리의 일상 주변에는 뇌와 무관한 것이 없을 정도로 모든 삶과 사유(思惟)가 뇌와 직간접 관계로서 존재한다고 하겠습니다. 따라서 뇌의 중요성이 더욱 인식되어 뇌 관련 연구 분야가 최근 크게 확대되어져 가고 있는 실정입니다.

음식이 건강과 질병예방에 크게 영향을 준다는 정보는 지나칠 정도로 많습니다. 이런 정보는 건강이나 질병예방에 도움을 줄 수도 있지만 개체의 특수성에 대한 고려가 충분치 않은 상태에서 포괄적으로 적용하기에는 무리가 따르게 마련입니다. 우리나라의 전통의학에서도 식품이 질병에 큰 영향을 준다는 내용은 많이 알려져 있습니다.

그러나 식품이 기억력을 높일 수 있는가? 식품이 정신적 집중력을 기르는 데 도움이 될 수 있는가? 식품이 지능을 높이는 데 어떤 역할을 하는가? 난폭하고 산만한 아이들에게 식품으로 증세를 개선시킬 수 있는가? 우울증을 완화시키는 데 식품 섭취의 영향이 있는가? 특히 뇌와 관련된 정신질환에 식품이 어떻게 작용하는가? 라는 질문을 대하면 누구나 쉽게 답할 수 없는 어려운 질문들입니다.

뇌(腦) 관련 글이나 책은 주로 뇌 과학자들에 의해 집필되었고, 특히 뇌를 여러 분야에서 직접 다뤄본 의사, 연구자, 교육자들에 의해 많은 공헌과 연구가 진전되었습니다.

저자들은 섭취하는 식품이나 음식물의 중요성에 비중을 두어 두뇌의 영양, 성장, 발달, 회복, 치유 등에 각종 영양소들의 공급과 일부 생화학적 작용, 효능 등에 관하여 관심을 높였습니다. 따라서 뭐니 뭐니 하더라도 그 사람의 정도에 맞는 영양소들이 함유된 식품의 공급이나 섭취가 먼저 동반되는 상황에서 심신의 수련에서부터 질병의 치료 등이 부수적으로 이루어지면서 건강을 유지 · 증진시켜 감이 최선책이라는 것이 필자들의 신념입니다.

저자들은 그동안 대학에서 식품 · 영양관련 연구실에서 공부하며 교육하는 과정에서 뇌의 중요성을 인지하며 관심을 가져오다가 급기야 뇌력과 기억력에 대한 향상과 신경전달물질을 위시하여 뇌를 좋게 하는 식품 · 물질 · 생활에 대하여, 뇌에 좋지 않은 식품에 대하여, 비정상 상태로 초래되는 알레르기 · 과잉행동장애 · 우울증 · 자폐증 · 알츠하이머병에 대하여, 그 외 뇌 관련 학습 · 똑똑한 자녀 키우기 · 수험생의 식생활에 대하여 각기 항목을 정하였고 여러 도서와 자료들을 참고하고 선택 수집하여 원고를 집필하며 정리하게 되었습니다.

최근 뇌에 관한 연구와 기기의 발전은 물론 인공 지능에 대한 영역의 확대가 점차 이루어져 가고 있는 추세에 따라 지나간 과거의 이론들을 근간으로 하여 여러 곳의 자료들을 취합 정리하여 각 분야의 신 · 구 자료들을 요약 정리하였으나 한정된 지면에 정리하는 일들이 쉽지 않았고, 독자 여러분의 취향과 이해의 정도가 다양할 것으로 예상되어 원고 내용의 구성을 위하여 수정을 거듭하였습니다.

그러나 인체에 가장 중요하며 생명현상의 최후 보루인 뇌에 관계된 방대한 내용을 정리하다 보니 여러 곳에서 간결하지 못한 표현이나 미숙한 부분, 이해하기 어려운 부분 등이 있으리라 예상되어 뇌 관련 여러 분야에서 널리 활동하시거나 하셨던 제현들과 동학의 선후배 여러분의 아낌없는 편달을 바라면서 차후 기회 시 교정에 더욱 분발하도록 하겠습니다.

끝으로 본 책자를 출간하는 데 있어서 선뜻 허락과 용기를 주신 우리나라 출판계에서 전통과 업적이 앞서는 문운당 이성범 사장님과 온 정성으로 본서의 원고를 편집하여 결실을 맺게 하여 주신 주옥경 국장님과 심진성 대리님을 위시하여 여러 선생님들의 노고에 다시금 깊은 감사를 드립니다.

2017년 9월
가을의 창천(蒼天)과 산(山)을 바라보며
편저자 일동

| 차 례 |

제1장 | 뇌와 기억력

제2장 | 신경전달물질

제3장 | 뇌에 좋은 식품

제4장 | 뇌력의 증진과 비타민 • 미네랄의 역할

제5장 | 기억력 향상법

제6장 | 머리를 좋게 하는 생활방식

제10장 | 수험생의 식생활

제11장 | 주의력 결핍 및 과잉행동장애

제12장 | 자폐증

제13장 | 알레르기

제 1 장

뇌와 기억력

최근 뇌 과학이 눈부시게 발전하고 있지만 아직은 모르는 부분이 더 많다고 보아야 한다. 신경세포인 뉴런(neuron)은 신경계의 기본 단위로서 한 개의 세포체(cell body), 수상돌기(dendrite), 두 개 이상의 돌기를 가지고 있는 축삭(axon)으로 구성되어 있다. 축삭의 각 가지 끝에 도달된 정보는 시냅스(synapse)라는 접합 구조를 통해서 다음 신경세포로 신경전달물질이 이동하면서 신호가 전달된다. 무려 1만 개의 뉴런과 시냅스를 형성하고 있지만 가능한 시냅스 중 고작 1%와 연결하고 있는 셈이다. 연결은 항상 변하여 가고, 질서보다는 카오스(chaos)가 뇌의 기본적인 모습이다. 이런 카오스가 유연성과 안정성, 적응성과 독립성이라는 상반된 목적의 균형을 잡아 준다.

인격을 이루는 특징들은 뇌 속에 각각 화학적으로 상응하는 부분이 있다. 우리가 일반적으로 영혼이라 부르는 한 인간의 본질적 핵심은 개인적인 특징이 각인된 신경화합물질의 특정한 혼합이자 경험의 화학 처리과정에서 형성된 하나의 특수한 양식으로 보인다.

다양한 전달물질들의 균형은 한 사람의 인격, 그 사람의 행동하고 표현하는 방식을 결정한다. 우리의 활동, 우리의 기질, 우리가 생각하거나 말하는 속도—이 모든 것이 가령 신경전달물질인 노르아드레날린이나 도파민이 우리를 얼마나 자극하는가, 또 다른 신경전달물질인 세로토닌이 우리를 어떤 방식으로 진정시키고 자제시키는가에 좌우된다.

뇌 속의 화학작용은 단순한 화학이 아니고 단순히 분자와 원소들의 유희도 아니다. 뇌 속의 화학작용은 감정을 표현하고, 경험한 것을 느끼게 해주며, 사랑과 미움, 반감과 공격성, 소망과 꿈, 시기와 질투를 가능하게 해주고 아름다운 경험을 저장하고 추악한 경험을 몰아내게 해준다.

뇌가 활발하게 활동하려면 음식물에서 어떤 영양소를 섭취해야 할까? 기본적으로 필요한 것은 뇌의 에너지인 당류, 신경세포를 만드는 원료인 단백질과 지방, 신경전달물질을 만드는 원료인 아미노산이다. 하지만 이것만으로 충분하지 않다. 당류를 에너지로, 단백질이나 지방을 신경세포로, 아미노산을 신경전달물질로 전환하는 것은 단백질로 이루어진 효소이다. 또한 효소는 막강한 능력을 갖고 있지만 비타민이나 미네랄처럼 효소가 제대로 작용할 수 있도록 도와주는 보인자가 없으면 실력을 발휘하지 못한다.

뇌 활동을 활성화시키는 식품이란 뇌에 에너지를 안정적으로 제공하고, 신경세포 사이의 커뮤니케이션을 원활히 하는 식품을 말한다. 반대로 뇌 활동을 저하시키는 식품은 뇌에 에너지를 제대로 공급하지 못하고 신경세포 사이의 커뮤니케이션을 나쁘게 하는 식품이다. 따라서 뇌를 충분히 활성화해 뇌가 가진 본래의 실력을 발휘시키기 위해서는 뇌에 좋은 음식을 열심히 섭취하면서 한편으로는 뇌에 나쁜 음식을 멀리하는 것이 핵심이다.

우리의 뇌는 대뇌, 소뇌, 간뇌, 중뇌, 연수, 척수로 구성되어 있다. 머리의 대부분을 차지하는 대뇌는 좌우대칭 형태로 좌뇌와 우뇌로 나뉘어져 있으며 뇌량으로 연결되어 있다. 뇌량은 말 그대로 뇌의 다리로서 신경 다발이 지나가고 있어 좌우뇌가 서로 긴밀한 연락을 주고받는 역할을 한다. 대뇌는 두꺼운 세포층이 둘러싸고 있는데 이를 대뇌피질이라고 한다. 생각이나 판단, 창조 등 수준 높은 정신활동이 이루어지는 곳으로 신경세포가 100억 개 이상 모여 있다. 표면에는 주름이 많은 홈이 나있어 그 모습이 마치 호두와 같다. 그중에서도 굵게 파인 홈을 따라 네 개의 엽으로 나뉘는데 전두엽, 두정엽, 후두엽, 측두엽이다. 이 중 전두엽은 대뇌의 40%를 차지하면서 의욕이나 창조력, 언어 등 사람다움을 발휘하는 기능을 한다. 두정엽은 얼굴, 손, 다리 등 신체를 움직이는 일을 비롯해 운동기능을 관장하며 몸의 각 부분에서 생기는 통증을 느끼는 곳이다. 후두엽은 시각중추를 통해 사물을 보는 역할을 하며, 측두엽은 청각 중추가 있어 소리를 듣고, 기억을 저장하는 언어 중추로서도 중요한 기능을 담당한다.

대뇌의 안쪽과 밑면에 해당하는 부분이 바로 변연계인데 이는 기억, 논리, 수학, 판단을 관장하고 감성, 본능, 분노, 공포, 감정, 성적행동, 기억 등에 관여한다. 변연계를 이루는 구조물 중에 특히 눈여겨 볼 것이 있는데 바로 해마이다. 해마는 새로운 기억을 저장하고 다시 상기해 내는 일을 하기 때문이다. 모든 정보는 맨 처음 해마에 저장되었다가 뇌의 다른 곳으로 보내져 장기 기억으로 저장된다. 만일 오늘 공부한 내용을 내일까지 기억한다면 이는 바로 해마 덕분이다.

대뇌에 둘러싸여 있는 간뇌는 소뇌와도 이웃해 있다. 여기에서 간뇌의 대부분을 차지하고 있는 시상과 시상하부가 있다. 시상은 운동에 관여하는 신경세포의 무리가 있고 여러 감각 정보의 중계기지 역할을 한다.

시상하부는 시상의 약 20% 정도의 크기로 뇌 전체로 보면 1% 정도에 불과하지만 맡은 업무는 대단히 중요하다. 본능적인 행동을 지배하고 여러 가지 호르몬의 분비를 통제하기도 하므로 생명의 중추라고도 불린다.

시상 아래에 있는 중뇌는 대뇌와 척수를 잇는 중계지점으로 걷기 등의 운동을 관할한다. 중뇌에 연결되어 있는 연수는 다시 척수와 이어지는데 여기엔 자율신경의 핵이 존재한다. 내장 기관의 작용을 조절해 생명 유지와 관련된 일을 주된 임무로 맡는다. 특히 호흡 순환계가 포함되어 있어 연수를 다치면 사망에 이르기도 한다.

소뇌는 중뇌와 연수의 등 부분에 접해 있는데 그 크기가 대뇌 다음으로 커서 뇌 전체 무게의 10% 정도나 된다. 주로 몸의 균형을 유지하는 기능을 하며 운동기능도 조절하기 때문에 소뇌에 문제가 생기면 제대로 서 있거나 걸을 수 없다. 신경섬유 다발이 뻗어 나와 중뇌와 연수는 물론 간뇌나 척수와도 연결되어 있으며 이들 각 부분이 네트워크를 형성하고 있다.

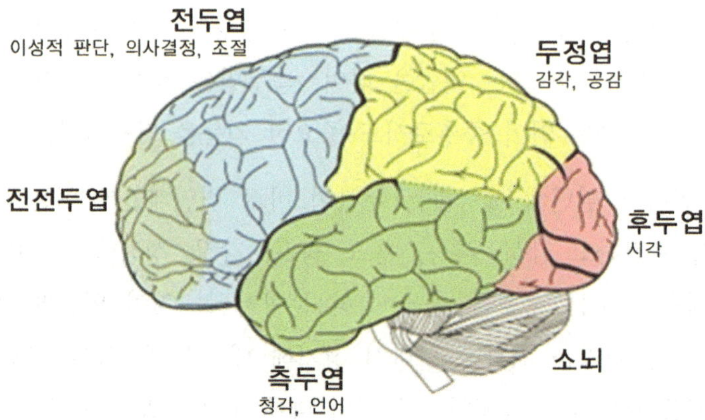

[**뇌의 구조**]

뇌는 상당히 복잡한 구조로 되어 있으며 학습에는 뇌의 여러 부분이 상호작용하고 있다. 특히 뇌의 표면에 위치한 대뇌피질, 대뇌의 내측에 있는 대뇌변연계의 해마라는 부위가 수험공부에 중요한 기억을 담당하고 있다. 대뇌는 좌우(좌뇌와 우뇌)로 나누어져 있으며 그 사이는 뇌량이라는 섬유다발로 연결되어 있다. 좌뇌는 언어기능을 담당하고 있어 언어와 숫자, 여러 가지 일을 이론적으로 이해하는 데 중요한 역할을 하고 있다. 한편 우뇌는 공간이나 도형을 인식하여 회화나 조각 등의 예술분야를 담당하고 있다. 또 이미지나 직감적인 것을 파악한다.

결국 평소의 학습에서 계산하고 이해하고, 언어를 기억하는 등의 일은 좌뇌의 활동영역이라 할 수 있다. 그러나 좌뇌의 힘으로 이해가 되지 않는 도형을 묘사하고 이해하거나 그림을 다양하게 기억하는 일은 우뇌가 힘을 발휘하게 된다.

신체의 말단까지 분포되어 있는 신경망을 말초 신경계라 부른다. 즉, 튼튼한 뼈 안쪽에 있는 중추신경계가 아무리 우수한 기능을 지니고 있어도 외부와의 접촉이 없으면 정보수집이 불가능하기 때문에 그 결점을 보완하여 말단 정보를 수집하기 위해 눈, 코, 귀, 혀, 피부, 소화관 등에는 말초 신경계가 존재한다.

신경계를 군대라는 조직으로 묘사해보자. 신경계라고하는 군대는 외란뿐만 아니라 내란에도 대비하여야 한다. 이를테면 어쩌다가 몹시 화가 나서 격분 상태에 이르렀다고 하자. 그러면 혈압이 올라 신체가 위험 상태에 다다른다. 그러면 경동맥에 있는 혈압감지기로부터 뇌의 심장혈관 중추에 신호가 가고 거기에서 신체로 지령이 나간다. 즉, 혈압이 올라갔으니 심장의 수축력을 억제시키고 심장의 박동을 낮추라는 지령이다. 이와 같이 중추 신경계에는 체내의 특정 조직이나 기능에 관한 내부 정보가 항상 말초 신경계와 호르몬계를 통해서 모아지고 있다.

일반적으로 아미노산의 수송체는 크게 나누어 네 종류가 있다. 예를 들어 뇌 안의 신경세포라도 앞에서 든 티로신이나 페닐알라닌 등의 중성 아미노산에 대하여서는 L계(류신 등의 긴 사슬 아미노산), A계(알라닌 등의 짧은 사슬 아미노산), ASC계(알라닌, 세린, 시스테인)의 세 종류의 수송체가 있는데 혈액뇌관문을 구성하는 혈관 벽에 한해 중성 아미노산을 수송하는 데는 단 하나의 수송체 밖에 존재하지 않는다. 그래서 뇌의 혈관 벽에서는 당연히 중성 아미노산끼리 수송체의 쟁탈전이 일어난다. 여기에서 승패를 결정하는 것은 각 아미노산의 혈중 농도이다. 티로신이나 페닐알라닌과 같은 혈중 농도가 낮은 아미노산의 경우는 체외 공급으로 혈중 농도를 약간 높여주어도 원래부터 혈중 농도가 높은 발린, 류신, 이소류신 등의 이른바 분지쇄 아미노산에는 이기지 못하여 뇌 안으로 흡수가 나빠지게 된다.

이와 같이 뇌의 모세 혈관벽이 지니는 생화학적 특징은 뇌에 대한 영양 공급을 생각할 때 항상 주의해야 할 요소이다.

우리의 몸은 세포로 이루어져 있다. 뇌 역시 세포로 되어 있어 대뇌 반구를 둘러싸고 있는 대뇌 피질에 100억여 개나 분포되어 있다.

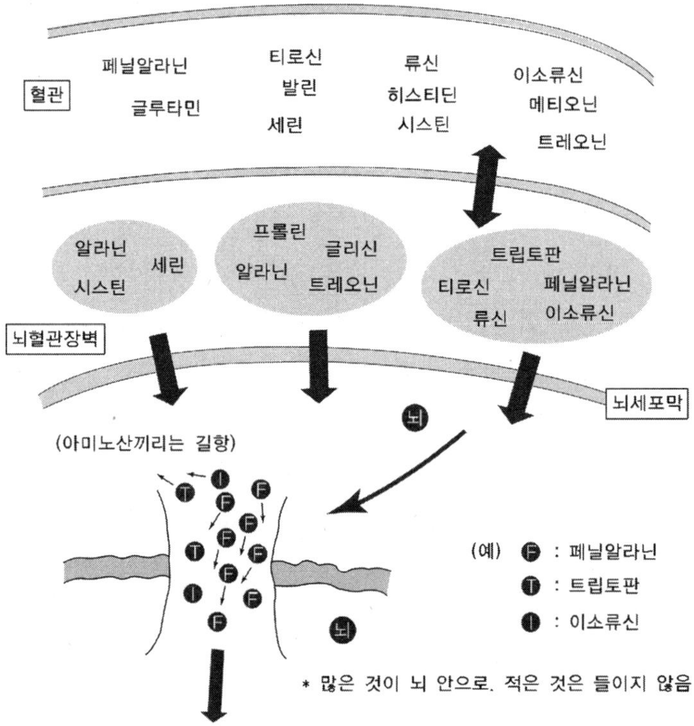

[아미노산이 뇌세포막으로 이동하는 경로]

뇌세포는 신경세포와 신경교세포로 이루어져 있는데 그 역할에 있어서 신경세포가 주인공이라고 하면 이를 뒷받침해주고 도와주는 세포가 바로 신경교세포이다. 신경세포는 뉴런이라고도 불리는데 신체의 모든 감각이나 장기에서 입수한 정보를 수집하고 처리해 학습, 기억 같은 고도의 뇌 기능을 수행하고 근육이나 분비 기능을 통제한다. 우리가 생각을 하거나 몸을 움직이도록 명령을 하는 것이 바로 신경세포이다. 신경세포의 정보처리 방식은 자극을 받았을 때 전기를 발생시켜 다른 신경세포에 정보를 전달하는 식이다. 정보를 잘 전달할 수 있도록 독특한 모양을 지니고 있는데 세포의 핵이 들어 있는 세포체를 중심으로 나있는 수상돌기라고 부르는 나뭇가지 모양의 돌기가 있어, 축삭이라고 부르는 긴 막대기 같은 돌기가 더 있다.

우리 몸의 정보를 수집, 정리, 처리하는 만큼 신경세포를 정보처리시스템이라고 볼 수 있다. 정보처리시스템은 정보처리양이 관건이다. 용량이 큰 컴퓨터가 신속하게 작업을 처리하는 것처럼 신경세포 역시 용량이 클수록 기능을 원활하게 발휘할 수 있다. 뉴트로핀, 신경성장인자, 신경교 유도 신경영양성 인자, 그리고 뇌 유도 신경 영양성 인자 등은 신경세포의 성장을 촉진한다. 그중에도 BDNF라 불리는 뇌 유도 신경 영양성 인자는 신경세포 발달에 비료 역할을 한다.

한편 신경세포를 도와주고 지지해주는 역할을 하는 신경교세포는 신경전달물질을 흡수하고 혈액으로부터 포도당을 흡수하며 신경이나 신경조직이 발생하는 데 관여한다. 수많은 신경세포들 간의 소통을 도와주는 시냅스를 만드는 것도 신경교세포의 역할이다.

1 기억력과 대뇌피질 네트워크

학습은 새로운 정보와 지식의 획득이라고 말할 수 있고 기억은 학습된 정보를 보유하는 것이다. 기억은 서술적 기억과 비서술적 기억으로 나누는데 서술적 기억은 사실과 사건들에 관한 기억을 말하고 이를 기억하기 위해서는 의식적인 노력이 필요하다. 기억은 쉽게 형성되지만 또 쉽게 잊혀 진다는 특성이 있다. 이에 비해 비서술적 기억은 절차 기억이라고 하는데 기술과 습관, 행동, 전통 등 오랜 시간에 걸쳐 반복과 연습의 결과이므로 쉽게 잊히지 않는다.

또한 기억은 장기 기억, 단기 기억, 작업 기억으로도 나눈다.

장기 기억은 기억이 처음 저장된 후 며칠, 몇 개월, 몇 년 후에도 기억하는 것을 말하는데 장기 기억을 강화하기 위해서는 특정 유전자의 활성이 필요하고 이는 단백질 합성과 시냅스 연결의 변화로 이어져야 한다. 감각에 대한 정보는 일시적으로 단기 기억에 머물러 있다가 기억 통합을 통해 영구적인 장기 기억으로 저장된다.

작업 기억은 일시적으로 저장된 정보 즉 어떤 사람의 전화번호를 반복해 외움으로써 짧은 시간 동안은 기억할 수 있다. 그러나 반복을 통해 기억을 유지시켜야 하는 것이 작업 기억의 특징이다. 단기 기억은 수 초~수 시간 동안 지속되다가 금세 잊는 기억을 말한다.

이런 모든 기억에서 대뇌 피질 영역이 큰 역할을 하므로 머리를 좋게 하기 위해서는 대뇌 피질이란 거대한 네트워크를 활성화시킬 필요가 있다. 신경세포의 역할과 전달체계 그리고 신경끼리의 신호를 연결하는 가소성을 증가시키는 것이 그것이다. 그리고 학습에 관여하는 해마의 신경발생 즉, 새로운 세포의 생성도 매우 중요하다.

수업을 받거나 책을 읽거나 외부에서 정보가 들어오면 뇌는 일시적으로 정보를 저장한다. 그러나 그것은 쉽게 잊어버리게 된다. 그래서 다음 단계로 단기간 기억하게 하는 시스템이 있지만 쉽게 잊어버리게 되고 그래도 남아있는 정보는 오래 기억하게 된다. 기억된 것은 필요시 다시 불러내어 사용할 수 있다. 이런 일련의 정보처리회로가 있고 이를 효과적으로 쓰기 위하여는 몇 번이라도 반복하게 된다. 반복하므로 그 정보가 장기간 기억될 확률이 높아지게 된다. 학습의 원점은 이와 같이 기억을 머릿속에 새겨 넣는 것이다.

[기억에 관계된 뇌의 각 부위]

대뇌피질	언어, 창조활동, 고도의 정신활동을 담당
두정엽	공간인식, 정보나 감각적인 것을 받아 판단하고 감시
측두엽	청각 시각정보를 받아 장기간 보존하는 데 깊이 관여
해마	단기적인 기억을 장기적인 것으로 바꾸는 데 도움을 줌
전두엽	예상, 계획 등을 중심으로 창조성을 취급
시상	전신의 감각기관에서 정보를 받아 뇌 전체의 기능을 통합
소뇌	배워서 깨우친 것을 기억하거나 운동기능을 조절
좌뇌의 역할	계산능력, 언어활동, 시간개념, 과학적 사고
우뇌의 역할	방향감각, 음악 감상, 그림그리기, 얼굴식별

(1) 대뇌 측두엽과 기억

측두엽은 시간의 흐름과 관계가 있어 과거 사건에 대한 기억에 관여한다. 즉 측두엽 신피질에서 장기 기억을 저장하고 측두엽 아래에 있는 해마와 기타 다른 구조에서는 서술 기억 형성에 중요한 역할을 한다.

(2) 간뇌

측두엽 외에 기억과 기억 상실증과 관계되어 있는 부위가 간뇌이다. 인식 기억 처리과정에 관여하는 부분은 시상전핵, 시상의 배측과 내측핵, 그리고 시상하부의 유두체이다. 해마의 정보가 시상하부로 전달되면 시상전핵을 거쳐 대상피질로 연결된다. 즉, 측두엽 부위로부터 신경정보를 받아들이고 전두엽의 거의 모든 부위로 전달하는 기능을 한다.

(3) 기억창고 해마

해마는 대뇌 변연계의 양쪽 측두엽에 있으며 기억과 관련된 기능을 한다. 주로 서술 기억을 담당하며 그 외에도 다양한 종류의 기억 형성과정에 관여한다. 이 같은 사실은 방사형 미로 끝 부분에 놓인 음식을 찾아내는 쥐 실험을 통해 알아냈다. 해마가 손상된 쥐는 방사형 미로를 익숙하게 이용하는 법을 조금도 학습해내지 못한다. 이미 갔었던 방사형 미로 통로의 끝 부분에 다시 가기도 하고 여러 통로를 무질서하게 헤매며 시간을 소비했다. 해마는 기억 창고다. 해마는 변연계에 있고 대뇌의 밑면에 해당하는 부위의 변연계는 두뇌 여러 부분과 연결되어 있어 인간의 행동과 관계되며 좋은 것을 자꾸 반복하면 그것을 정확히 기억하게 된다. 특히 해마의 추체세포들이 손상되면 학습과 기억의 장애가 심각해진다.

(4) 전두엽피질

서술 기억과 절차 기억은 기억을 오랜 시간 저장하기 위한 방식이다. 이 기억들은 몇 달, 몇 년 쓰지 않아도 필요할 때 불러 쓸 수 있다. 예를 들어 수영하는 법을 배워두면 오랫동안 하지 않았다고 해도 금세 수영을 할 수 있는 것은 이 때문이다.

이에 비해 작업 기억은 사람의 전화번호를 기억해내듯이 즉각적 사용을 위해 우리 마음에 저장된 정보이다. 주로 해마가 작업 기억에 관여한다. 또한 사람은 전두엽의 앞쪽 끝에 있는 전두엽피질이 고도로 발달되어 있는데 이곳에서도 작업 기억을 담당한다. 측두엽과 간뇌 조직에 상호 연결되어 있으며 자기 인식이나 복잡한 계획을 설계하고 문제를 해결하는 등 동물과 다른 일을 하게 한다.

공부의 능력을 높이기 위해서는 뇌 전체의 활성화와 집중력, 기억력, 학습능력 등의 복합작용이 필요하다. 특히 신경세포의 성장을 촉진하는 뇌 유도 신경영양인자(BDNF)의 발현은 시냅스의 가소성을 높이고 학습 및 기억 활동을 왕성하게 하는 데 비료와도 같은 역할을 한다. 많은 생체 실험결과에서 BDNF의 생성은 해마의 신경 발생과 시냅스 가소성을 증가시켜 학습과 기억력을 높인다고 알려져 있다. 또한 BDNF는 신경세포의 산화스트레스를 막아 보호하기 때문에 신경세포의 기능을 유지하게 하는 중요한 역할을 담당한다.

한편 기억력, 암기력, 집중력, 학습능력 등은 육체적, 정신적 건강과 밀접한 관계를 맺고 있어 최상의 컨디션 유지가 필요하다. 수면과 운동을 적절히 조절하는 것은 뇌 건강을 지키는 방법의 하나이다.

지능은 유전으로 결정되어 변하는 것이 아니라고 주장하는 사람도 있다. 두뇌의 명석함을 나타내는 지능은 선천적인 지성에 좌우되는 부분도 있지만 사물을 어느 정도 신속하게 생각할 수 있느냐, 즉 머리 회전이 어느 정도 빠른가, 기억력이나 집중력이 얼마나 오랫동안 유지되는가에 따라서도 크게 바뀐다. 그리고 머리회전의 빠르기, 기억력이나 집중력을 유지할 수 있는 시간은 최적의 영양소를 섭취함으로써 대폭 개선할 수 있다. 왜냐하면 우리가 사물을 생각할 때 뇌 속에서는 신경 네트워크의 배선이 재편성되면서 동시에 신경네트워크를 이동하는 신경전달물질의 종류와 양이 변하기 때문이다. 우리가 최적의 영양소를 섭취하면 신경전달물질도 최적의 상태가 되어 뇌가 활발하게 활동한다. 나이를 많이 먹어도 지능을 높일 수 있는 것은 이 때문이다.

영양소가 지능에 영향을 미친다는 사실을 처음으로 보고한 것은 미국의 쿠발라 박사와 카츠 박사 연구팀이다. 이 연구팀은 1960년에 혈중 비타민 C 농도가 높을수록 아이들의 지능지수(IQ)가 높다는 사실을 발견했다. 유치원생부터 대학생까지 351명을 혈중 비타민 C 농도에 따라 두 그룹으로 나누어 각각의 지능지수를 측정했는데 비타민 C 농도가 높은 그룹의 지능지수는 평균 113, 비타민 C 농도가 낮은 그룹은 평균 109로 나타났다. 뇌에 최적의 영양소를 공급하면 뇌 활동이 활발해져 원래 가지고 있는 실력을 발휘하게 된다.

영국에 있는 스완지 대학교의 데이비드 벤튼 교수팀은 종합비타민과 종합미네랄을 섭취하면 아이들의 지능지수가 높아진다는 연구결과를 발표했다. 실험을 시작하고 8개월 후 아이들의 비언어적 지능지수와 언어적 지능지수를 측정했다. 비언어적 지능지수는 감각적, 공간적, 창조적, 이미지적능력으로 뇌의 잠재능력을 알아보는 것이다. 반면에 언어적 지능지수는 언어를 통해 표현되는 능력을 말한다. 언어적 지능지수는 사회적, 환경적 요인에 의하여 영향을 받기 쉽지만, 비언어적 지능지수는 개인의 능력을 좀 더 정확히 나타낸다고 할 수 있다.

측정결과 영양보조제를 섭취한 아이들의 비언어적 지능지수는 약 10포인트 상승했고, 언어적 지능지수는 차이가 나타나지 않았다. 이 연구결과는 세계적 유명 의학전문지에 게재되었고, 세계적으로 유명한 학자들에 의하여 추가 실험이 이루어졌다. 하루 섭취 소요량으로는 효과가 크지 않아 지능지수는 평균 4.5포인트 상승하는 데 그쳤으나 그럼에도 종합비타민이나 종합미네랄을 섭취하면 아이들의 지능지수가 높아진다는 사실이 입증되었다.

(5) 신경세포

생명이 태어나는 순간 인간의 모든 신경세포는 약 2,500개의 시냅스를 가지고 있다. 그후 2 ~ 3년이 지나면 시냅스의 수는 최대치에 이르고 신경세포 한 개당 1만 5,000개를 지닌다. 따라서 유아의 뇌는 성인의 뇌보다 훨씬 빠르게 움직인다.

두 살짜리 아이의 뇌는 성인의 뇌와 마찬가지로 많은 에너지를 소비한다. 세 살이 되면 어린이의 뇌는 성인의 뇌보다 2배로 활발하게 움직이며 그러한 상태가 9 ~ 10세까지 지속된다. 따라서 취학 전 아동의 뇌는 성인의 뇌보다 훨씬 활동적이고 더 복잡하게 결합되어 있고 유연하다. 뇌는 결합을 이루고 끊임없이 움직이고 신경세포에 연료를 공급하고 전달물질을 생성토록 한다. 정보가 전달될 수 있는 출입구와 물질을 만들기 위한 원료가 필요하다. 모든 원료는 오직 한 가지 방법으로만 얻을 수 있다. 먹는 것과 마시는 것, 즉 영양 섭취를 통해서다. 그런데 많은 아이들이 학교에 오기 전에 아침을 굶어 영양부족 상태로 학교에 온다.

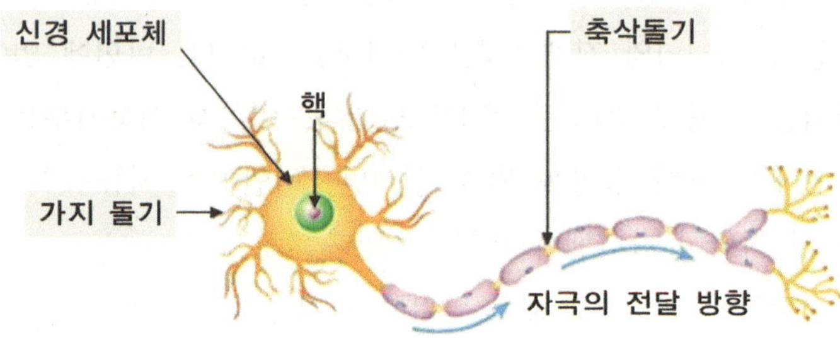

[**자극의 전달**]

(출처 : http://study.zum.com/book/11779)

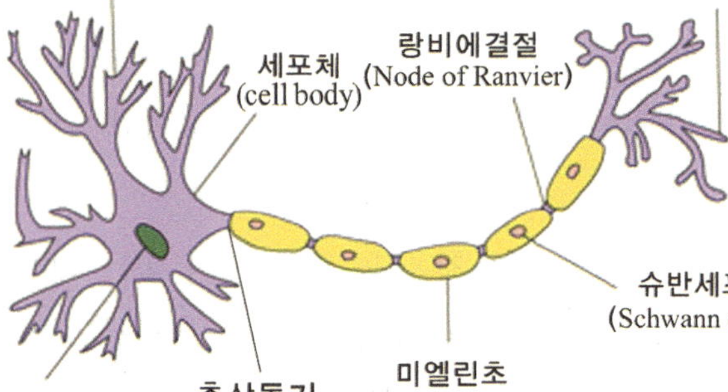

[뉴런-말초신경계]

2 기억은 어떻게 저장될까?

기억은 뇌 속의 어느 한 군데에 저장되는 것이 아니라 여러 곳에서 시냅스의 네트워크로 존재한다. 신경세포를 나무줄기라 한다면 줄기에 뻗어 있는 나뭇가지는 수상돌기에 해당한다. 수상돌기는 새로운 것을 배우고 나면 뻗어나가 인접한 신경세포의 축삭돌기와 연결된다. 이렇게 해서 새로운 시냅스가 만들어진다. 축삭돌기는 신경세포가 가진 두 가지의 돌기 가운데 흥분을 원심적으로 전도하는 구실을 한다.

시냅스는 새로운 것을 배울수록 많이 형성된다. 하나의 신경세포는 평균 1만 개나 되는 수상돌기를 가지고 있으므로 뇌 속의 시냅스는 수십조 개를 훌쩍 뛰어 넘는다. 예를 들어 장난감이 가득 찬 곳에 쥐를 넣어두면 그 쥐는 4일 이내에 새로운 수상돌기를 만들기 시작한다. 이런 과정을 거쳐 시냅스가 늘어 뇌에 정보가 기억된다.

그런데 그것과 정반대의 작용을 하는 것이 바로 스트레스다. 스트레스

호르몬인 코르티솔이 대량으로 분비되면 수상돌기가 쪼그라들어 시냅스는 약해진다. 스트레스로 인한 부정적인 효과는 짧게는 2주일 이내에 나타난다. 하지만 쪼그라든 수상돌기는 코르티솔의 대량 분비가 멈추면 원상태로 다시 돌아간다. 특정한 기억을 사용하지 않는 경우도 수상돌기가 쪼그라드는데 이때도 역시 그 기억을 다시 사용하면 수상돌기가 살아나 시냅스가 강화된다.

기억에서 가장 중요한 것은 뇌 속 깊숙이 있는 해마다. 우리 뇌에서 매일 막대한 양의 정보가 들어오는데 이 정보를 전부 머릿속에 담아 두기에는 기억용량이 부족하다. 따라서 그 정보가 뇌에 축적될만한 가치가 있는지 없는지 판단해야 한다. 이 역할을 담당하는 것이 바로 해마다. 해마가 현저하게 위축되어 있는 알츠하이머병 환자는 새로운 정보를 기억하지 못한다.

정보가 뇌 속에 축적되고 이용되며 다른 정보와 연결되는 데 열쇠 역할을 하는 것은 해마에 많이 들어 있는 아세틸콜린이다. 알츠하이머병 환자는 뇌 속의 아세틸콜린 농도가 해마 주변에서 특히 낮다. 기억력이 심하게 떨어진 상태가 아니라도 아세틸콜린이 부족하면 어느 부분의 기억을 다른 부분의 기억과 연결하기 어려워진다. 예를 들어 얼굴은 알겠는데 이름이 떠오르지 않는 일이 벌어진다.

3 뇌의 구성 기초 영양소

우리가 가지고 있는 힘을 최대한 발휘하려면 뇌가 최적의 상태에서 활동해야 한다. 그러기 위해서는 여섯 가지 영양소인 포도당, 아미노산, 필수지방산, 인지질, 비타민, 미네랄이 중요한 역할을 한다. 뇌의 연료는 당류에서 얻은 포도당이 연소해서 발생하는 ATP(adenosine triphosphate)다.

신경전달물질은 뇌 속의 신경네트워크를 분주히 이동하고 있는데 어떤 신경전달물질이 어느 정도 흐르는지에 따라 마음 상태가 달라진다. 이 신경전달물질을 만드는 원료가 아미노산으로 아미노산은 단백질이 분해되어 만들어진다. 네트워크를 이루고 있는 신경세포도 단백질이 주성분이다. 신경세포는 막으로 감싸여 있는데 이 막을 만드는 것이 필수지방산과 인지질이다. 신경세포에서 신경세포로 정보가 전해지는 것은 케이블처럼 길게 뻗어있는 신경세포의 축삭돌기를 통해 정보가 전기신호의 형태로 전달되기 때문이다. 그런데 전기가 축삭돌기에서 주변으로 새어나가면 신호가 약해지거나 전달 속도가 떨어진다. 이것을 방지하기 위해 인지질로 만들어진 절연체가 신경세포 본체를 포함해서 축삭돌기 전체를 감싸고 있다. 이 절연체를 미엘린 또는 미엘린수초라고 부른다.

여기서 잊어서는 안 될 것이 지능영양소라 불리는 비타민과 미네랄이다. 이것이 부족하면 아미노산을 신경전달물질로 전환시키는 효소가 제대로 작용하지 않고 포도당에서 ATP도 만들어지지 않는다. 그렇게 되면 당연히 뇌가 제대로 활동할 수 없다. 즉, 뇌가 최적의 상태에서 움직이려면 포도당, 아미노산, 필수지방산, 인지질, 비타민, 미네랄이 전부 골고루 갖추어져 있어야 한다.

(1) 뇌 기능의 주역 : 단백질

단백질은 뇌를 비롯하여 장기나 근육을 만드는 재료이다. 뇌의 약 40%는 단백질로 만들어져 있다. 또한 몸속의 효소, 호르몬, 생체방어에 필요한 면역항체도 단백질로 이루어져 있다.

우리들은 평소 동물성 단백질로 고기, 달걀, 생선 등 그리고 식물성 단백질로 두부나 두류제품을 섭취하고 있다. 섭취한 단백질은 위와 장에서 소화 분해된 후 하나하나의 아미노산이 된다. 이 아미노산은 체내로 흡수된 후 다시 결합하여 생체에서 필요한 단백질로 재탄생하게 된다.

단백질은 생명의 구성단위체인 아미노산을 공급해준다. 단백질은 살아있는 세포의 기본물질로 인간의 몸도 약 25%의 단백질로 구성되어 있다. 단백질은 여러 개의 펩티드로 구성되어 있으며, 펩티드는 아미노산으로 구성되어 있다. 우리가 고기, 달걀, 생선, 유제품, 콩 등 단백질이 풍부한 식품을 먹으면 우리 몸의 소화기관은 먼저 단백질을 펩티드로 분해하고, 그것을 다시 아미노산으로 분해한다. 이런 아미노산을 우리 몸이 흡수하여 우리 몸의 설계도에 맞게 새로운 단백질 조직인 근육과 기관, 효소, 두뇌의 화학적 메신저인 신경전달물질을 만든다.

양질의 단백질, 즉 좋은 아미노산의 공급은 성장기 아이들의 신체발달을 가능하게 하는 가장 근본적인 영양공급원이다.

단백질의 균형

단백질의 질은 아미노산의 균형에 의하여 결정된다. 우리 몸이 신경전달물질이나 근육세포를 만들기 위하여 사용할 수 있는 아미노산의 종류는 20여 개이다. 이 중에서 필수아미노산의 종류는 발린, 류신, 이소류신, 메티오닌, 트레오닌, 라이신, 페닐알라닌, 트립토판, 히스티딘의 총 아홉 개로 우리 몸에서 합성할 능력이 없는 것들로 반드시 음식을 통하여 섭취하여야 한다. 나머지 아미노산은 식사를 통하여 충분히 얻지 못할 경우 체내에서 필수아미노산으로부터 만들어 쓸 수 있다. 그러나 아이들에게는 히스티딘, 아르기닌과 같은 일부 아미노산이 준필수적인 것으로 알려져 있다. 이는 합성할 수 없는 것이 아니라 아이들의 경우 소비량에 비해 체내에서 합성할 수 있는 양이 부족하여 따로 섭취해주어야 한다는 뜻이다.

어린이는 나이에 따라 섭취량을 증가시키지만 하루 20～40 g 정도의 단백질을 섭취할 필요가 있다. 육류가 아니라도 씨앗류나 견과류, 두부, 유제품, 두류를 곡류와 함께 먹이면 부족하지 않게 된다. 하지만 무조건 많이 먹는 것이 좋다는 뜻은 아니다. 아이들의 성장 패턴과 운동 수준에 따라 섭취량을 달리할 수 있지만 하루에 85 g 이상 섭취하는 것은 부정적인 결과를 초래할 수 있다. 단백질의 분해산물인 암모니아는 독성을 지니고 있으며 몸에서 이를 제거하는 작업으로 인해 신장이 스트레스를 받을 수 있다.

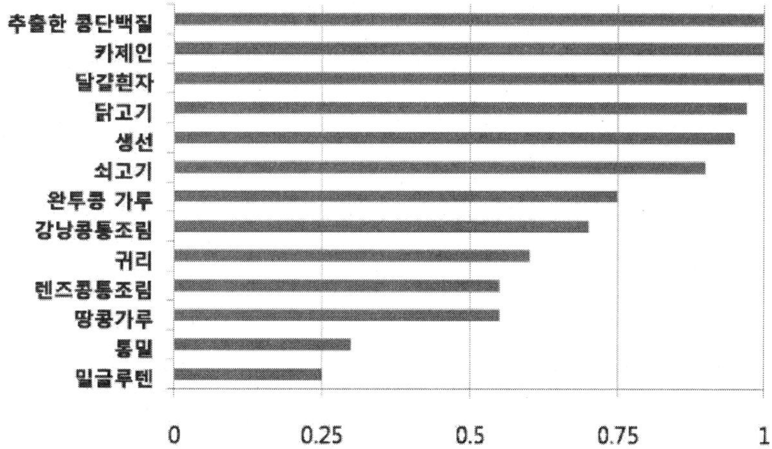

[단백질 생물가]

아미노산을 너무 많이 섭취하면 우리 몸은 칼슘을 뼈에서 뽑아 아미노산을 중화시키려고 한다. 그래서 단백질이 많은 식사는 체내에서 산을 많이 생성하고 이를 중화시키기 위하여 칼슘을 뽑아야 하기 때문에 신장질환과 골다공증을 일으킨다.

단백질이 극단적으로 부족하면 팔다리는 앙상해지는 반면 배는 볼록해진다. 이런 극단적인 단백질 부족증은 일부 저개발 국가에서 볼 수 있지만 일부 아미노산 부족증은 개발국가에서도 흔한 편이다. 일부 아미노산이 부족해지면 세상에 대한 무관심이나 동기부족, 불안과 초조, 우울증, 기억력과 집중력의 감퇴를 일으킬 수 있다. 이런 경우 부족 아미노산을 보충해주면 문제점이 바로 개선될 수 있다.

실험결과 트립토판은 가장 좋은 항우울제 보다 더 효과적인 것으로 밝혀졌다. 티로신은 스트레스 상태에서 정신적, 육체적 성과를 향상시키는 더 좋은 각성제이다. 또 가바(GAVA, γ – amino butyric acid)는 불안증세에 아주 효과적이다.

정보영양학의 목적은 뇌를 활성화하여 그 기능을 향상시키기 위해서는 어떤 종류의 영양을 어떤 방법으로 섭취하면 좋으냐를 찾아내는 데 있다.

뇌의 특정 부위의 기능을 특이적으로 높여주거나 낮추거나 하는 것은 신경정보의 운반체인 생체정보물질의 역할이다. 생체정보물질은 크게 나누어 신경전달물질, 활성 펩티드, 호르몬의 세 종류가 있다. 이들 정보 물질은 모두 목표로 하는 세포 표면에 존재하는 수용체에 정보를 전달하자마자 대부분 즉시 분해되거나 수용체로부터 유리되어 배설된다. 그중에는 재합성되어 원래의 물질로 되돌아가는 것도 있으나 원칙적으로 정보 물질은 항상 새롭게 공급해야 할 필요가 있다.

뇌에서는 신경세포, 신경교세포 등 세포 그 자체가 단백질을 주원료로 하여 구성하고 있다. 지금까지 성숙한 뇌에서는 신경세포가 분열 증식하지 않는다고 알려져 있었으나 최근에는 성숙한 뇌에서도 신경줄기세포로부터 새로운 세포가 만들어지는 것으로 밝혀졌다. 특히 해마라고 하는 기억을 담당하는 부위에서 많이 관찰되며 그 주위에 있는 다수의 신경교세포도 계속 분열하여 신경세포의 시냅스 형성을 조절한다고 알려졌다.

단백질 합성에는 20여종의 아미노산이 필요하지만 뇌의 기능유지에 중요한 것을 들어보면,

트립토판 : 세로토닌의 전구물질로 세로토닌은 정신의 안정, 수면 각성 조절 작용을 한다. 또 신경전달물질인 멜라토닌의 전구물질이 되기도 한다. 멜라토닌은 천연 수면제라고도 하며 수면, 각성리듬을 조절한다.

티로신 : 신경전달물질인 아드레날린, 노르아드레날린, 도파민의 전구물질로 스트레스 반응이나 운동기능 조절에 관여한다.

글루타민 : 전형적인 흥분전달물질인 글루탐산과 억제 시 신경전달물질인 GABA의 전구물질이다. 이물질의 합성에 관여하여 뇌의 흥분과 억제의 균형유지에 기여하는 중요한 물질이다.

아미노산에 의하여 합성되는 신경전달물질은 아미노산이 뇌로 운반된 후에 뇌 안에서 생성된다. 뇌 안으로 아미노산의 운반은 물질 운반의 관문인 뇌혈관장벽의 아미노산 트랜스포터라는 특수 운송계를 통하여 이루어진다.

20여 종류의 아미노산 중 중성, 염기성, 산성 아미노산의 세 가지로 분류되어 각각의 운송계를 통하여 운반되는데 중성 아미노산은 다시 비극성 아미노산, 방향족 아미노산, 곁가지 아미노산, 극성 아미노산으로 나눈다. 비극성 아미노산에는 글리신, 알라닌, 플로린이 있고, 방향족 아미노산에는 페닐알라닌, 티로신, 트립토판이 있고, 곁가지 아미노산에는 류신, 이소류신, 발린이 있고, 극성 아미노산에는 세린, 트레오닌, 시스테인, 메치오닌, 아스파라긴, 글루타민이 있다. 산성 아미노산에는 아스파르트산, 글루탐산이 있고, 염기성 아미노산에는 리신, 아르기닌, 히스티딘이 있다.

같은 운송계로 운반되는 아미노산끼리는 서로 길항적이기 때문에 섭취량으로 인한 혈중 농도는 상대적 비율에 따라 뇌 속으로 들어가는 양이 결정된다. 예를 들어 우울함이나 불안장애에 관계하는 것으로 알려진 세로토닌은 트립토판으로 만들어지므로 트립토판을 충분히 섭취한다면 뇌 내의 세로토닌 농도가 상승할 것으로 추정할 수 있지만 트립토판과 길항하는 아미노산, 예를 들어 류신이나 이소류신, 티로신 등을 과도하게 섭취하면 오히려 세로토닌의 농도는 감소할 수밖에 없다.

그러나 세로토닌을 증가시키고 싶다하여 트립토판을 과도하게 섭취하면 티로신 등의 체내 농도가 감소하기 때문에 결과적으로 필요한 도파민이나 아드레날린의 합성이 억제될 수밖에 없을 것이다. 따라서 필요한 것은 날마다 식사를 통하여 과부족 없이 균형 있게 섭취하여야 한다.

뇌가 활동한다는 것은 어떤 신경세포에서 분비되는 신경전달물질은 다른 신경세포가 받아들이는 것이다. 어떤 신경세포에서 다른 신경세포로 전달되는 신경전달물질은 아미노산에서 간단한 과정을 거쳐 만들어진다. 이 시스템 덕분에 뇌는 신경전달물질을 재빨리 공급받아 생각을 할 수 있게 된다. 아미노산을 충분히 섭취해야 하는 이유는 바로 여기에 있다.

아미노산이 부족하면 심신이 늘 긴장하고 집중력이 떨어지며 우울증, 무기력, 기억장애가 일어나기 쉽다. 예를 들어 필수아미노산인 트립토판은 항우울제 가운데 가장 널리 사용되는 프로작보다 효과적이다. 티로신은 스트레스를 완화하고, 포유류의 뇌 속에만 존재하는 특이한 아미노산인 가바는 뇌가 과도하게 흥분하는 것을 억제하고 불안감을 없애준다. 이처럼 아미노산은 우리 뇌에 더할 나위 없이 소중한 존재이다.

뇌 속의 신경전달물질은 우리가 식품으로 섭취한 아미노산에서 직접, 그리고 간단히 만들 수 있다. 아미노산의 종류는 20여 개인데 이 중에서 11개는 몸속에서 다른 영양소를 전환시켜 만들어진다. 하지만 몸속에서 만들어지지 않아 식품으로 섭취해야 하는 아미노산도 있다. 이것을 필수 아미노산이라 부르는데 트립토판, 페닐알라닌, 트레오닌, 메티오닌, 발린, 류신, 이소류신, 리신, 히스티딘 이렇게 9종류이다.

모든 신경전달물질은 이 20개의 아미노산에서 1 ~ 2단계의 짧은 과정을 거쳐 만들어진다. 신경세포의 Rx 부분에서 분비되는 신경전달물질은 신경세포와 신경세포 사이의 틈인 시냅스를 통과해 표적이 되는 신경세포에 도달한다. 하지만 도달한 신경전달물질이 전부 효과를 발휘하는 것은 아니다. 각각의 신경전달물질은 자신에게 딱 맞는 수용체에만 결합하기 때문이다. 예를 들어 세로토닌은 세로토닌만, 노르아드레날린은 노르아드레날린만 전문으로 받아들이는 수용체가 신경세포의 표면에 튀어나와 있다.

신경세포의 정보가 표적이 되는 신경세포에 도달하면 이 정보는 전기신호로 형태를 바꿔 축삭돌기를 통과한다. 정보를 전달한 신경전달물질은 수용체에서 떨어져 나와 일단 시냅스로 돌아간다. 시냅스로 돌아간 신경전달물질은 세 가지 운명이 기다리고 있다. 첫 번째는 수용체에 한번 더 달라붙어 2배의 효과를 발휘하는 것이다. 두 번째는 신경전달물질을 처음 분비한 신경세포로 돌아가는 것이다. 이것을 약학에서는 재흡수라고 한다. 세 번째는 재흡수된 신경전달물질이 효소에 의해 분해되는 것이다.

아미노산 같은 영양소는 약과 비슷한 효과를 내면서 대량으로 섭취하지 않는 한 부작용이 없다. 이것은 영양소가 자연의 구조를 따라 우리 뇌와 신체에 작용하기 때문이다. 따라서 뇌가 최적의 상태에서 활동하려면 우선 식사로 아미노산을 충분히 섭취해야 한다. 아미노산은 단백질의 기본

단위이므로 단백질을 먹는 것은 곧 아미노산을 섭취하는 것이다.

아미노산은 지방과 달리 몸에 축적할 수 없으므로 거의 매일 단백질을 섭취해야 한다. 성인의 경우 하루에 체중 1kg당 1g의 단백질을 섭취해야 한다. 필수아미노산을 뇌에 공급하려면 이들이 풍부하게 함유된 질 좋은 단백질을 섭취하는 것이 가장 좋은 방법이다. 질 좋은 단백질은 육류(닭, 돼지, 소), 어패류, 두부, 콩류, 우유나 치즈 등의 유제품에 많이 함유되어 있다. 또한 쌀은 흔히 당질 덩어리로만 생각하기 쉽지만 의외로 단백질이 총에너지의 8%가량 차지하고 있다.

한 가지 주의해야할 것은 동물에서 얻은 모든 단백질에는 아라키돈산이 많이 함유되어 있다는 점이다. 아라키돈산은 인슐린 저항성의 원인이 되는 염증을 일으킨다. 게다가 식품에 함유된 아라키돈산은 단백질 식품의 지방분에 비례해 증가한다. 따라서 지방분이 적은 단백질을 섭취하는 것이 중요하다.

단백질이 뇌에 좋은 것은 사실이지만 지나치게 많이 섭취하면 오히려 몸에 나쁜 영향을 미친다. 필요 이상의 단백질은 분해되어 인체 독소인 암모니아를 생성하는데 이를 몸 밖으로 배출하려면 신장에 부담을 줄 수밖에 없다. 또한 육류를 과다 섭취해 아미노산이 지나치게 많아지면 혈액이 산성으로 기울게 된다. 그러면 우리 몸은 이를 중화하기 위해 뼈에서 칼슘을 방출한다. 최근에 신장질환이나 골다공증이 급증하고 있는 것을 보면 단백질을 지나치게 많이 섭취하는 식생활이 한 가지 원인이 될 수 있다고 생각된다.

(2) 뇌의 에너지원 : 탄수화물

포도당을 섭취하면 민첩성과 기억력, 학습능력이 향상되며 기분이 좋아진다. 한참 동안 음식을 먹지 않아 멍해진 뇌를 깨우고 싶다면 탄수화물과 약간의 단백질을 섭취하라. 탄수화물 식품은 뇌에 영양을 공급해주고 단백질 식품은 에너지 수준을 조절하는 데 도움을 줄 것이다.

뇌가 활동하기 위해서는 많은 에너지를 필요로 한다. 일반적으로 잠잘 때 신체 에너지 소비의 20%가 감소하지만 뇌의 에너지 소비는 깨어있을 때나 자고 있을 때나 거의 변함이 없다. 뇌는 전체 신체 에너지의 약 20%를 소비하지만 갓 태어난 직후 뇌 에너지 소비는 전체의 거의 절반을 차지한다.

3대 영양소인 당류, 단백질, 지방은 효소의 작용으로 연소해서 최종적으로 에너지를 만든다. 그중에서도 최고의 원료는 단연코 당류다. 단백질이나 지방은 연소되면 질소나 황을 비롯한 여러 가지 유해물질이 몸속에 축적되기 때문이다. 이러한 유해물질은 연소하면서 배출되는 '연기'같은 것으로 무연 클린 에너지는 당류뿐이다.

기본적으로 뇌의 에너지원은 단당류인 포도당이다. 우리 식생활의 주종을 이루고 있는 밥이나 국수, 떡, 빵도 대부분 포도당을 비롯한 단당류가 결합한 탄수화물이 주성분이다. 이들 탄수화물이 소화과정 중에 단당류로 분해되어 흡수되고 포도당으로 전환되어 에너지원으로 이용한다.

뇌에 에너지를 풍부히 공급하기 위해서는 최저 조건으로 우선 하루 세 끼의 식사를 엄격히 취해야 한다. 동서양 모두 섭취하는 음식의 열량은 대부분 당에 의존하고 있다. 사람과 비슷한 잡식성인 쥐에게 먹이를 선택하게 하면 70%는 당에서 얻고 있다. 그러므로 밥이나 빵, 감자류 등의 당분이 많이 함유된 음식을 먹는 것이 중요하다.

뇌로 보내진 포도당은 몇 가지 포도당 수송체의 도움을 받아 신경세포 속으로 흡수된다. 즉 혈액뇌관문에 있는 수송체와 신경세포에 있는 포도당 수송체의 도움을 받는다. 이들 수송체는 모두 인슐린 감수성을 지니지 않는다. 즉, 몸의 다른 조직과는 달리 인슐린이 증가해도 포도당 흡수가 증가하지 않는 공통점을 가졌으나 저마다의 성질이 약간씩 다르다. 특히 혈액뇌관문에 존재하는 수송체는 우리의 통상적인 혈중 농도를 경계로 하여 그보다 조금이라도 혈당농도가 낮아지면 흡수반응 속도가 낮아지는 특성을 지니고 있다.

뇌를 활성화시켜 두기 위해서는 포도당의 혈중 농도를 언제나 일정 수준 이상으로 유지시키도록 유의할 필요가 있다(전분식 식사를 주로 하는 우리의 식사에서 당 부족을 걱정할 필요는 없다).

당류 중에서도 가장 좋은 것은 뇌의 연료인 포도당을 혈액 속에 천천히 방출하는 '슬로 릴리스(slow release)' 당류다. 대표적인 슬로 릴리스 당류는 채소, 두부, 통밀이다. 정제되지 않은 전분이므로 효소에 의해 포도당이 천천히 혈액 속에 방출된다. 과일 속에 들어 있는 과당도 백설탕이나 정제된 녹말보다 포도당으로 변환되는 데 시간이 많이 걸리므로 슬로 릴리스 당류이다.

백설탕처럼 고도로 정제된 당류가 대량으로 들어 있는 식품은 뇌를 최적 상태로 만드는 데 적당치 않으므로 되도록 섭취하지 않는 것이 좋다. 여기에는 두 가지 이유가 있다. 첫째는 고도의 가공으로 식품에서 단맛만 추출하고 나머지 영양소는 버리기 때문이다. 더욱이 과일이나 채소와는 달리 백설탕은 비타민이나 미네랄의 90% 이상이 제거된다. 당류를 연소해서 에너지로 전환하는 효소가 제대로 작용하려면 비타민이나 미네랄이 없으면 안 된다. 비타민이나 미네랄이 부족하면 효소가 작용하지 않아 에너지를 만들지 못하므로 에너지가 부족해서 기운이 나지 않고 집중력도 떨어진다. 게다가 남는 칼로리는 지방이 되어 복부 주위에 축적된다.

과일 중에서 수박이나 대추, 야자 열매는 순수한 포도당을 많이 함유하고 있으므로 다른 과일보다 혈당치가 빨리 상승한다. 반면에 사과는 과당이 많이 들어 있어 혈당치가 서서히 올라간다. 바나나는 포도당과 과당을 모두 함유하고 있으므로 혈당치도 빨리 상승하는 편이다. 그러나 과일에 많이 들어 있는 섬유질이 녹말을 분해하는 효소의 작용을 방해하기 때문에 과일의 경우 혈액 속에 포도당을 방출하는 속도는 그렇게 빠르지 않다.

뇌는 에너지원으로 하루 120 g의 포도당을 완전히 사용하며 남은 것은 근육이나 간에 글리코겐 형태로 저장하게 된다. 저장된 포도당은 필요할 때 글루코스-6-포스파타제라는 효소를 이용하여 포도당을 분해시켜 이용한다. 그러나 근육에는 이 효소가 없기 때문에 근육 내의 글리코겐은 뇌의 에너지원으로 사용할 수가 없다. 뇌가 이용할 수 있는 글리코겐은 간에 저장된 것으로 약 60 g 정도가 축적되어 있어 필요할 때 포도당의 생성과 글리코겐의 축적이 이루어진다.

건강한 상태에서는 뇌로 가는 포도당의 공급이 충분하여 중단되는 경우가 없지만 특수한 상황이 되어 뇌로 가는 포도당 공급이 차단되면 뇌신경세포는 제 기능을 할 수 없게 된다 실제로 혈당치가 40 mg/dl 이하로 저하되면 의식이 불분명해지고 경련이나 발작을 일으키기도 한다.

그러나 아무리 포도당이 뇌의 에너지원이라고 해도 과량 섭취되면 당뇨병과 같은 대사성 질환을 일으켜 2차적으로 뇌에 새로운 문제를 일으키기 때문에 단맛에 지나치게 빠져 과량의 포도당이 섭취되지 않도록 하여야 한다.

포도당은 패스트 릴리스 식품보다 슬로 릴리스 식품에서 섭취하는 것이 좋다. 여기서 어떤 식품이 패스트 릴리스고 어떤 식품이 슬로 릴리스인지 구분하는 수치에 대하여 알아보기로 한다. 여기서 말하는 '패스트' 또는 '슬로'란 어떤 식품을 섭취한 후 혈당이 올라가는 정도를 나타낸 것으로 이것을 수치화한 것이 혈당지수(GI, glycemic index)다. 식품의 혈당지수는 포도당의 형태로 탄수화물을 섭취하였을 때 혈액에 나타나는 포도당량의 기준을 100으로 해서, 특정 식품을 섭취했을 때 혈액에 나오는 포도당의 양으로 정한다. 따라서 패스트 릴리스는 혈당지수가 높은 식품이고, 슬로 릴리스는 혈당지수가 낮은 식품이다.

혈당지수가 높은 식품 가운데 대표적인 것은 대추야자 열매, 떡, 꿀, 콜라나 주스 같은 음료수이다. 혈당지수가 낮은 식품으로는 채소, 비섯, 해조류, 콩, 어패류, 현미 등이다.

식사를 할 때 혈당지수가 55 이하인 슬로 릴리스 식품을 중심으로 식단을 짜고 혈당지수가 70 이상인 패스트 릴리스 식품은 되도록 피한다. 부득이하게 패스트 릴리스 식품을 먹을 때는 슬로 릴리스 식품과 함께 먹는 것이 좋으며 혈당지수가 55 ~ 70인 식품도 자주 먹지 않도록 주의한다.

혈당지수는 우리가 섭취하는 음식이 혈당과 인슐린 수치에 어떤 영향을 미치는지를 나타내는 척도이다. 흰 빵과 흰 쌀처럼 정제된 음식을 섭취하면 혈당과 인슐린 수치가 급속도로 높아지지만, 렌즈콩이나 당근 같은 음식들을 섭취하면 혈당과 인슐린 수치가 서서히 높아진다.

저혈당지수 식품, 다시 말해 혈당과 인슐린 수치가 서서히 오르는 식품은 심장혈관 질환, 당뇨병, 치매의 발병률을 낮추는 것으로 알려져 있다. 저혈당지수 식품을 섭취하는 사람들은 지질 분포 양상도 좋다. 콜레스테롤과 중성지방, 체질량지수가 더 낮은 것이다. 저혈당지수 식품은 식이섬유와 단백질, 그리고 유익한 지방을 더 많이 함유하고 있기 때문에 정제된 탄수화물보다 더 천천히 소화·흡수되어 우리 몸에 이롭게 작용한다.

반대로 흰 쌀, 흰 빵, 감자, 설탕이 많이 들어 있는 음료수와 같은 고혈당지수 식품을 섭취하는 사람들은 심혈관 질환과 2형 당뇨에 걸릴 위험이 높다.

사람들은 혈당지수뿐만 아니라 혈당부하지수(GL, glycemic load)에 지나치게 민감하다. 그리고 GI지수와 GL지수는 우리에게 혼란을 주지만 GL지수는 GI지수의 수학적 개념이며 음식들의 순위를 좀 더 현실적으로 나타내준다. GL지수는 상당히 유용한 조사 도구일 수 있지만 모든 식품의 GL지수를 알려고 하는 것은 현명한 일이 아니다. 단지 위에서 말한 고혈당지수 식품을 피하면 되는 것이다.

중요한 것은 백설탕으로 대표되는 당류를 식단에서 될 수 있는 한 제외하는 것이다. 하지만 아무리 몸에 좋은 것이라도 한꺼번에 바꾸기는 쉽지 않다. 식사에서 단맛을 줄이는 것도 극단적으로 실행하기보다 서서히 줄여나가야 무리가 없다. 예를 들어 과일주스는 비타민의 보고이지만 혈당치를 급격히 올리기 쉬운 단점이 있다. 따라서 마실 때는 주스와 같은 양의 물을 넣어 절반으로 희석하는 것이 좋다.

단백질 대사를 주로 하는 고양이는 단백질에 포함된 아미노산의 맛을 좋아하는 반면 인간은 대체로 당분, 즉 탄수화물의 단맛에 끌린다. 자연에 존재하는 단맛은 독성이 없어 안전하므로 사람들이 탄수화물의 달콤함에 끌리는 것은 자연스러운 현상이다. 아이들이 달콤함에 끌리는 것도 마찬가지 이유다.

사실 식물의 주요 구성물질은 탄수화물이고 과일도 마찬가지이다. 사람들이 좋아하는 단맛도 실은 탄수화물에서 비롯된 것이다. 비록 에너지를 얻기 위하여 단백질과 지방을 사용한다 하더라도 우리의 몸을 계속 작동하고 유지시키기 위해서는 탄수화물이 꼭 필요하다.

우리는 끼니마다 1/4에서 1/3의 비중으로 탄수화물을 섭취해야 한다. 통곡물, 채소, 콩, 과일과 같은 복합탄수화물이나 다른 탄수화물을 섭취하면 우리의 몸은 이러한 음식들을 소화시키고 에너지를 방출하는 역할을 하도록 설계되어 있다. 특히 정백하지 않은 식품은 소화와 대사 작용을 위해 필요한 영양소를 많이 함유하고 있으며 소화기관을 부드럽게 작동시키는 탄수화물인 섬유소를 함유하고 있다.

문제는 우리가 식물로부터 탄수화물을 섭취하는 방법이다. 사람들은 탄수화물의 달콤함에만 이끌려 단맛을 추출하고 나머지 좋은 영양소는 내버리고 있다. 백설탕, 황설탕, 맥아당, 포도당, 꿀, 시럽 등 모든 종류의 농축 설탕은 혈액 속으로 빠르게 흡수되어 급격하게 혈당 수치를 상승시킨다. 이러한 설탕은 몸에서 필요로 하지 않을 경우 체내에 축적되어 결국 지방으로 전환된다. 과일에 함유된 자연당이나 탄수화물과는 달리 농축 설탕에는 비타민과 미네랄이 거의 없다. 비타민과 미네랄이 부족하면 우리 몸은 대사 작용을 원활하게 수행하지 못한다.

탄수화물을 적절하게 공급하는 것은 자녀의 건강을 지키기 위해 꼭 필요한 요소이다. 탄수화물이 아이들에게 중요한 에너지 원천이지만 너무 많이 섭취하면 비만과 각종 질병의 원인이 된다. 반대로 너무 적게 섭취하면 화를 잘 내는 자극과민성이 되기 쉽고 피로, 현기증, 불면증, 공격적 성격, 불안, 식은땀, 집중력 부족, 과도한 갈증, 우울증, 틱장애(tic disorder)와 같은 증상을 유발한다. 따라서 자녀가 분명하게 사고하고 이성적으로 행동하며 안정적인 에너지를 유지하기 위해서는 적정량의 탄수화물을 꾸준히 공급할 필요가 있다.

1) 혈당의 오르내림

탄수화물은 우리 몸에서 대사과정을 거쳐 포도당으로 분해되어 소장에서 흡수된다. 탄수화물 대사의 중심적 화합물인 포도당은 강력한 물질로 대사과정에서 에너지를 생산하는 데 쓰이지만 체내에서 과도한 양은 신경과 혈관을 손상시킬 수 있다. 우리 몸은 혈액 중의 포도당을 에너지원으로 사용하고 남는 것은 글리코겐으로 변환시켜 간장이나 근육에 저장한다. 즉, 혈액 중 포도당의 농도를 조절하는 시스템을 작동하는 것이다. 이를 조절하는 물질이 바로 췌장에서 분비되는 인슐린이라는 호르몬이다.

만일 당신의 자녀가 탄산음료, 비스킷, 정제밀로 만든 토스트나 잼과 같이 몸에서 빨리 방출되는 탄수화물을 단번에 먹으면 혈당 수치가 갑자기 상승할 것이다. 그렇게 되면 우리 몸은 췌장에서 인슐린을 분비하여 혈액 속에 남아도는 포도당을 처리하려고 애쓸 것이다. 1차적으로 포도당을 세포로 보내 에너지로 사용하겠지만 정제 탄수화물은 과도하게 섭취하면 글리코겐의 형태로 축적되고 남은 것은 체지방으로 바뀐다. 결국 당이 많은 식사는 비만과 과체중의 가장 큰 원인이 되는 셈이다.

당의 과잉 복용은 생각보다 위험한 결과를 초래한다. 영화를 보면서 사탕 한 봉지를 먹거나 식사 대용으로 정제 감미 시리얼 한 접시를 먹는 것만으로도 정상보다 더 많은 인슐린이 방출되어 우리의 몸은 이를 위험한 상황이라고 인식한다. 그 결과 혈액에서 포도당이 많이 빠져나가므로 혈당 수치는 낮아지고 에너지는 부족해진다. 더욱 심각한 문제는 문제를 일으킨 식품을 더 갈망하게 되는 악순환에 빠져든다. 그리하여 더 많은 욕구, 극심한 기분변화, 집중력 약화, 에너지 감퇴에 이르게 된다.

혈당 수치의 불균형은 아이들의 지능발달에 좋지 않은 영향을 미칠 수도 있다. 미국 MIT 공과대학은 연구를 통하여 설탕과 정제 탄수화물의 소비량이 최상위 1/5에 속한 아이들의 지능지수가 최하위 1/5에 속한 아이들과 비교하여 25%가량 차이가 나는 것을 발견하였다. 결론적으로 흰 밀빵과 가공 시리얼, 설탕이 아이들의 지능 발달에 상당히 좋지 않은 영향을 미치는 것을 알 수 있다.

혈당 수치는 필요 이상 높아도 좋지 않지만 너무 낮아도 문제가 된다. 두뇌활동이 원활하려면 필요한 만큼의 포도당을 일정하게 공급하여야 한다. 혈당이 급격하게 떨어지면 집중력과 기억력이 약화되고 공격적인 태도를 보인다고 한다. 사실 설탕은 오랫동안 공격적인 태도, 정서불안, 과잉행동, 집중력 부족, 우울증, 섭생이상, 학습장애, 피로 등과 연루되어 있다. 식생활에 대한 수많은 연구들이 과잉행동을 하는 아이들이 다른 아이들보다 설탕을 더 많이 먹는다는 것과 설탕 섭취량을 줄이면 청소년 범죄에 대한 훈육도 줄어든다는 것을 꾸준히 밝혀 왔다.

칼로리가 동일한 탄수화물일지라도 체내에서 방출되는 속도에 따라 혈액과 간장에 쌓이는 지방의 양에 차이가 크다. 일반적으로 정제나 가공을 하지 않은 식품이 당을 가장 느리게 방출한다. 정확한 수치는 당부하지수(GL, glycemic load)를 사용하면 된다. 어떤 탄수화물이 급격하게 혈당을 높이는지에 대한 관심이 높아지면서 당지수(glycemic index)라는 것이 나왔는데 이를 좀 더 보완한 것이 당부하지수(GL)이다.

(혈)당부하지수는 혈당지수와 탄수화물량을 곱한 다음 100으로 나눈 값으로 나타낸다. 일반적으로 (혈)당부하지수가 10 이하이면 낮은 것으로, 20 이상이면 높은 것으로 간주한다. 보통은 혈당지수가 높은 식품이 혈당부하지수도 높지만, 혈당지수가 높으면서 혈당부하지수가 낮은 식품들은 대개 지방 함량이 높은 경우가 많다.

대부분의 사람들은 오후 한때 에너지가 떨어져 고생을 한 적이 있었을 것이다. 많은 사람들이 오후에 피곤한 것은 혈당이 떨어지기 때문이다. 이 것은 오후에 초콜릿스낵과 같은 단 것을 우리 몸이 요구하게 된다. 이런 욕구를 피하는 가장 좋은 방법은 혈당이 급격히 떨어지므로 지치고 짜증내고 무기력한 일이 생기지 않도록 혈당을 일정 수준으로 유지하는 것이다. 이런 것을 피하기 위하여 GI(glycemic index)가 낮은 탄수화물 스낵식품을 취하는 것이 좋다. 이런 식품에는 신선한 과일이나 건과류, 견과류가 좋으며 지방이 적은 머핀류도 좋다.

(3) 뇌 기능의 요점 : 지질

우리가 세상을 건강하게 살아가기 위해서는 지성(知性)이 필요하다. 여기에서는 지성을 지능, 감성, 신체 세 가지 측면에서 생각해보고자 한다.

인류가 새로운 상황이나 변화에 적절하게 대응할 수 있었던 것은 높은 지능을 가진 덕분이다. 지능이란 인간이 학습하거나 이해하는 능력으로 지능지수(IQ, intelligence quotient) 시험으로 측정할 수 있다.

지능 못지않게 중요한 감성지수(EQ, emotional quotient)는 감성이나 타인과의 관계를 처리하는 능력으로 '감성의 지성'이라고도 한다. 사소한 일로 불안해하거나 감정의 기복이 심하고 이성을 잃을 정도로 화를 잘 내는 자신의 성격이 못마땅해도 어쩔 수 없다고 포기할 필요 없다. 이러한 기질은 충분히 개선할 수 있기 때문이다.

신체적 지수인 PQ(physical quotient) 역시 중요하다. PQ는 우리의 뇌와 신체를 원만하게 연대시키는 능력이다. 예를 들어 주의력이 산만해서 교실에 조용히 앉아 있지 못하는 아이들은 손재주가 없는 경우가 많고 글씨가 너무 조잡하여 읽기 힘들거나 수업 중에 필기하는 데 어려움을 겪기도 한다.

인생의 질을 더 높이기 위해서는 이 세 가지 지수를 높여야 하는데 여기에 절대적인 역할을 하는 것이 오메가-3나 오메가-6 같은 필수지방산이다. 예를 들어 동물에게 필수지방산이 적게 들어간 먹이를 주면 지능, 특히 기억력이 떨어진다.

또한 학습장애는 필수지방산의 섭취량이 적은 아이들에게 많이 나타난다. 연구조사에 따르면 모유를 먹고 자란 아이들의 지능지수는 8세 단계에서 비교할 때 인공분유로 자란 아이들보다 높다고 한다. 즉, 모유에 함유된 풍부한 필수지방산이 아이를 똑똑하게 한다고 할 수 있다.

뇌와 눈은 주로 지방으로 이루어져 있다. 뇌세포가 세포막의 유동성을 유지하고 화학적 메신저를 올바르게 인식하기 위하여 오메가-3와 오메가-6 지방이 적절하게 필요하다. 오메가-3 지방을 너무 적게 먹고 트랜스지방을 너무 많이 먹으면 세포막이 딱딱해지고 세포 간의 대화가 원활하지 못하다. 이 말은 두뇌 활동이 활발하게 이루어지지 못한다는 의미이다.

뇌 속의 지질은 주로 인지질, 콜레스테롤, 그리고 당지질의 형태로 존재한다. 뇌와 신경계의 세포막은 지질이중층이라고 하는 특수한 구조로 되어 있으며 막의 기반은 주로 인지질과 콜레스테롤로 구성되어 있다. 따라서 소수성이 있어 세포 외부의 환경을 차단하고 내부 환경을 보호한다. 또한 콜레스테롤은 막의 상태를 안정시키는 역할을 한다.

지질이중층 사이에는 단백질이나 다당류가 있으며 이들은 이온채널 리셉터 트랜스포터라고 하는 시스템을 만들어 미네랄과 같은 특정 물질의 운반, 신경전달물질의 반입이나 방출 등 다양한 기능을 한다. 또한 당지

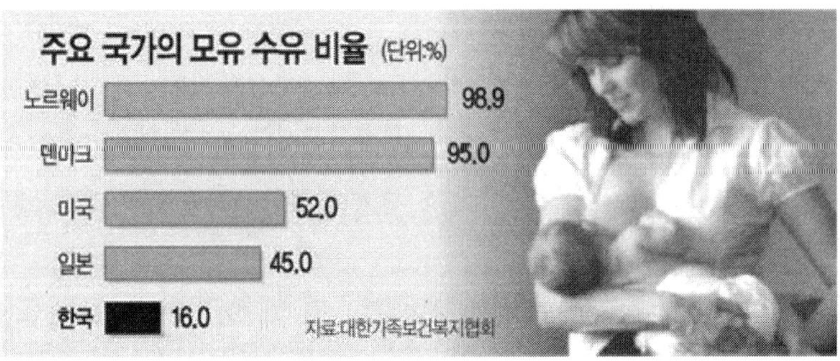

[주요 국가의 모유 수유 비율]

질은 세포막의 지질이중층의 인지질과 결합하여 마치 밖으로 얼굴을 내놓은 듯한 모습을 하고 있으며 특정화합물을 인식하는 센서 역할을 하기도 한다.

1) 뇌에 중요한 다섯 가지 지방

뇌에 필요한 다섯 가지 지방은 포화지방산, 단일 불포화지방산, 콜레스테롤, 다중불포화지방산 오메가-3와 오메가-6이다. 앞의 세 가지는 우리 몸에서 만들어지지만 오메가-3와 오메가-6는 몸속에서 만들 수 없기 때문에 반드시 음식으로 섭취해야 한다. 이 때문에 오메가-3와 오메가-6 지방산을 필수지방산이라고 부른다.

지방이 뇌에서 중요한 이유는 크게 두 가지이다. 첫 번째 이유는 신경세포나 축삭돌기를 감싸고 있는 막의 주성분이 지방이기 때문이다. 뇌 속에는 천억 개나 되는 신경세포가 밀집해 있다. 그리고 뇌의 어느 부분에서 발생한 정보는 전기신호의 형태로 축삭돌기를 통해 뇌의 다른 부분으로 전달된다. 이 축삭돌기를 덮고 있는 것이 거의 지방으로 이루어진 미엘린수초이다. 만약 지방이 부족하면 미엘린수초가 얇아져 전기신호가 주변으로 새나간다. 그러면 정보가 전달되는 속도가 떨어지고 최악의 경우에는 정보가 사라지고 만다. 즉, 지방이 부족하면 머리회전이 둔해지는 것이다.

지방이 뇌에 중요한 또 한 가지 이유는 조금 복잡하다. 뇌 속의 정보는 전기신호의 형태로 신경세포를 통과하는데 신경세포 사이의 연결부위인 시냅스에 이르면 신경전달물질로 형태를 바꿔야만 한다. 시냅스에는 틈이 있어 전기신호 형태로는 이 시냅스 틈을 지나서 표적이 되는 신경세포에 도달할 수 없기 때문이다.

따라서 시냅스에 이른 정기신호는 신경전달물질이라는 공으로 모습을 바꾼 다음 시냅스를 건너 표적인 신경세포 표면에 붙어 있는 수용체라는 포수의 글러브에 무사히 들어간다. 정보는 이런 방식으로 신경세포에서 신경세포로 전달되며 표적이 되는 신경세포에 전달된 정보는 또다시 전기

신호로 형태를 바꿔 축삭돌기를 향해 간다.

이때 표적이 되는 신경세포의 표면에 붙어있는 수용체는 신경세포의 막이 지탱하고 있는데 인접한 신경세포에서 분비된 신경전달물질이라는 공을 제대로 잡으면 포수 글러브를 받치고 있는 이 막이 부드러워야 한다. 지방이 필요한 것은 이 때문이다.

2) 오메가-3와 오메가-6 지방

신경세포의 막이 부드러우면 수용체가 신경전달물질을 쉽게 받아들일 수 있다. 즉, 정보를 매끄럽게 주고받을 수 있다. 반대로 막이 굳어 있으면 수용체가 신경전달물질을 받아들이기 힘들기 때문에 머리 회전이 둔해진다.

머리가 좋다는 것을 머리가 부드럽다고도 하는데 이것이 단순한 비유가 아닌 것이 실제로 신경세포의 막이 부드러울수록 뇌의 유연성이 뛰어나기 때문이다. 신경세포막의 유연성은 섭취하는 지방의 종류와 양에 좌우된다. 즉, 포화지방산은 딱딱하고 불포화지방산은 부드러우므로 신경세포의 막은 포화지방을 많이 섭취하면 딱딱해지고 불포화지방을 많이 섭취하면 부드러워진다.

부드러운 지방산 중에서 가장 대표적인 것이 필수지방산인 오메가-3와 오메가-6이다. 식단에서 오메가-3와 오메가-6를 반드시 포함시켜야 하는 이유가 바로 여기에 있다.

신경세포의 막이나 미엘린수초는 대부분 인지질이라는 지방으로 이루어져 있다. 인지질은 글리세롤이 갖고 있는 세 개의 팔 중에서 두 개에 긴 탄화수소가 붙어 있고 나머지 팔에 인이 붙어 있는 것이다. 인지질은 머리와 꼬리 두 부분으로 나누어져 있다. 꼬리라고 불리는 곳은 두 개의 탄화수소가 붙어 있는 부분으로 아주 기름지다. 반면에 인이 붙어있는 머리 부분은 수분이 많다. 인지질이 많이 모이면 비슷한 것끼리 무리를 이룬다. 머리는 머리끼리, 꼬리는 꼬리끼리 모여 지질의 이중층이라 불리는 샌드위치 모양의 막 구조를 형성한다. 이것이 신경세포막이다.

그리고 꼬리 부분인 두 개의 지방산 중에서 하나는 곧게 뻗은 포화지방산, 또 하나는 도중에 꺾인 불포화지방산이다. 이 불포화지방산이 오메가-3 또는 오메가-6이다.

영양학을 전공하는 연구자들은 포화지방의 섭취량은 지방 전체 섭취량의 3분의 1 이하로 하고, 오메가-3와 오메가-6 등의 다중불포화지방산은 3분의 1 이상을 섭취할 것을 권한다. 오메가-3와 오메가-6 등의 비율은 1 : 1이 바람직하다. 현재 이 비율은 일본인의 경우 1 : 4, 미국인이나 영국인은 1 : 20 ~ 30이다. 미국인과 영국인은 오메가-6를 지나치게 섭취하는 반면 오메가-3를 너무 적게 먹는다는 것을 알 수 있다.

현재 미국이나 영국에서 알츠하이머병이 폭발적으로 늘고 있는데 그 원인 중 하나로 지적되고 있는 것이 오메가-6에 극단적으로 편향된 지방 섭취다. 하지만 그것은 서양인에게만 해당하는 이야기가 아니다. 현대인은 대부분 오메가-3는 너무 적게 섭취하고, 오메가-6, 포화지방산, 뇌의 기능을 떨어뜨리는 트랜스지방산은 지나치게 많이 섭취하고 있다.

고등어나 참치, 조개류 등 해산물에 함유된 오메가-3 지방산이 주의력 결핍 및 과잉행동장애(ADHD, attention deficit hyperactivity disorder) 증세를 개선하는 데 도움이 되는 것으로 나타났다. 한국에서 ADHD 증세로 치료받는 아동은 현재 5만 명이 넘는다.

단국대의료원 환경보건센터 임명호교수 연구팀은 ADHD로 진단받은 초등학생 21명에게 캡슐형태(540 mg)의 오메가-3 지방산을 하루 2회 6주 동안 복용시킨 결과 ADHD의 대표적인 증상인 충동성과 과잉행동성에서 개선효과가 나타났다고 발표했다. 충동성이란 아동이 스스로 행동이나 반응을 통제하지 못하는 것이며, 과잉행동이란 손발을 가만히 두지 못하는 증상을 뜻한다.

오메가-3 지방산은 몸에 좋은 불포화지방산의 일종이다. 고등어에 많이 포함되어 있으며, 심혈관계 질환을 예방하고 면역체계를 증강시키는 효과도 있다. 연구팀은 또 ADHD 증상을 가진 어린이들에게 오메가-3 지방산이 부족하다는 결과도 얻었다. ADHD 아동 119명과 정상 아동 91명의 혈액 내 지방산 농도를 비교한 결과 ADHD 아동들은 정상 아동들에 비해 오메가-3 지방산의 일종인 도코사헥사엔산(DHA, docosahexaenoic acid) 농도가 상대적으로 낮았다. 임교수는 "오메가-3 지방산이 ADHD 아동의 뇌에 긍정적인 영향을 준 것으로 보인다"며 "약이 아니라 오메가-3 지방산이 함유된 식품을 섭취해도 증상 개선에 도움이 될 수 있다"고 말했다.

오메가-3는 아주 중요한 지방산이다. 신경세포의 막을 만드는 지방산일 뿐만 아니라 프로스타글란딘(PG-3, prostaglandin)이라는 강력한 생리활성물질로 바뀌기 때문이다. PG-3는 혈관을 확장해서 혈압을 내리고 면역력을 높이며 염증이나 통증을 억제하고 인슐린 작용을 돕는 등 우리 몸에 이로운 여러 가지 활동을 한다. 오메가-3에서 PG-3가 만들어지는 과정은 이미 밝혀진 상태이다.

출발점은 오메가-3 가운데 구조가 가장 단순한 알파리놀렌산으로, 여기에 효소가 작용해서 수소가 제거되면서 복잡한 불포화지방산이 된다. 이 복잡한 불포화지방산은 DHA(docosahexaenoic acid)로 전환되어 마지막으로 PG-3가 만들어진다. 이처럼 생체 내에서는 단순한 지방산에서 효소의 활약으로 복잡한 지방산이 만들어지고 있다.

이러한 과정은 먹이사슬의 단계를 올라갈 때도 볼 수 있다. 작은 물고기가 먹는 플랑크톤에서 알파리놀렌산이 많고 작은 물고기를 먹는 삼치, 고등어, 청어는 알파리놀렌산을 EPA(eicosapentaenoic acid)나 DHA로 변환한다. 이러한 육식어를 먹은 바다표범에는 EPA나 DHA가 최고 수준으로 축적되어 있다. EPA와 DHA는 위와 같은 등푸른 생선에 많이 함유되어 있다. 일반적으로 성인 한 명에게 필요한 EPA나 DHA의 하루 섭취량은 300 ~ 400 mg이지만 학습장애나 심장병 등의 문제를 해결하려면 이 양의 2 ~ 3배가 필요하다고 본다. 또한 몸속에서는 알파리놀렌산에서 DHA로 전환되는 효율이 낮기 때문에 채식주의자들은 EPA나 DHA가 부족해지기 쉽다. 이를 보충하기 위해 그들은 α – 리놀렌산이 풍부한 차조기 기름이나 아마인유를 대량으로 섭취한다.

특히 태아가 성장하는 시기나 수유기의 여성은 리놀렌산, EPA, DHA를 많이 섭취하는 것이 좋다. 세계보건기구는 이러한 지방산을 분유에 첨가하도록 권장하고 있다. 이 중에서도 임신 중이나 수유기 여성에게 특히 중요한 것은 뇌를 만드는 DHA다. 수분을 제외하면 뇌의 4분의 1은 DHA로 이루어져 있기 때문이다. 오메가-3를 충분히 섭취하려면 등푸른 생선을 적극적으로 먹는 것이 가장 좋다. 알파리놀렌산이 많이 함유된 식품을 먹으면 생체에서 간접적으로 EPA나 DHA가 만들어지지만 등푸른 생선을 먹으면 EPA나 DHA를 직접 섭취할 수 있다.

오메가-3와 오메가-6의 비율 문제

우리에게 발생할 수 있는 사실상 모든 질환이 두 종류의 지방산의 불균형과 관계가 있다고 경고하는 책이 많이 나와 있다. 그 경고에는 암, 심장병, 당뇨병, 관절염, 피부질환 등이 포함되어 있다. 오메가-6 지방산 대 오메가-3 지방산의 이상적인 비율은 아직 알려지지 않았지만 일부 연구자들은 6대 1의 비율이 심장 건강에 좋다고 생각한다. 하지만 미국인은 오메가-6 지방산을 오메가-3 지방산보다 적어도 10배 더 많이 섭취하고, 기름에 튀긴 음식을 많이 먹는 사람은 그 비율이 30배 이상에 이른다.

리놀레산(오메가-6 지방산)과 알파리놀렌산(오메가-3 지방산)은 반드시 어느 정도 먹어야 하는데 이 두 종류의 지방산은 우리에게 필요한 다른 지방 성분을 만드는데 전구체이기 때문이다. 이 두 가지 필수지방산은 서로 다름에도 불구하고 이들에게 작용하는 효소는 정확히 같다. 따라서 대부분의 사람들처럼 리놀레산을 많이 먹으면 이 지방산이 같은 효소를 놓고 알파리놀렌산과 경쟁하게 된다. 이 효소는 알파리놀렌산을 건강에 매우 좋다고 알려진 오메가-3 지방산인 EPA와 DHA(생선이 이 두 지방산의 최대 공급원)로 바꾼다.

[샐러드 및 조리용 기름의 오메가-3, 오메가-6 지방산의 비율]

기름	오메가-3 알파리놀렌산	오메가-6 리놀레산	오메가-6 지방산 대 오메가-3 지방산
아마씨유	53%	13%	1 : 4
카놀라유	9%	20%	2 : 1
콩기름	7%	51%	7 : 1
올리브유	1%	9%	9 : 1
옥수수유	1%	54%	54 : 1
땅콩기름	1% 이하	32%	최소 32 : 1
홍화씨유	1% 이하	75%	최소 75 : 1

3) 오메가-6의 운명

또 다른 필수지방산인 오메가-6에 대하여 알아보자.

뇌는 우리 몸속에서 오메가-6를 가장 많이 함유하고 있는 장기이다. 오메가-6는 옥수수기름, 콩기름, 홍화씨기름, 해바라기씨기름 등과 같은 식물성 기름에 많이 들어 있다. 오메가-3와 마찬가지로 오메가-6도 효소의 작용에 의해 몇 단계를 거쳐 프로스타글란딘으로 전환된다. 하지만 오메가-3와 다른 점은 감마리놀렌산을 경유해서 염증을 일으키는 프로스타글란딘 2형(PG-2)과 반대로 염증을 막아주는 프로스타글란딘 1형(PG-1)이 만들어진다는 점이다.

즉, 오메가-6에서는 좋은 프로스타글란딘뿐 아니라 나쁜 프로스타글란딘도 만들어진다. 이 경우 두 작용이 서로 상쇄되어 염증에 영향을 주지 않을 것 같지만 염증이 일어나는 쪽으로 기울게 된다.

많은 연구자들은 정신분열증 환자가 건강한 사람에 비해 오메가-6가 부족하다고 보고하고 있다. 호주 모나시 대학교 연구팀에 따르면 달맞이꽃 종자유를 섭취하면 정신분열증 환자의 기억력이 좋아질 뿐만 아니라 약물치료에 의한 부작용으로 발생한 운동장애도 개선된다고 한다. 그리고 이 효과는 비타민 B_6, 아연, 나이아신, 비타민 C를 같이 사용하면 큰 폭으로 상승했다. 이 네 가지 영양소는 모두 오메가-3와 오메가-6를 프로스타글란딘으로 전환하는 데 필요한 것들이다.

그렇다고 오메가-6를 무조건 많이 섭취하는 것은 바람직하지 않다. 오메가-6에서 만들어지는 아라키돈산 때문이다. 아라키돈산은 뇌가 활동하는 데 반드시 필요하지만 지나치게 많아지면 PG-2가 만들어지기 때문에 뇌에 염증이 발생한다. 뇌의 염증은 알츠하이머병의 요인 중의 하나로 생각되므로 오메가-6를 너무 많이 섭취하는 것은 좋지 않다.

뇌 속의 아라키돈산은 아라키돈산이 많이 함유된 육류나 유제품을 섭취해서 직접 보충할 수 있으며 리놀산이나 감마리놀산을 통해서도 간접적으로 만들어진다. 몸에 좀 더 유리한 방법은 간접적으로 섭취하는 것이다. 이 방법으로 섭취하면 몸에 좋은 영양소도 같이 만들어지기 때문이다.

오메가-6 지방은 해바라기나 참깨와 같은 씨앗류에서 발견되는 리놀레산이 필요하다. 리놀레산은 몸에서 감마-리놀레산(GLA)으로 전환되는데 그것은 달맞이꽃 기름 등에 들어 있는 물질이다. DGLA로 알려진 GLA의 파생물은 두뇌에서 많은 양이 발견되고 있다.

오메가-6 지방은 난독증 아이들에게 오메가-6 지방을 함유한 필수지방 보충제를 복용한 후 3개월이 지나지 않아 아이들의 읽기와 쓰기 태도가 개선되었다는 보고도 있다. 그러나 오메가-6 지방은 이중성을 가지고 있는데 그것은 아라키돈산 때문이다. 이것은 필수지방산으로 두뇌의 주요 성분이지만 과잉 섭취하면 감염위험을 증가시킬 수 있다.

이 지방산은 육류나 육가공품으로부터 직접 나오거나 리놀레산이나 GLA로부터 간접적으로 얻어질 수 있다. GLA는 아라키돈산으로 인한 감염을 줄일 수 있는 항염물질을 제공하기도 한다. 따라서 이러한 필수지방을 충분히 섭취하기 위하여 오메가-6 지방이 풍부한 씨앗류와 그 기름을 섭취하는 것이 육류와 유제품을 많이 섭취하는 것보다 좋다. 특히 천식, 습진, 알레르기와 같은 감염증상이 있는 사람에게는 더욱 그렇다.

오메가-3 두뇌 촉진제인 EPA와 DHA의 유일한 직접적인 원천은 등푸른 생선이다. 씨앗류 중 대마씨와 호박씨에도 풍부하지만 오메가-3 지방이 가장 풍부한 씨앗은 아마씨이다. 오메가-6 지방은 대마씨, 호박씨, 해바라기씨, 참깨, 들깨 기름 등이며 호두, 흰콩 등에도 많이 들어 있다. 섭취하는 방법은 직접 씨앗을 섭취하거나 압착 기름을 차가운 식품에 이용하는 것이 좋으며 튀김기름으로 사용하는 것은 바람직하지 못하다.

4) 콜레스테롤의 역할

몸 전체에 들어 있는 콜레스테롤의 4분의 1이 뇌에 들어 있다. 성인이 음식물로부터 섭취한 콜레스테롤은 대부분 뇌로 가지 않는다. 통상적으로 뇌에서 필요로 하는 콜레스테롤은 뇌 내에서 만들어지며, 혈액 중의 콜레스테롤 양으로 그 양을 조절한다. 즉 혈액 중의 콜레스테롤이 많으면 뇌 속에서의 콜레스테롤 생성도 늘어나게 된다.

혈중 콜레스테롤 수치가 높으면 협심증이나 심근경색, 뇌경색처럼 혈관이 막히는 동맥경화의 원인이 된다. 그러나 동맥경화에서 콜레스테롤 그 자체가 나쁜 것이 아니라 녹이 슬은 콜레스테롤(산화콜레스테롤)이 문제가 된다. 따라서 녹을 제거하는 물질(항산화제)인 비타민 E나 비타민 C를 섭취하는 것이 중요하다.

반대로 콜레스테롤 수치가 극단적으로 낮아도 몸에 이상이 온다. 콜레스테롤 수치가 낮으면 암이나 호흡기장애의 위험도 높아진다고 하며 뇌의 경우에도 뇌출혈이나 치매의 위험이 있다고 한다. 최근 뇌경색을 일으킨 사람 중 콜레스테롤이 낮은 그룹과 높은 그룹에서의 신경기능 회복을 비교하였을 때 오히려 높은 그룹의 회복속도가 빠르다는 보고도 있다.

콜레스테롤은 동맥경화증을 일으켜 심근경색으로 진행되게 하는 원흉으로 기피 대상이 되어 왔다. 이 콜레스테롤 유해론은 미국에서 시작되어 각국에 만연되고 있는 것으로 식생활 전체에 대한 검토 없이 콜레스테롤 자체만으로 평가하는 불완전한 지식이 국민의 상식으로 자리를 잡게 되었다. 콜레스테롤은 몸과 머리에 필수적인 영양소이다. 특히 뇌에는 대량의 콜레스테롤이 함유되어 있다. 성인의 경우 체내에 약 130 g의 콜레스테롤이 함유되어 있는데 그중 20% 정도가 뇌에 집중되어 있다. 말초 신경까지 포함시키면 신경계 전체의 콜레스테롤량은 몸 전체의 33% 정도나 된다.

생체 중의 콜레스테롤은 일반적으로 세포막의 구조를 형성하기 위한 중요한 구성 요소의 하나이다. 세포막의 기둥은 인지질인데 콜레스테롤은 그 사이에 들어 있어 극성 머리 부분이 무질서하게 이동하는 것을 방지한다. 동시에 꼬리 부분을 거꾸로 이동하기 쉽게 함으로써 막 안을 유동 상태로 유지하는 데 기여한다. 설사 저온에 드러나더라도 세포막의 기능을 발휘할 수 있는 것은 막의 유동성을 유지시키고 있는 이 콜레스테롤의 덕분이다. 뇌의 경우 뇌 안의 콜레스테롤의 약 2분의 1이 신경세포의 축색을 수십 층으로 감싸고 있는 미엘린초에 함유되어 있다. 중량으로 말하면 신경 섬유 총중량의 10 ~ 30%가 이 미엘린초 속의 콜레스테롤이 차지하고 있다.

신체 일반 기능 중 콜레스테롤의 중요한 역할은 콜레스테롤이 부신피질호르몬이나 성호르몬 등 이른바 스테로이드 호르몬이라 불리는 생체활성물질의 합성 재료가 되는 점이다. 또 콜레스테롤은 몸과 뇌의 주요 영양소인 지방의 흡수에 크게 공헌하고 있다. 콜레스테롤은 간장에서 담즙산으로 변환되며 담즙산은 콜레스테롤 자체와 함께 담즙의 구성성분이 된다. 이 담즙은 장관에서 지방 흡수에 필수적인 성분이다. 또 칼슘의 흡수를 촉진하는 활성 비타민 D_3도 체내에서 콜레스테롤로부터 합성된다.

달걀의 콜레스테롤은 노른자에 있으며 그 양은 한 개당 300 mg 정도이다. 더욱이 콜레스테롤의 흡수는 리놀산 등 다가 불포화지방산이 공존하면 억제되는 것으로 알려져 있으며 달걀에는 다가 불포화지방산이 많이 들어 있다. 따라서 미국에서의 연구에 의하면 소화관으로부터 흡수되는 콜레스테롤량은 먹은 음식에 들어 있는 양의 약 절반 정도라고 하지만 실제는 달걀 한 개를 먹었다고 해서 300 mg의 절반인 150 mg의 콜레스테롤이 흡수되는 것은 아니다.

또 체내에서 합성되는 콜레스테롤의 양은 흡수된 콜레스테롤 량이 증가하면 감소하는 것이 보통이다. 즉, 건강한 사람의 몸에는 콜레스테롤 량을 항상 일정하게 유지하는 조절기구가 갖추어져 있다. 따라서 하루에 두 세 개의 달걀을 먹었다고 콜레스테롤 농도가 극적으로 증가하지는 않는다. 실제로 먹은 달걀의 수와 혈중 콜레스테롤 농도의 사이에는 아무 상관관계가 없다는 보고도 있다. 물론 관상 동맥성 심장질환을 가지고 있는 환자들은 콜레스테롤이 많은 식품을 섭취할 때 주의를 해야 한다.

5) 뇌 기능을 활성화시키는 필수지방산

세포막을 만드는 인지질에는 우리들이 체내에서 만들지 못하는 지방산이 있다. n-3계의 에이코사펜타엔산(EPA)와 도코사헥사엔산(DHA), n-6계의 아라키돈산 등 긴사슬 다불포화지방산(LC-PUFA)들이 그런 지방산이다.

오메가-3 지방이 풍부한 식품으로는 생선과 견과류, 씨앗 등이 있다. 하지만 생선 지방은 수은 함량이 높아 FDA에서는 아이들과 임산부들에게 생선을 먹지 말라고 권고하고 있다. 뇌에 좋고 오염되지 않은 식품으로는 아마씨, 해바라기씨, 참깨, 호두 등이 있다. 과학자들은 모유를 먹인 아이의 IQ수치가 더 높다는 데 주목했다. 모유가 뇌 발달에 필수적인 오메가-3 지방과 DHA를 함유하고 있기 때문이라고 추정된다.

오메가-3 지방은 몸 속에서 DHA와 EPA로 나누어진다. DHA는 뇌와 눈을 좋게 하는 필수적인 영양소이다. DHA가 부족하면 여러 가지 병이 생긴다. 학습이 제대로 되지 않을 정도로 산만한 아이들의 혈액을 검사해 보면 DIIA 수준이 매우 낮다.

이들은 식사로 섭취해야만 하기 때문에 영양학적으로 필수지방산이라고 부른다. EPA와 DHA는 생선에 많이 들어 있고 아라키돈산은 고기나 알류에 많이 들어 있는데 그 섭취량이나 비율이 항상 문제가 되고 있다.

태아기부터 생후 만 2세까지 이들 필수지방산은 모두 전뇌세포의 부분이 인지질로 급속하게 축적되며 신경세포의 발달에 꼭 필요한 물질이다. 그중에도 DHA는 뇌나 망막에 많이 들어 있다. 뇌 속에서는 대뇌 회백질의 인지질 중 30~40%를 차지한다. DHA가 뇌에 풍부하게 존재하여야 기억이나 학습능력을 키우는 데 매우 중요하다고 밝혀지고 있다. 임산부나 수유기 여성이 DHA를 섭취하면 자녀의 뇌는 더 건강하게 발달하지 않을까? 이러한 가설을 실험으로 엄밀하게 증명한 사람이 노르웨이의 오슬로 대학교 영양연구소 잉그리드 헬란드 박사팀이다. 임신기간과 출산 후 3개월 동안 이루어졌으며 출산 후 아이들은 태어나면 모유를 먹었다. 아이들이 4세가 된 시점에서 지능을 측정한 결과 DHA를 섭취한 그룹이 섭취하지 않은 그룹보다 지능지수가 4포인트 높았다. 이 실험으로 알 수 있는 것은 DHA가 태반을 통해 아이의 뇌 발육을 돕고 모유를 통해 유아의 뇌 발육을 돕는다는 것이다.

DHA와 EPA는 생선에 많이 들어 있기 때문에 생선을 먹으면 연령의 증가나 치매로 인한 인지기능의 저하를 막을 수 있으며 알츠하이머병이나 파킨슨병에 걸린 사람은 생선의 섭취가 적다는 연구보고도 있다. 식사를 통하여 섭취하는 지방산의 비율은 n-3계 : n-6계 = 1 : 4 정도가 바람직하다고 알려져 있다. 최근 들어 젊은이들의 생선 섭취량이 줄어들거나 나이를 먹으면서 식사가 담백해져 육류 섭취량이 줄어드는 경향이 있다.

필수지방산인 오메가-3와 오메가-6는 항염과 면역체계의 향상이라는 특성이 있어 알레르기, 천식, 습진, 감염 등의 위험을 떨어뜨리고 아이들을 육체적으로 건강하게 만든다. 인체의 모든 세포는 지방, 특히 필수지방의 화합물인 얇은 막으로 둘러 쌓여있다. 이 막에 있는 지방화합물은 아이들이 섭취하는 지방화합물에 의하여 결정된다. 필수지방으로 인해 영양소와 산소는 세포 안으로 더 쉽게 들어갈 수 있고 이산화탄소와 다른 노폐물은 세포에서 효과적으로 빠져나오게 된다. 또 필수지방산은 두뇌를 건강하게 만든다. 필수지방의 부족은 피로, 기억력 감퇴, 행동과 발달장애, 우울증, 난독증, 주의력 결핍장애, 자폐증 등을 야기할 수 있다.

필수지방은 지능을 최대화하는 데 꼭 필요하다. 여기서 지능이라는 단어를 아주 폭넓게 사용한다. 즉, 아이들의 능력은 정신적, 감정적, 육체적 지능의 균형에 달려 있다. 사람들은 IQ테스트로 대변되는 정신적인 지능에 대하여는 잘 알고 있으나 감성적 지수(EQ)도 중요하다. EQ는 상황의 변화에 대하여 적절하고 예민하게 감정적으로 반응하는 능력의 척도를 나타낸다.

그 외에도 육체적 지능이 있다. 신체적 지수(PQ)를 의미하는 PQ는 두뇌와 신체 간의 운동신경에 대한 것이다. 예를 들어 PQ가 낮은 아이들은 재치가 없고 안정되지 않은 것처럼 보인다. 또 글쓰기나 읽기, 수업 등에 집중하는 능력에 문제가 있을 수 있다.

IQ, EQ, PQ 등 모든 종류의 지능은 아이들이 먹는 오메가-3, 오메가-6 지방의 영향을 받는다. 필수지방이 부족한 아이들은 학습에 많은 어려움을 겪는다. 8세가 된 아이들 중 모유를 먹은 아이들은 분유를 먹은 아이들보다 IQ가 더 높은데 그 이유는 모유의 필수지방 수치가 더 높기 때문이라 한다.

필수지방은 체내에서 아이코사노이드(eicosanoids)를 생성한다. 아이코사노이드는 인체의 중앙신경시스템에서 메신저 역할을 담당하는 필수적인 물질로 특히 감염이나 면역과 관련되어 있다. 따라서 식사에서 섭취하는 필수지방의 양은 인체의 감염과정에 큰 영향을 미친다. 몇 가지 아이코사노이드가 있는데 일부는 감염을 일으키고 일부는 염증을 멈추게 한다. 오메가-3 지방의 아이코사노이드는 일반적으로 항염증성이며, 아스피린과 같은 항염증 약물은 감염 전 아이코사노이드의 생산을 늦춘다.

알레르기를 포함한 대부분의 질병은 관련이 있다. 한 연구에서도 아토피성 피부염, 건조열, 천식과 같은 알레르기 증상과 혈액 속의 필수지방을 비교하였더니 증상이 심한 아이들은 필수지방 특히 등푸른 생선에서 발견되는 오메가-3 지방인 EPA와 DHA가 낮은 것으로 밝혀졌다.

오늘날 사람들은 달걀이 지방과 콜레스테롤 함량이 높기 때문에 건강에 좋지 않다는 일종의 달걀 공포증을 가지고 있다. 이러한 믿음은 사실이 아니다. 약간의 지방과 콜레스테롤은 건강에, 특히 어린이에게 필수적이기 때문이다. 물론 달걀에 함유한 지방의 종류는 사료 조성에 따라 다르다. 닭이 건강하면 달걀도 건전하다.

결국 달걀에서 발견되는 어떤 물질이 아이들에게 좋지 않다는 생각은 사실과 다르다. 그것이 혈액 속의 콜레스테롤을 높이거나 심장질환을 일으키지는 않는다. 오히려 달걀은 두뇌에 좋은 똑똑한 지방인 인지질의 원천이다. 인지질은 우리의 신경을 덮고 있을 뿐 아니라 두뇌에서 신호를 매끄럽게 전하는 미엘린초(Myelin Sheath)를 생성하도록 돕는다. 달걀뿐만 아니라 생선, 특히 정어리와 유기농 육류, 흰콩과 견과류에서도 발견되는 인지질은 자녀의 기분과 마음, 정신적인 행동을 고양시키면서 두뇌가 노래하도록 만드는 물질이다.

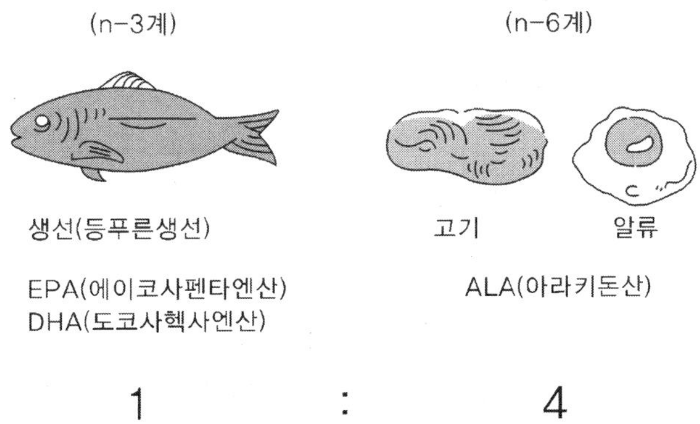

알류(달걀)의 노른자에는 DHA도 풍부

[**필수지방산의 바람직한 섭취 비율**]

포화지방의 양면성

포화지방이 비만의 주범인 것처럼 인식되지만 실제 비만은 설탕과 트랜스지방일 가능성이 높다. 포화지방은 상온에서 고체이며 육류, 유제품, 달걀과 같은 동물성 식품에서 많이 발견된다. 코코넛오일과 아보카도에도 포화지방이 들어 있다. 아이들의 경우 일상적인 식사에서 얼마간의 포화지방을 필요로 한다. 일부는 에너지로 사용되고 나머지는 성장과 발달에 사용되기 때문이다.

포화지방은 몸이 필수지방으로부터 만들 수 있기 때문에 꼭 식사를 통하여 섭취하지 않아도 된다. 비록 아이들이 과체중일지라도 포화지방을 무조건 피할 필요는 없다. 왜냐하면 기름진 음식에는 비타민 A, D, E와 같은 지용성 비타민이 들어 있기 때문이다. 포화지방은 열에 의하여 쉽게 손상되지 않으며 오메가 지방같은 다가불포화지방을 포화지방으로 전환시킨다.

위험한 지방 : 트랜스지방의 악명

지방 중에 악명이 높은 것은 트랜스지방이다. 트랜스지방은 튀긴 식품과 수소 첨가된 식물성 기름을 함유한 식품에서 발견된다. 현재 상당수의 국가에서 사용이 금지되어 있다. 포화지방보다 건강에 더 나쁜 영향을 준다는 증거가 발견되고 있으며 비만과 심장질환에 부정적 영향을 준다는데 초점이 맞추어져 있다. 최근에 튀김식품에도 트랜스지방을 함유하지 않은 지방을 사용하는 경우가 많아지고 있다. 자연 상태에서는 극소량 생성되지만 건강에 영향을 줄 정도의 양은 아니다.

4 건강한 생활이 건강한 뇌를 만든다.

뇌는 나이를 먹으면서 축소되거나 쇠퇴되도록 프로그램화된 것은 아니다. 우리는 일상생활에서 하는 행위, 즉 하고 있는 운동, 먹는 음식, 섭취하는 영양보충제, 인간관계, 정서적 상태, 수면습관 등 모든 요인들이 순간순간 유전자의 형질발현에 극적으로 영향을 준다. 결국 이들이 전체적인 건강과 질병의 위험에 영향을 준다.

신경생성이나 뇌세포의 재성장을 촉진하는 생활방법에는 다음과 같은 것들이 있다. 이런 모든 생활계획은 BDNF(brain-derived neurotrophic factor)나 뇌에 관련된 신경영양요소라고 부르는 특별유전자경로를 목표로 한다. 이들은 뇌세포 성장이나 연결을 촉진하는 요소가 된다.

- 운동 - 육체적 운동은 신체 뿐 아니라 뇌, 특히 기억과 학습에 관련된 영역을 강화하고 새롭게 하는 생화학적 변화를 가져온다.
- 전체적인 열량 섭취를 줄인다. 틈틈이 하는 단식도 줄여야 한다.
- 설탕이나 곡식을 포함하여 탄수화물의 소비를 줄인다.
- 건강에 도움이 되는 지방의 섭취를 늘린다.
- 오메가-3 지방산과 오메가-6 지방산의 비율을 조절하기 위하여 오메가-3 지방을 많이 섭취하라. 여기에서 크릴이나 생선 지방을 권한다. 크릴지방은 아스타산틴을 함유하여 뇌 건강에 특히 효과가 있는 것으로 나타났다. 펄뮤터 박사가 설명한 것처럼 아스타산틴은 카로티노이드화합물로서 지방의 유리기에 의한 손상을 감소시키는 데 초점을 두고 있다. 뇌는 60 ~ 70% 지방으로 구성되어 있어 결국 뇌의 손상도 저지해줄 수 있다는 뜻이다.

5 뇌에 좋은 강력 식품은 뇌를 자극하는 식이

종합비타민은 알츠하이머병의 위험을 증가시키는가? 고구마가 정신적 명료성을 개선하는가? 저명한 영양학자이며 뉴욕타임스의 베스트셀러 저자인 닐 버나드 박사는 그의 저서 “Power Foods for the Brain”에서 간단한 식이의 변화가 기억손실로부터 뇌를 보호하고, 발작, 알츠하이머병을 예방할 수 있다고 하였다.

뇌에 좋은 강력한 식품은 가장 최근에 매우 흥미롭고 놀라운 주제로 뇌에 관한 영양물질의 효과에 집중되어 있다. 버나드 박사는 전신을 보호하고 기억력을 강화시키는 데 아주 단순한 3단계 계획을 제시하였다. 버나드 박사가 제시한 식품을 섭취하면 뇌의 능력을 강화시키고 기억력 손실에 대한 우려를 제거할 수 있다.

버나드 박사는 우리의 뇌세포는 항시 우리가 섭취한 식품을 통하여 얻어진 영양소나 독소로 흠뻑 젖게 된다고 하였다. 우리가 안전한 미래를 위하여 우리의 돈을 퇴직금 적립계정에 넣어두는 것처럼 우리가 먹은 식품으로 뇌가 잘 작동되어 미래를 위한 도움이 되는 것이다.

연구보고는 아몬드나 해바라기씨와 같이 비타민 E가 풍부한 식품을 섭취하는 것이 알츠하이머병의 위험을 70%가량 감소시켜준다고 하였다. 뇌를 위한 파워푸드는 이들과 함께 매일 먹어서 뇌를 자극하는 십여 가지의 식품을 소개한다. 또 다른 권고사항과 뇌의 건강을 지키는 방법에 대한 것도 들어 있다.

제 2 장

신경전달물질

뇌와 장의 상호작용 중 더 흥미로운 부분은 장에 학습, 기분, 수면 조절에 관여하는 신경전달물질인 세로토닌을 만드는 세포가 있다는 점이다. 보통 세로토닌이 뇌에서 만들어져 운반되는 것으로 알고 있지만, 사실상 장에서 신경내분비세포의 80%가 만들어진다. 또한 장내 박테리아는 직접, 또는 자신이 만들어낸 염증세포로써 신경내분비세포와 서로 의견을 주고받는 능동적 의사소통을 한다. 장내 미생물 중 대부분은 뇌가 정상적으로 발달하는 데 필요한 화학물질을 만든다. 이 화학물질에는 신경세포가 막을 만들기 위해 사용하며 분자만큼 작은 크기의 탄수화물인 강글리오사이드도 포함되어 있다.

1 정보를 전달하는 신경전달물질

세포막은 세포의 중요한 작업장이다. 세포막은 물질의 출입을 조절하고 세포 간의 정보를 전달하는 등 많은 생명활동을 조절하고 있다. 나이가 들면 세포막의 효율이 떨어지지만 PS(phosphatidyl serine)가 충분하면 세포막의 효율이 향상되어 막 기능이 소생하게 된다. PS는 뇌중에서 신경전달물질 및 뇌의 신경전도로로 알려져 있다. 신경전달물질은 수백 종의 물질이 관여하고 있는 것으로 알려져 있으나 중요한 역할을 하는 것은 약 50종이며 그 작용이 알려진 것은 30종 정도이다.

- 흥분성 신경전달물질 : 아세틸콜린, 노르아드레날린, 도파민, 세로토닌 등
- 억제성 신경전달물질 : 감마 아미노낙산(GABA, γ –amino butyric acid)

[주요 신경전달물질의 기능]

아미노산	흥분성 아미노산	MSG, 타우린	흥분성
	억제성 아미노산	GABA	억제성
생리활성 아미노산	카테콜 아민	도파민, 노르아드레날린	흥분성
	인돌아민	세로토닌 멜라토닌	흥분성
	콜린계	아세틸콜린	흥분성

포스파티딜세린(PS, phosphatidyl serine)과 필수지방산인 DHA는 함께 신경세포 내에 작용하여 뇌에 완벽한 영양 보급을 촉진한다. PS는 신경세포의 막을 형성하는 지용성영양소로 뇌세포에 가장 높은 농도로 존재하며 학습능력과 기억능력을 증강시킨다고 알려져 있다. 또 PS는 안전하며 약제내성도 높다. 지속적인 감정적 스트레스와 불안감, 무기력증이 뇌

세포를 죽인다. 이때 스트레스에 따른 손상으로부터 뇌세포를 보호한다.

DHA는 뇌에 중요한 영양소로 뇌에서 농도가 떨어지면 기분의 변화, 기억력 저하, 시력장해를 일으켜 치매의 중대한 위험인자이다. 과행동(다동증), 충동적 행동, 주의력이 산만한 아이들은 필수지방산 특히 DHA의 혈중 농도가 낮은 것이 분명하다고 한다.

탄산음료 중 아스파탐(aspartam), 글루탐산나트륨(MSG)과 같은 독성 촉진물질은 농도가 높아져 제어범위를 넘으면 뇌에 손상을 주게 된다. 신경세포는 과잉 흥분하여 이용할 수 있는 에너지를 소비하고 최후에는 연소하여 버리고 만다. 트랜스지방산과 같은 나쁜 지방산도 뇌 조직에 나쁜 영향을 준다.

뉴런은 여러 뉴런의 돌기로부터 정보를 받고 또 돌기를 통해 다른 뉴런에 정보를 전달한다. 정보를 주고받는 역할을 하는 뉴런의 돌기 끝 부분을 시냅스라고 하는데 그 안에는 에너지 생산 능력을 갖춘 미토콘드리아와 신경물질을 저장하는 시냅스 소포가 있다. 뇌에서의 정보 전달 과정을 보면 처음에는 신경 정보가 전기 신호로 시냅스에 도달하면 시냅스 소포에 저장되었다가 화학적 신호로 바뀌어 다른 뉴런에 전달된다. 이때 화학적 신호는 신경전달물질에 의해서 일어난다. 즉, 전기신호에서 시작해서 화학신호로 바뀌고 다음 뉴런에서는 다시 전기신호로 전한되어 전달된다.

뉴런과 뉴런이 거미줄처럼 서로 연결되어 있는 듯 보이지만 자세히 들여다보면 일정한 간격을 두고 아주 작은 틈이 있다. 이를 시냅스 간극이라고 하는데 시냅스 간극을 뛰어넘어 정보를 전달해주는 것이 바로 신경전달물질이다. 뇌의 뉴런들은 각기 다른 신경전달물질을 방출함으로써 특별한 정보를 전달한다. 이웃한 뉴런은 방출된 신경전달물질로부터 신경정보를 받아들이고 이를 다시 다른 뉴런에 전달하는 식으로 뇌의 기능을 유지해 나간다. 운동과 감각기능은 물론 감정, 정신기능까지 신경전달물질에 의해서 이루어지고 있다고 할 수 있다.

머리가 좋아진다고 하는 것은 해마에 있는 뉴런이 새로 만들어지는 것도 있지만 뉴런과 뉴런 사이를 연결하는 시냅스의 가지가 많아지는 것을 의미하다. 뇌에 들어온 신호를 처리하는 시냅스가 치밀하고 복잡해질수록 왕성한 활동을 함으로써 지능이 좋아지는 것이다. 이를 시냅스 가소성이라고 부른다. 또한 신경전달물질이 잘 발달되어 정보 전달이 원활하게 이루어질 때 뇌의 기능 또한 활발해져 머리가 좋아진다고 볼 수 있다. 뇌에 있는 수많은 물질들은 운동 후 우리에게 행복감을 주는 엔돌핀처럼 신경전달물질과 유사한 역할을 수행한다. 예를 들어 세로토닌이 올라가면 아이들은 행복감을 느끼기 쉽고, 도파민과 아드레날린이 내려가면 아이들은 의기소침 해지고 피곤을 느끼게 된다. 최상의 정신적 건강 상태를 유지하려면 이러한 핵심 신경전달물질의 올바른 균형을 유지하는 것이 반드시 필요하다.

신경전달물질이란 시냅스 안으로 방출되어 신경의 흥분을 다른 신경세포로 전달하는 중요한 물질이다. 뇌 기능을 정상적으로 유지하기 위해서는 없어서는 안 될 물질로 중요한 신경전달물질은 약 50여 종류가 있다고 알려져 있다. 대표적인 것으로는 다음과 같다.

[주요 신경전달물질]

아미노산	글루탐산, 감마아미노부티르산(GABA), 아스파라긴산, 글리신, 타우린
아미노류	도파민, 노르아드레날린, 아드레날린, 세로토닌, 멜라토닌, 히스타민, 아세틸콜린
펩티드	안지오텐신, 카르노신, 콜레시스토키닌, 엔돌핀, 엔케팔린, 모길린, 뉴로메딘, 뉴로펩티드Y, 뉴로텐신, 소마토스타틴, TRH, LH-RH, VIP, 바소프레신
퓨린	아데노신, AMP, ADP, ATP
필수아미노산	이소류신, 류신, 메티오닌, 페닐알라닌, 트레오닌, 트립토판, 발린, 히스티딘

(1) 도파민

인간이 성장 · 발육하는 데 필요한 아미노산 중에는 체내 합성이 되지 않아 음식물로 섭취해야 하는 필수아미노산이 있다. 이 필수아미노산 중 하나인 페닐알라닌이나 티로신으로부터 생성된다. 주로 운동기능에 관여하고 있으며 중뇌의 흑질 신경세포에서 생산되는데 만약 이 신경세포가 변성되거나 그 기능을 하지 못하면 신경전달경로에 이상을 초래하여 손떨림, 근육 경직, 동작이 둔해지는 등의 증상이 나타난다. 이것이 파킨슨병의 전형적인 증세를 나타내는 것이다. 스트레스를 받을 때 감정과 기분을 다스리고 기억력을 높여주는 물질이 있는데 바로 티로신이다. 티로신은 아드레날린, 도파민 신경전달물질의 원료가 되는데 도파민이 의욕이나 집중력에 관계하기 때문이다. 집중한 상태에서 공부를 하거나 일을 할 때 전두연합영역에서 도파민이 활발하게 분비되므로 도파민과 집중력과의 연관성을 짐작할 수 있다. 결국 티로신의 섭취는 도파민의 분비를 돕고 이는 집중력을 가지고 공부를 할 수 있도록 도와준다는 것을 알 수 있다. 티로신은 육류의 살코기, 달걀, 우유, 콩 등 주로 단백질 음식으로부터 섭취할 수 있다.

도파민은 카테콜아민계 호르몬의 하나이며 카테콜아민의 전구체는 타이로신이라는 아미노산이다. 도파민은 운동기능, 기분, 흥분, 학습능력, 기쁨과 만족, 보상 등에 관여한다. 몇몇 전문가들은 설탕과 지방, 소금이 다량 함유된 음식을 섭취하면 뇌 속의 도파민 수치가 증가하기 때문에 즐거움과 만족감, 보상감을 느끼게 된다고 설명하고 있다. 그래서 맛있는 음식이 눈에 들어오면 주저 없이 손을 뻗게 된다고 한다. 그것을 먹으면 기분이 좋아지리라는 것을 알기 때문이다. 과학자들은 우리가 느끼하고 달콤한 고칼로리 음식을 멀리하는 데 어려움을 느끼는 것은 도파민도 한 몫을 한다고 추정하고 있다. 도파민은 노화로 인한 인지기능 저하와 몇 가지 형태의 치매뿐만 아니라 파킨슨병과도 관련이 있다. 이러한 질환들은 뇌가 도파민을 충분히 만들어내지 못하거나 도파민을 사용하지 못할 때 발생한다.

도파민은 유쾌, 불쾌의 감정, 주의, 의욕 등에 관계되어 있다.

(2) 노르아드레날린

필수아미노산인 페닐알라닌이나 티로신으로부터 도파민이 합성되어 축적된 후 비타민 C가 관여하여 노르아드레날린이 합성된다. 노르아드레날린은 스트레스 반응이나 불안 또 인지기능과 관련이 있다. 노르아드레날린은 스트레스 반응, 주의, 의욕 등에 관계되어 있다.

(3) 세로토닌

필수아미노산 중의 하나인 트립토판으로부터 합성된다. 뇌 속에 널리 존재하며 수면과 각성에 관여하고 있으며 행동을 억제하는 일도 한다. 세로토닌이 적어지면 초조해하거나 불안해지는 등 정동행동에 변화를 초래함으로써 우울증이나 불안장애와 같은 마음의 병을 일으키기 쉽다.

세로토닌은 컨디션이나 기분, 감정, 정서 행동 등에 관여하는 신경전달물질이다. 세로토닌이 부족하면 불안, 우울증 등 다양한 정신질환을 일으키고 자살을 유발할 수도 있다. 세로토닌은 트립토판을 원료로 해서 만들어지기 때문에 세로토닌이 부족하지 않도록 하기 위해서는 트립토판이 많이 함유되어 있는 달걀이나 견과류, 씨앗류, 콩류, 육류의 살코기 섭취가 중요하다. 또한 스트레스가 세로토닌과 멜라토닌의 생성을 억제하기 때문에 스트레스를 많이 받았을 때 단백질 식품을 먹으면 완화효과를 볼 수 있다. 기분을 개선시키고 우울함을 없애줌으로써 행복감을 느끼도록 해준다. 세로토닌은 수면, 각성을 조절하며 감정의 움직임을 억제하는 작용이 있다. 우울병이나 감정 장해가 있는 환자에게서는 세로토닌의 기능이 저하되어 있는 것을 발견할 수 있다.

(4) 콜린

콜린은 필수 영양소이지만 아미노산은 아니다. 그런데도 여기서 다루는 것은 콜린이 신경전달물질인 아세틸콜린의 전구체이기 때문이다. 콜린은 음식을 통하여 얻을 수 있지만 콜린이 들어 있는 식품은 많지 않다. 우리는 대개 레시틴의 형태로 콜린을 섭취한다. 레시틴은 지방의 한 종류로 콜린을 함유하고 있으며 콜린보다 함유 식품을 찾기 쉽다.

레시틴은 대두, 밀 맥아, 달걀노른자, 콜리플라워, 땅콩 등에 들어 있다. 우리가 레시틴이 들어 있는 식품을 먹으면 소화되는 동안 레시틴 분자에서 콜린이 빠져나온다. 콜린은 간 건강과 세포의 기능, 아세틸콜린을 합성하는 데 필수적인 물질이다.

(5) 아세틸콜린

세포막과 신경전달물질의 재료인 콜린이라고 하는 물질에 비타민 B_{12}가 관여하여 합성한다. 인지, 학습, 기억, 수면 등 다양한 뇌 기능과 관계가 깊다.

아세틸콜린은 뇌와 우리 몸 전체에서 매우 활동적인 신경전달물질이다. 뇌 속의 아세틸콜린은 흥분과 학습능력, 기억력에 영향을 미친다. 나이가 들면 우리 뇌는 아세틸콜린을 잘 사용하지 못하게 되는데 그로 인해 인지기능이 저하되고 알츠하이머 발병률이 높아질 수 있다고 과학자들은 추측한다. 기억력을 개선시키고 정신적으로 깨어있게 함으로써 우리의 머리를 날카롭게 유지시켜준다. 아세틸콜린은 기억, 사고 작용, 각성, 수면에 관계하고 있다. 근년에 학습, 기억 등 고차기능 외에도 알츠하이머병 등의 뇌질환과도 관계있는 것으로 주목을 받고 있다.

(6) 감마 아미노부티르산(GABA)

GABA는 중추신경계에 널리 분포되어 있는 신경전달물질이다. 신경전달물질에는 뇌를 흥분시키는 것과 흥분을 억제하는 것이 있어 이들이 적절히 균형을 이루게 된다. 너무 많은 흥분은 화, 불안, 불면증, 감정폭발, 운동, 무질서들을 일으키는데 흥분을 저해하는 신경물질이 이를 억제함으로써 균형을 이룬다. GABA는 흥분 저해 신경전달물질로 뇌가 스트레스를 받을 때 신경을 이완시킴으로서 흥분을 완화해주는 역할을 한다. 뇌 속에 GABA의 양이 적어 GABA 기능이 낮아지면 불안, 우울증, 불면증, 간질 등 여러 가지 정신적 신경학적 병변이 일어난다. 불안을 치료하는 약인 벤조디아제핀스 역시 GABA 수용체를 자극하고 이완을 유도하는 약인 셈이다. GABA는 글루탐산이 글루타메이트 데카르복실라아제와 비타민 B_6에 의해 만들어지고 유산균에 의해 김치에서도 만들어진다.

흥분을 억제하는 신경전달물질로 뇌 속에 가장 많이 존재한다. 글루탐산에 비타민 B_6가 관계하여 합성한다. 따라서 비타민 B_6가 부족하면 GABA가 잘 합성되지 못하므로 뇌의 흥분을 억제할 수 없어서 경련이나 불안정을 일으키기도 한다. 정신적 긴장을 풀어주고 스트레스와 자극을 주는 신경전달물질을 중화함으로써 흥분을 가라앉힌다.

(7) 글루탐산

글루탐산은 척추동물에서 가장 많이 사용되는 흥분성 신경전달물질로 인지능력을 높이고 장기 기억력을 향상시킨다. 우리가 깨어있는 것의 50%는 글루탐산 덕분이다. 뇌에서 가장 풍부하게 사용하는 글루탐산 덕분에 인지 및 학습 작용이 가능한 것이다.

글루탐산은 사람을 포함한 포유류의 신경계에서 가장 많은 역할을 하는 신경전달물질이기도 하다. 글루탐산은 두 종류의 수용체를 통해 신경세포의 시냅스 활성을 조절해 줌으로써 뇌에서의 학습과 기억과 같은 인지기능에 참여한다. 특히 글루탐산은 뇌의 해마나 부신피질에서 장기 기억기능 강화에 중요한 역할을 하는 것으로 알려져 있다.

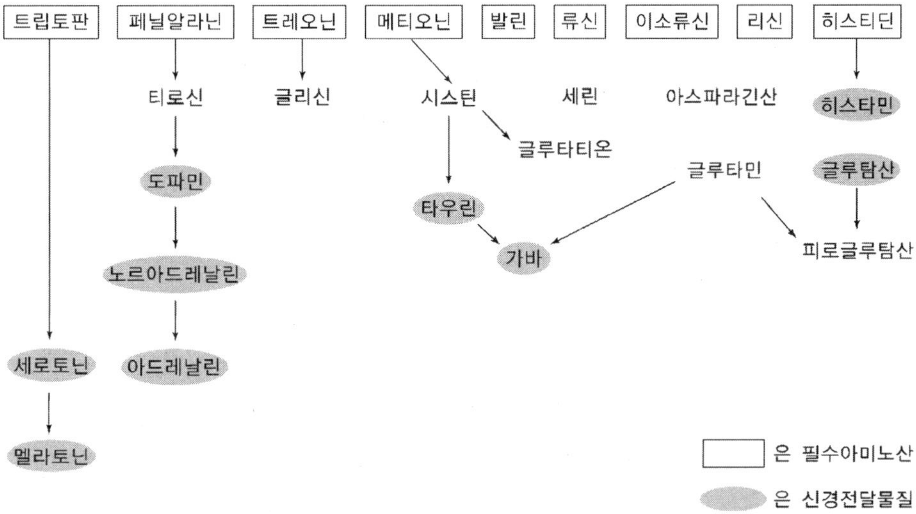

[**신경전달물질이 필수아미노산에서 만들어지는 과정**]

2 식사와 신경전달물질

어떤 식품은 신경전달물질을 만드는 데 전구체(시작물질)역할을 한다. 만일 식사에서 그런 전구체물질이 결핍되면 뇌는 신경전달물질을 만들 수 없게 된다. 신경적, 정신적 이상은 신경전달물질의 균형이 맞지 않을 때 일어난다. 그런 신경전달물질 전구체의 예를 들면 다음과 같다.

- 아스파트산 : 아스파테이트를 만드는데 필요한 물질 아스파트산은 땅콩, 감자, 달걀 그리고 곡류가 있다.
- 콜린 : 아세틸콜린을 만드는 재료인 콜린은 달걀, 간, 대두에 많이 들어 있다.
- 글루탐산 : 밀가루나 감자에 글루타민염을 만드는 재료가 들어 있다.
- 페닐알라닌 : 도파민을 만드는 데 필요한 페닐알라닌은 비트, 대두, 아몬

드, 달걀, 육류, 곡류에 들어 있다.

• 트립토판 : 세로토닌을 만드는 데 필요한 트립토판은 달걀, 육류, 바나나, 요구르트, 우유, 치즈, 탈지우유에 들어 있다.
• 티로신 : 노르에피네피린을 만드는 데 필요한 티로신은 우유, 육류, 생선 및 두류에 들어 있다.

세로토닌은 단백질의 구성성분인 아미노산 트립토판으로부터 만들어진다. 성인에게 트립토판을 주지 않으면 기분이 악화되고 우울증 신호를 보인다는 것이 증명되었다. 트립토판은 특히 생선, 닭고기, 치즈, 콩, 두부, 귀리, 그리고 달걀에 풍부하다. 어린이의 식사에는 연령에 따라 하루 500~1,000 mg의 트립토판을 포함할 필요가 있다. 그것은 다음에 소개하는 한두 끼의 식사를 함으로서 손쉽게 얻을 수 있는데 각 메뉴마다 약 500 mg의 트립토판이 함유되어 있다.

* 귀리죽, 두유, 반숙달걀 두 개
* 치즈, 참치 샐러드, 곁들인 구운 감자
* 닭 가슴살, 감자 그라탕, 완두콩
* 콩, 두부 또는 고기 소스로 만든 통밀 스파게티
* 연어 살코기, 요구르트 드레싱을 한 녹색 샐러드

아드레날린과 노르아드레날린은 페닐알라닌과 티로신이라는 아미노산으로부터 만들어진다. 이것들 또한 트립토판이 풍부한 식품과 똑같은 종류의 단백질 식품에서 발견되기도 한다. 따라서 적절한 단백질 섭취를 유도하는 것이 자녀의 기분과 학습 의욕에 긍정적 역할을 한다는 것을 알 수 있다.

3 신경전달물질과 우울증

과학자들은 우울증이 뇌의 신경화학적 불균형 때문이라고 생각한다. 신경화학적 불균형이란 뇌 속의 신경화학물질들의 양이 조화를 이루지 않는 것이다. 어떤 물질은 너무 많고, 어떤 물질은 너무 부족한 것이다. 세로토닌이나 노르에피네프린이 부족하면 임상적으로 우울증을 유발하는 것으로 알려져 있다.

우울증 치료제는 뇌의 화학 작용을 조작해서 세로토닌과 노르에피네프린의 수치를 높인다. 항우울제는 비만 치료제로도 쓰여 사람들이 체중을 조절할 수 있도록 도와준다. 그렇다면 식품으로 우울증이나 비만을 치료할 수 없을까? 탄수화물을 섭취하면 기분이 좋아지지 않을까? 우울증과 비만, 탄수화물 갈망 현상, 음식 섭취에 관한 이론과 연구결과는 매우 많다. 그러나 음식이 기분에 미치는 영향을 수량화하기 어려운 것은 인간의 생리와 생화학, 심리는 가변적이고 개체 간의 차이가 크기 때문이다.

4 뇌 속 물질의 메틸화 작용

신경전달물질이나 호르몬 합성에 중요한 역할을 하는 것이 메틸화 과정이다. 영양소에 메틸기를 제공하는 물질이 S-아데노실메티오닌(SAM)이다. 예를 들어 도파민이 메틸기를 얻으면 노르아드레날린이, 노르아드레날린이 메틸기를 얻으면 아드레날린이 된다. 5-HTP를 세로토닌으로 변환하는 데에도 메틸화가 반드시 필요하다. 즉, 뇌의 흥분 정도를 균형 있게 유지하는 데 메틸화는 아주 중요한 역할을 하고 있다.

메틸화로 만들어지는 중요한 물질은 아드레날린(의욕 물질), 멜라토닌(수면 물질), 콜린(기억 물질), 크레아틴(순발력을 높이는 물질), 항산화물질인 글루타티온 등이다.

한편 정신분열증 환자가 환각을 보는 것은 아드레노크로뮴이라는 물질 때문인 것으로 알려져 있다. 노르아드레날린의 메틸화가 계속 진행되면 아드레날린이 과잉 상태가 되어 아드레날린이 산화되면서 아드레노크로늄이 생기는데 이것이 환각현상을 일으킨다고 보고 있다. 나이아신이 정신분열증의 증상을 진정시키는 것은 과도한 메틸화와 산화를 막아 아드레노크로뮴의 형성을 억제하기 때문이라고 알려져 있다.

우리 몸에 SAM(s-adenosyl methionine)이 부족하면 몸이 말을 듣지 않거나 기분이 침울해지는 등 여러 가지 문제가 발생한다. 메틸기를 이동시키는 화학반응이 얼마나 중요한지를 짐작할 수 있을 것이다. 우울증 환자가 SAM을 섭취하면 세로토닌, 도파민, 포스파티딜세린이 증가한다. 포스파티딜세린은 뇌의 신경세포막을 구성하는 성분이며 막을 부드럽게 한다는 점에서 포스파티딜콜린과 비슷하다. 또한 SAM은 세로토닌이나 도파민이 수용체와 결합하는 것을 돕는다. 지금까지 발표된 수많은 연구결과를 근거로 보면 SAM은 항우울 효과가 뛰어난 영양보조제라 할 수 있다.

신경전달물질에 영향을 끼치는 또 다른 물질인 트리메틸글리신(TMG, trimethyl glycine)과 S-아데노실메티오닌(SAMe)은 대부분의 신경전달물질이 형성되는 것을 돕는 메틸화라 불리는 과정에서 중요한 역할을 담당하는 중요한 아미노산들이다. 비타민 B_6와 비타민 B_{12}, 그리고 엽산은 대부분의 신경전달물질의 형성에 필수적인 메틸화 과정을 조절한다. 많은 건강 문제의 배후에는 비정상적인 메틸화가 존재한다.

SAMe는 가장 포괄적으로 연구된 천연 항우울제이다. 100여건이 넘는 연구에 따르면 SAMe는 항우울제와 비슷하거나 더 우수한 효과를 가지고 있다는 것이 증명되었다. 대부분의 처방 항우울제가 효과를 나타내기 위해서는 3 ~ 6주가 걸리지만 SAMe는 대부분 며칠 안에 효과를 나타낸다. 또 부작용이 거의 없는 것도 장점이다.

SAMe가 약물로 분류되는 반면 TMG는 식품의 한 요소이며 뿌리와 잎 채소에 특히 풍부하다. 당근, 파슬리(parsley), 순무, 무, 감자, 그리고 콩

나물을 섭취하면 자녀에게 TMG를 제공해줄 것이다. 비록 필수영양소로 분류되지는 않지만 우리는 아이들이 적어도 하루에 100 mg의 TMG를 섭취하기를 권한다. 이는 뿌리나 잎채소 한 접시 정도에 해당하는 양이다.

제 3 장

뇌에 좋은 식품

1 뇌와 식품과의 관계

(1) 음식은 어떻게 두뇌를 지배하는가?

인간과학에서 가장 극단적인 개념의 하나가 몸과 마음이 분리되어 있다는 생각이다. 마음이 어디에서 시작되고 어디에서 끝나는지를 해부학자, 심리학자, 생화학자에게 물어보아도 우문이 될 뿐이다. 뇌신경화학과 영양의 중요성을 잘 알고 있는 정신의학자는 보기 드물며, 아이들의 발달에 영향을 끼치는 심리적 요소나 영양적 요소에 대하여 잘 아는 의사들도 만나기 쉽지 않다. 결국 아이가 육체적으로 건강하게 자라도록 돕는 것이 부모의 책임이며 본분이다. 아이들이 집중을 잘하지 못할 때, 그릇된 행동을 할 때, 책을 읽는 데 어려움을 겪을 때 부모들은 아이들의 문제점이 영양 공급에 있는 것은 아닌지 생각해보아야 한다. 아이의 학습, 성격, 태도 등의 속성은 뇌세포의 네트워크에 의해 지배되며, 아이가 먹고 있는 음식에 크게 영향을 받기 때문이다.

부모의 눈에는 아이들의 고단한 것을 간과하기 쉽다. 아이들은 끊임없이 고단함을 호소하고 집중하는 데 어려움을 겪는다. 또 산만한 태도, 걱정, 스트레스, 우울증, 불면증 등의 여러 가지 문제들을 가지고 있다. 사실 정신적인 건강 문제로 고생하는 아이들이 너무 많다. 그들은 주의력 결핍에서부터 자폐증, 과잉행동증에서부터 난독증에 이르기까지 다양한 문제들로 시달린다. 또 학교와 가정에서 자신의 잠재력을 충분히 발휘하지 못하는 아이들이 있는데 그것은 그들이 생각하고 느끼는 방식을 집중해서 배우는 것을 어렵게 하기 때문이다. 사실 정신적 건강문제의 발병은 전 세계적으로 젊은 사람들 특히 어린이들 사이에서 많이 증가하고 있다.

당신이 아이들의 두뇌가 어떻게 작동하는가를 이해함으로써 자녀의 문제들을 해결할 수 있으며 중대한 시기에 자녀의 인생항로를 평탄하게 만드는 데 기여할 수 있을 것이다. 매일 어떤 영양소를 주느냐에 따라 아이들이 어떻게 생각하고 느끼며, 어떤 행동을 하는지, 또 시간이 지남에 따라 어떻게 성장 · 발달하는지 음식이 미치는 영향력은 점점 더 분명해질 것이다. 그리고 매일 아이에게 어떤 음식을 주어야 하는지도 알게 될 것이다.

(2) 모유 먹이기

자녀를 위한 최상의 영양은 바로 엄마로부터 시작된다. 만일 임신하기 전이나 임신 중, 혹은 모유 수유 중에 산모가 최상의 영양 상태를 유지할 수 있다면 이것이야말로 자녀의 인생에 빛나는 출발을 제공하는 것이다. 모유는 첫 몇 달 동안 자녀의 육체적, 정신적 건강을 결정짓는 최상의 음식이다. 이때 부모가 절실하게 생각하야 하는 두 가지 주된 목표는 아이의 식품알레르기를 막는 것과 앞으로 먹어야 할 수많은 음식을 위해 입맛을 발달시키는 것이다.

최근의 세계적인 연구들에 따르면 모유를 수유한 아이들이 분유를 먹고 자란 아이들보다 IQ가 6～10점 정도 높다고 한다. 이러한 결과가 나타나는 이유 중 하나는 아마도 모유에 함유된 오메가-3 지방에 들어 있는 높은 DHA수치 때문일 것이다. 모유 수유 기간이 길면 길수록 후일 아이는 그만큼 더 높은 지능을 가질 수 있다. 모유 수유가 아이들의 지능 발달에 영향을 주는 또 다른 근거는 모유에 함유된 지용성 비타민이 더 쉽게 흡수된다는 점이다. 또 모유에는 비타민 D가 분유보다 많은 것으로 나타나 비타민 D의 결핍으로 인해 비정상적으로 뼈가 자라지 않는 구루병에 걸릴 확률을 2～3배 낮추는 것으로 나타났다. 게다가 모유에는 두뇌 성장을 돕는 미네랄이 분유보다 더 많이 함유된 것으로 나타났다.

이밖에도 모유 수유는 아이에게 이로운 장 박테리아의 성장을 돕는다. 이로운 장 박테리아의 일종인 비피더스균은 해로운 박테리아의 장내 침입을 막는 역할을 한다. 또한 비피더스균은 배앓이, 습진, 천식을 막을뿐 아니라 음식 알레르기를 예방하는 데에도 도움을 준다. 모유를 먹은 아이들은 비만이 될 가능성도 낮다. 스코틀랜드에서 서너 살 된 아이 3만 2,000여 명을 대상으로 실시한 연구조사에 따르면 생후 최초 6주에서 8주 동안 모유를 먹인 아이는 그렇지 않은 아이에 비해 비만에 걸릴 확률이 30%나 낮았다고 한다.

모유 수유의 혜택은 비단 아이들에게만 돌아가는 것이 아니다. 모유 수유를 할 경우 엄마는 하루에 500 kcal를 추가 소비하게 되므로 보다 빠르게 임신 전 체중으로 돌아갈 수 있다. 또한 유방암과 난소암에 걸릴 위험도 낮출 수 있다.

생후 6개월 이전에는 이유를 시작하지 말고 모유 수유만 고집하는 것이 현명하다. 이유를 너무 일찍 시작하면 밤사이 아기의 숙면을 방해한다. 더욱이 아기의 소화기능이 불완전한 상황이라면 오히려 소화에 해만 끼치게 된다. 이유를 시작하기에 적당한 시기는 아이들마다 다르지만 다행히 적당한 시기가 되었다는 것을 암시하는 여러 가지 신호가 있다. 우선 부모가 먹는 음식에 아기가 관심을 보이거나 먹으려는 행동을 보인다면 고형식을 먹을 준비가 되었다고 보아도 무방하다. 이쯤 되면 아이는 스스로 허리를 세우고 음식을 집어 입에 넣을 수 있다는 의미이다. 딱딱한 음식을 먹기에 너무 어릴 경우 질식을 막기 위해 자연적으로 혀를 내밀어 음식을 뱉어내는 아기들의 본능적인 반응도 이때쯤이면 없어진다.

장난감이나 다른 물건을 입에 갖다 대는 행위도 고형식을 받아들일 준비가 된 것과 연관관계가 있다. 아기들은 생후 6개월이 지나면 물건의 모양이나 느낌을 입이나 혀, 입술을 통해 알아내는데 엄청난 관심을 보인다. 아기가 입에 무엇인가를 갖다 댄다면 행동을 유심히 살펴보기 바란다. 다만 입에 물건을 갖다 대는 행위만으로 고형식을 먹어도 된다는 확실한 신호로 단정하기 어렵다.

한편, 아기가 배고픈 모습을 보이는 것은 고형식이나 이유식을 먹기 위한 믿을 만한 신호가 되지 못한다. 이러한 아이의 식욕은 단지 모유나 이유식에 대한 욕심에 불과하다. 대부분의 아기들은 생후 6개월 정도가 되면 이가 나기 시작해 음식을 물고 씹는 데 도움을 준다. 치아가 다른 아이보다 일찍 난 아이는 다소 불안정하고 입에 주먹을 자주 넣게 되는데 이는 배가 고파서라기보다 단지 이가 나고 있기 때문일 가능성이 높다.

(3) 두뇌성장의 90%는 태아 때부터 만들어진다.

여기서 두뇌는 사람의 출생 시점이 아니라 임신 단계에서부터 시작된다. 태아가 자궁에서 완전한 사람으로 성장하는 동안 태아의 두뇌 성장과 발달은 매우 중요한 부분을 차지한다. 태아가 자궁에서 성장하는 동안 엄마로부터 공급받는 모든 영양소의 절반이 태아의 두뇌 성장을 촉진하는 데 사용된다.

태아의 두뇌는 단백질, 탄수화물, 비타민, 미네랄, 필수지방을 포함하여 아주 많은 양의 영양소를 필요로 한다. 여기서 주목해야 할 것은 지방으로 두뇌의 매우 큰 부분을 차지한다. 뇌에서 수분을 모두 제거한다면 남는 것 중의 60%는 지방이다. 두뇌의 20%는 특정한 네 종류의 지방으로 구성되어 있다. 이러한 지방의 부족이 태아기나 유아기라면 아이의 지능과 행동에 큰 악영향을 줄 수 있다. 임신 중인 엄마의 식사에서 이 필수 지방산이 부족하면 산모의 뇌가 실제로 작아질 것이다. 두뇌 성장과 발달의 모든 단계에서 최상의 영양을 섭취하는 것이 아이의 두뇌개발에 있어 필수적임을 인식해야 한다. 태아가 출생할 때 신생아의 탯줄에 있는 필수 지방의 수치는 8세 아이의 생각하는 속도와 밀접한 관련이 있다.

비타민 B 상태의 가장 좋은 가늠자인 호모시스테인의 혈중 수치가 아이의 학교 성적과 상관성이 있음이 밝혀졌다.

태아는 엄마의 자궁 속에서 매 분마다 뉴런이라 불리는 수만 개의 뇌세포를 만들어낸다. 태아가 두 살이 되면 아이의 뇌는 약 1,000억 개의 뉴런을 가지게 된다. 이는 아마존에 있는 나무의 숫자만큼이나 많은 수이다. 열대 우림 속의 수백억 나무들이 가지를 뻗어나가면서 연결되듯 아이의 뇌 속에 있는 뉴런들은 아주 조밀하게 서로 연결되어 있다. 따라서 우리가 뇌라고 부르는 것은 근본적으로 이 특수하게 분화된 뇌세포들의 네트워크이며 그 모두는 다른 뉴런들과 연결되어 있다.

두 살이 넘은 아이의 두뇌에서 뉴런의 숫자가 더 이상 늘어나지 않는 반면 뉴런 사이에서 만들어진 연결은 더 복잡하게 변한다. 그것도 아주 극적으로 늘어난다. 아이가 태어날 때 대뇌 피질에 있는 무든 뉴런은 2,500개의 다른 뉴런과 연결된다. 아이가 2~3세가 되면 그 숫자가 1만 5,000개까지 늘어난다. 이 연결은 기억력, 이지능력 등 학습에 아주 중요하다. 그것은 마치 전류가 흐르는 도관과 같다.

언어를 배울 때 어린아이들은 그들이 내는 소리로 그들이 보고 있는 이미지를 고착화하기 위해 단어들을 계속해서 반복해 말할 것이다. 아이가 생각하는 모든 것들은 뉴런 네트워크 도처에서 활동하는 파장에 의해 표시되며, 반복된 사고와 행동들로 인해 뉴런 경로가 보강된다. 반면에 불필요한 연결은 해체될 것이다. 몸에 있는 다른 기관과는 달리 뇌는 언제나 스스로 재구성되기 때문이다.

뉴런 사이의 연결에 대해 좀 더 자세히 살펴보자. 뉴런은 세포체와 수상돌기, 축색으로 구성되며 세포체에서 가는 섬유들이 뻗어나간 수상돌기는 인접한 뉴런으로부터 신호를 받아들인다. 그러나 하나의 수상돌기가 다른 하나를 만나는 곳에서는 마치 스파크 플러그에 있는 스파크 갭처럼 일정한 틈새 공간이 있다. 이 틈새는 시냅스라 불리는 일종의 신경접합부로 뉴런과 뉴런이 연결되는 부위이다. 즉, 시냅스는 뇌세포 간에 서로 의사소통을 하기 위해 연결한 거미줄과 같다. 이때 우리 몸에서 신호를 주고받는 기관은 등푸른 생선과 견과류에 들어 있는 필수지방과 달걀, 육류에 있는 인지질, 그리고 아미노산으로 만들어진다는 점에 주목할 필요가 있다.

뇌세포가 서로 신호를 주고받기 위해 신경경로를 만들었다 해도 원활한 정보 전달을 위해서는 뉴로트랜스미터라는 신경전달물질이 필요하다. 즉, 두뇌가 유기적으로 잘 돌아가려면 뉴런과 뉴런 사이를 오가며 신호를 전달하는 뉴로트랜스미터가 필요하다. 이 신경전달물질은 대부분 아미노산으로부터 만들어진다. 각기 다른 아미노산은 다른 신경전달물질을 만든다. 예를 들어 당신을 행복하게 해주는 세로토닌이라는 신경전달물질은 트립토판이라는 아미노산으로부터 합성된다. 또 동기를 부여해주는 아드레날린과 도파민은 페닐알라닌으로부터 만들어진다. 아미노산을 신경전달물질로 만드는 것은 간단한 작업이 아니다. 비타민과 미네랄, 그리고 특별한 아미노산에 의존하는 뇌에 있는 효소가 이 작업을 수행한다. 또한 비타민과 미네랄은 각 뉴런에 동력을 공급하는 연료의 안정적 공급을 조절한다.

두뇌의 기본구조는 유전적 특징에 의해서 정해진다. 그러나 부모가 아이에게 무엇을 먹게 하는지에 따라 아이의 두뇌는 달라질 수 있다. 아이의 뇌 구조와 지능은 배움에 적응하며 행복해지는 능력과 자기 인생의 꿈을 실현하는 방법을 돕는다. 비록 당신이 아이의 유전자를 바꿀 수는 없지만 부모로서 자녀의 영양과 학습의 원천은 바꿀 수 있다. 부모가 제공하는 좋은 음식으로 아이의 두뇌를 자극할 수 있으며, 자녀의 타고난 학습능력을 향상시킬 수 있다.

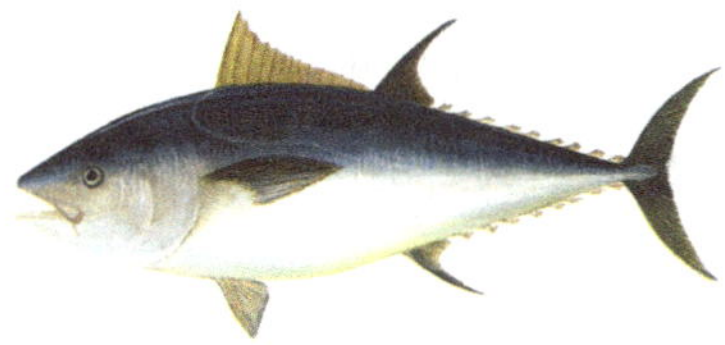

▸ 참치

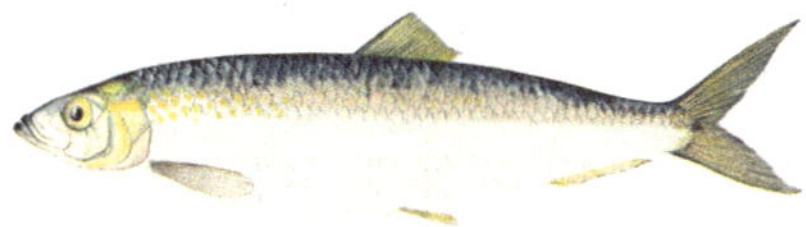

▸ 청어

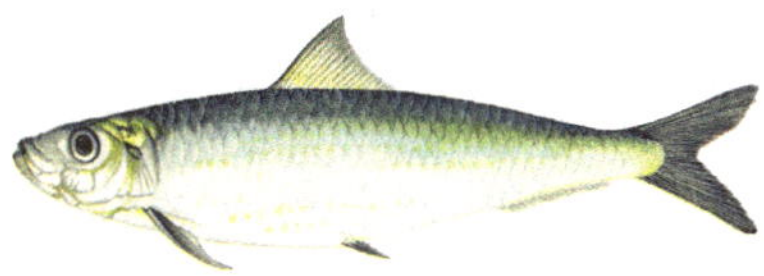

▸ 정어리

[등푸른 생선의 종류]

(4) 다양한 지능

지능에는 지적 지능, 감성적 지능, 신체적 지능의 세 가지 종류가 있다. 자녀가 배우고, 외우고, 문제를 풀고, 사고하고 집중하는 등의 학습능력과 관련된 지적 지능에 대하여는 대부분의 사람들이 잘 알고 있다. 그러나 자신과 다른 사람의 감정을 관찰·통제하고 적절하게 반응하고, 공감하며 좋은 관계를 유지하는 능력인 감성적 지능에 대하여는 무관심하다. 아이들이 어떤 것에 민감해지거나 상대에게 친절한 말을 건네는 등 자신이 느끼는 감정을 온전히 말할 수 있는 것은 아이의 감성적 지능의 일부분이다. 또 신체적 지능은 신체적 건강, 균형, 민첩성, 그리고 조정, 기대, 반응시간, 힘과 유연성 등을 포함한다. 일상에서 물건에 부딪쳐 상처를 입지 않으려는 반응이나 몸으로 익히는 기술의 연마는 모두 신체적 지능의 예들이다.

두뇌는 이러한 종류의 지능을 모두 필요로 하지만 지능에 대한 정신의 학적, 사회적 이론들은 종종 근본적 사실을 간과하는 것처럼 보인다. 만일 자녀의 두뇌가 적절하게 작동하고 있지 않다면 그들은 온전히 생각하거나 느낄 수 없다. 인간이 자기 자신이나 좀 더 큰 세상에서 만드는 대부분의 문제는 우리가 분명하게 생각하지 않고 적절하지 못한 감정적 반응으로 응답할 때 일어난다.

그렇다면 우리는 애초에 그러한 지적능력을 가진 사람으로 태어나는 것일까? 아니면 그러한 지적능력이 후천적으로 발달하는 것일까? 또 영양은 지적능력에 어떤 영향을 미칠까? 지능에 선천적인 측면이 있다고 할지라도 우리는 최상의 영양이 자녀의 두뇌에 자양분을 제공함으로써 모든 측면의 지능을 향상시키게 할 것이다. 몇 살이든 상관없이 아이의 지능지수를 향상시킬 수 있다는 것을 안다면 아마 깜짝 놀랄 것이다. 물론 지능은 선천적인 영향이 크다고 주장하는 사람들이 있다. 그러나 똑똑한 결정을 내리는 능력은 선천적 지능뿐 아니라 정신의 명료함과 주의력, 기억력에도 달려 있으며 얼마나 빨리 생각하고 얼마나 오래 집중할 수 있는지 여부에도 달려 있다. 이 모든 것들은 최상의 영양에 의해서 개선될 수 있다.

(5) 지능 높이기

지능과 영양 사이에 관련이 있다는 1960년대 초 최초의 연구 이후 실시된 수많은 연구들이 이 발견을 뒷받침하고 있다. 이는 부모가 최적의 영양 상태를 제공할 경우 자녀의 지능을 높일 수 있다는 것을 의미한다. 지적 성능은 IQ로 측정되는데 100이면 평균 점수로 간주된다. 125 이상을 기록하는 5% 정도의 아이들과 80 이하에 머무는 10% 이하의 아이들은 특별한 교육적 도움이 필요한 것으로 간주된다. 비타민과 미네랄 보충제를 복용시키는 실험에서 평균 IQ가 상승되었다는 연구결과는 매우 많다. 대부분의 연구들에서 영양 공급을 제대로 받지 못한 아이들이 가장 큰 혜택을 받은 것으로 나타난 반면 최근 호주와 인도네시아에서 실시한 두 번의 연구에서 영양 공급을 잘 받던 아이들조차 비타민과 미네랄 보충으로 인해 학습과 기억력이 향상되었다는 것을 보여주었다.

영양 공급을 통한 지능 향상이 한창 성장하는 시기에만 가능한 것은 아니다. 에버딘 대학 정신건강과 연구진들은 보충제의 사용이 노년기에 IQ 점수를 더 높일 수 있다는 것을 발견하였다. 또 그들에 의해 실시된 최근의 조사에 따르면 자녀들에게 보충제를 공급할 경우 일생에 걸쳐 긍정적 이점이 지속될 수 있는 것으로 나타났다. 이 조사에서 특별히 강조된 것은 충분한 오메가-3 지방을 섭취하는 것과 지능 사이의 관련성이다.

(6) 두뇌의 속도를 높이는 음식

미국 노스다코타주에서 10 ~ 11세 어린이 209명을 대상으로 한 실험은 아연보충제가 어떻게 사고의 속도를 올리는 것을 돕는가에 대한 주목할 만한 연구결과를 보여주었다. 연구의 시작과 마지막에 아이들의 주의력, 기억력, 문제해결능력, 그리고 손과 눈의 동작을 일치시키는 능력과 같은 정신적 기술을 측정하도록 고안된 많은 시험을 하였다. 실험결과 아연을 충분히 공급받은 아이들이 시각 기억테스트에서 반응속도가 빨랐고, 단어 인지테스트, 주의력과 집중력 테스트에서 뚜렷한 향상을 보였다고 하였다.

자녀의 두뇌가 적절한 영양을 지속적으로 공급받기를 원할 경우 영양소의 일일 권장량으로는 부족하다. 1일영양권장량의 수치는 아이들이 비타민 C 부족으로 괴혈병과 같은 질병이 발생하는 것을 예방하는 데 필요한 양에 불과하다. 비타민 B_1, B_6, B_{12}, 그리고 엽산 등도 1일권장량 이상 복용해야 IQ를 향상시킬 수 있다.

(7) 두뇌 윤활제, 필수지방

오메가-3 지방은 아이들의 감성지능과 행동지능을 개선할 뿐만 아니라 바퀴에 기름칠을 하듯 두뇌가 부드럽고 빠르게 작동하도록 해준다. 출생 시 아기가 보유한 오메가-3 지방, 특히 두뇌를 구성하는 DHA의 수치는 나중에 아이들의 지능 발달을 예측하게 해준다. 실제로 유아기에 DHA를 보충할 경우 3세, 4세, 7세 때 아이들의 사고 속도는 물론, 기타 정신적,

신체적 능력을 개선시킨다는 뚜렷한 증거가 있다. 따라서 임신과 유아기에 최상의 영양을 공급할 경우 그 효과는 오래 지속된다.

아이들이 식사를 통해 오메가-3 지방을 더 많이 섭취하게 하는 아주 좋은 방법은 한대에 사는 등푸른 생선을 먹는 것이다. 두뇌에 좋은 등푸른 생선에는 고등어, 청어, 정어리, 참치, 멸치, 연어, 송어 등이 있다. 참치는 통조림이 아닌 것을 권하며 수은 함량에 대한 우려가 크므로 섭취 횟수를 제한적으로 하는 것이 좋다.

아기들에게 가장 좋은 DHA의 원천은 모유이다. 특히 엄마가 생선이나 아마씨를 먹고 있다면 모유에는 천연의 DHA가 풍부하다. 모유를 먹고 자란 아기들은 10년이 지난 후에도 더 높은 IQ와 좋은 시험성적을 유지할 뿐 아니라 정신건강과 관련된 질환을 가질 확률이 훨씬 더 낮다.

(8) 영양소는 거의 없고 칼로리만 높은 군것질의 위험성

아이들 중 정상적으로 집중하는 데 힘들어하고 계속 안정되지 못한 동작을 하는 아이들을 볼 수 있다. 실제로 '주의력 결핍'은 오늘날 어린이들을 괴롭히는 가장 흔한 질병의 하나가 되었다. 과제나 프로젝트, 또는 공부에 장시간 집중하는 것은 아이들의 능력을 최대화하는 핵심적 부분이다. 집중력을 높이는 데는 혈당 균형이 핵심이다.

혈당 수치를 고르게 유지하는 것은 지능에 결정적 영향을 미친다. 그것은 아이들이 장시간 집중력을 유지하는 데 있어 혈당이 다른 어떤 것보다 큰 영향을 미치기 때문이다. 그 이유는 우리가 먹는 탄수화물로부터 얻은 혈당, 즉 글루코스가 두뇌의 연료가 되기 때문이다. 만일 탄수화물이 많은 정제식품이나 사탕과 같이 잘못된 종류의 탄수화물을 너무 많이 섭취하면 아이들의 혈액과 당 수치는 롤러코스터를 타는 것처럼 크게 변화하기 시작할 것이다. 혈당이 갑자기 떨어지면 아이들은 집중력이 떨어져 산만해지고 더욱 공격적인 태도를 보일 수 있다.

설탕에 관한 최악의 주범은 바로 청량음료이다. 2리터의 콜라는 티스푼

40개의 설탕을 함유하고 있다. 따라서 청량음료의 범주에 들어가는 대부분의 음료는 피하는 것이 최선이다. 가장 좋은 음료는 생수이다. 목이 마를 때 물을 마시도록 하는 습관을 들인다면 아이들은 자라서도 물을 즐겨 마실 것이다. 시판되고 있는 과일주스류도 아이들이 먹을 식품 목록에 올리는 것은 현명한 선택이 아니다. 대부분의 과일주스는 순수한 생과일주스가 아니라 설탕과 첨가물을 첨가한 공산품일 뿐이다.

당신은 이름이나 어떤 내용을 기억하는 데 어려움을 겪은 적이 있지 않은가? 어떤 것에 집중한다든가 여기에 왜 왔는지 정확히 기억하고 있는가? 당신의 인지기능은 채식주의로 살아가는 것과 연관이 있다. 최근 연구에서 다른 여성보다 십자화과 식물이나 녹엽채소를 더 많이 섭취해온 60대 여성이 70대에 가서 측정한 기억력, 언어능력, 주의력 시험에서 감소가 거의 일어나지 않았다고 하였다.

이런 식품에는 브로콜리, 콜리플라워, 배추, 브루셀 스프라우트(방울다다기양배추), 케일, 배추싱추(romaine lettuce), 그리고 시금치가 있다. 녹엽채소를 일주일에 8인분을 먹은 사람과 3인분 먹은 사람과는 대조적인 결과를 보였다. 또 십자화과 식물을 일주일에 5인분을 먹은 사람과 2인분 먹은 사람과도 크게 차이가 났다.

우리는 환자가 채식을 할 때 매일 녹엽채소를 먹든 십자화과 식물을 먹든 아무 상관이 없다고 말한다. 이런 식물들은 어느 것이든지 항산화물질이 많아서 우리의 뇌세포를 공격하고 손상을 주는 반응성이 아주 높은 유리기에 의한 산화적 손상을 막아준다. 나이가 들거나 병에 걸려서 단백질이나 유전코드에 손상이 오는 것도 막아줄 수 있다. 질병과 계속되는 싸움에서 가장 기본적인 무기는 비타민 C, E, 카로티노이드, 셀레늄이다. 카로티노이드는 짙은 색을 가진 오렌지나 녹엽채소, 당근, 고구마, 케일, 시금치에서 발견된다. 비타민 C는 감귤류나 브로콜리, 고추와 같은 채소에서 발견된다. 비타민 E는 대두나 식물성유는 물론 씨앗류, 견과류에서 발견된다. 셀레늄은 해산물에 들어 있고 곡류나 브라질 호두에서도 볼 수 있다. 바로 이런 것들이 당신의 식단에서 기본이 되어야 한다.

뇌세포는 대부분 지방으로 구성되어 있고 식이성 지방의 올바른 섭취는 뇌세포 사이의 통신기능을 활발히 하게 하므로 뇌 기능을 건강하게 유지시킨다. 오메가-3 지방산의 훌륭한 급원으로는 연어, 고등어, 멸치, 정어리, 청어, 대서양 철갑상어를 포함하는 지방이 많은 한대어류들이다. 식물성 기름 중에는 카놀라유, 아마인유가 오메가-3 지방산의 좋은 급원이다.

뇌가 중요하다는 것은 누구나 잘 알고 있지만 신체의 다른 부위보다 잘 알려져 있지 않다. 뇌는 몸에서 일어나는 거의 대부분의 기능을 통제하고 있기 때문에 뇌가 정확히 기능을 발휘해야 성공적이고 행복한 생활을 할 것이라는 것은 의심할 여지가 없다. 그러나 뇌는 매우 복잡하여 기능이 잘못 작용할 가능성도 매우 높으며 또 뇌가 기능을 발휘하는 데 영향을 줄 삶의 여러 가지 요소들이 있다.

우리가 먹는 식품과 뇌의 기능과는 어떤 관련이 있는 것으로 보인다. 고지방식이나 정크푸드(열량은 높지만 영양가가 낮은 패스트푸드, 인스턴트 식품의 총칭)는 우리 몸의 다른 부위에도 부정적인 영향을 주기 때문에 균형이 잘 맞는 식품을 섭취해야 건강을 유지할 수 있다.

이 분야의 전문가인 드류 제임스 대비스는 뇌력을 증진시키는 것이 평생을 계속될 수 있다는 말에 의문을 갖기 시작했다. 나이를 먹으면서 그 주장이 흔들릴 수 있기 때문이다. 당신은 업무상 계속해서 집중력을 향상시킬 수 있을까? 만약 뇌력을 증진시키기 위하여 이미 명상, 수면, 수도, 유산소운동 등 많은 노력을 해보았다면 당신은 무엇인가 다른 방면으로 노력을 해보아야 한다.

에너지가 가능한 뇌력 증강식품은 몇 분 동안 지친 머리를 회복시켜 주는 것이 아니라 장시간 활력에 넘치고 생동감 있는 에너지를 공급하게 된다. 그래서 그런 식품은 대체로 저단백질, 고섬유, 복합탄수화물 식품과 포화지방이 적고 오메가-3 지방이 풍부한 식품을 말한다. 따라서 이러한 식품은 뇌력을 증강시킬 뿐 아니라 관절의 염증도 완화시키고 심장병과 암의 발생 위험도 감소시킬 수 있다는 뜻이 된다.

이렇듯 뇌를 훈련하게 하는 영양이 풍부한 식품을 먹는 것이 육체적 활동을 증진시키고, 혈당과 혈압을 조절하고, 치매의 위험을 줄여줄 수 있을 것이라고 영양전문가인 Janet Little은 주장한다.

2 집중력을 높이는 식품

피곤하고 집중하기 어려워서 문제가 있다면 답은 간단하다. 섭취하는 음식을 바꾸면 된다. 영양은 우리 몸을 최고 상태로 유지하도록 하는 데 꼭 필요하다는 것을 잊지 말아야 한다. 피로, 기억상실, 집중력의 결핍 그리고 머리가 말을 안 듣는다고 생각하는 증상은 바쁘고, 과도한 일정에 쫓기는 현대의 생활에서 점점 일상화가 되고 있다. 좋은 영양은 이런 증상을 예방하고 관리하는 데 최신의 방법이라는 것을 간과하기 쉽다. 우리가 힘들어 처져 있을 때 카페인이나 당분과 같은 자극제에 너무 자주 의지하는 것은 우리가 할 수 있는 일 중에서 가장 안 좋은 방법이다.

한편 우리의 에너지 수준을 관리하고 최고의 뇌 기능을 발휘하도록 도와주는 음식에 초점을 맞추어보면 우리에게 매일 필요한 영양 목표가 있어야 한다. 그것은 바쁜 사무노동자이든 정신없이 서두르는 기업 경영진의 한 사람이라도 마찬가지이다. 뇌의 상태를 건강하고 최고의 기능을 나타내도록 하는 영양 필요량은 그렇게 복잡한 것이 아니다.

최고의 뇌 기능을 발휘하기 위하여 영양이 풍부한 식품을 섭취한다. 영양이 풍부한 식품에는 철분, 아연, 비타민 B, 오메가-3 지방과 여러 아미노산이 함유되어 있다. 또 기름기 많은 생선, 올리브유, 해바라기씨 기름 또 견과와 씨앗처럼 좋은 지방을 올바르게 이용하는 것이 좋다. 이와 같은 좋은 지방은 혈류를 개선하고, 뇌세포에 영양소가 규칙적으로 흘러

들어가게 한다.

신선한 과실과 밝고 다양한 색깔을 띤 채소를 충분히 매일 섭취하는 것을 권한다. 항산화제, 비타민 그리고 무기질은 바쁜 일상생활에서 초래하는 매일의 뇌세포 손상을 보호하는 결정적인 역할을 할 것이다.

현실적으로 이러한 추천은 매일 먹는 식품을 단순화하는 것으로 당이 많이 함유된 비스킷, 스낵바, 주스 대신에 항시 견과류와 신선한 과실을 먹도록 노력하는 것이다. 사업을 하는 사람들은 출장 시 별도로 이러한 식품을 가지고 다니도록 하고, 호텔이나 공항에서도 이런 식료품을 파는 곳을 찾도록 노력해야 한다.

3 뇌의 기능을 촉진하는 식품

뇌에서 정신적 기능을 작용하거나 이완시키는 데는 음식을 올바르게 선택하여 조합함으로 조절할 수 있다. 티로신(tyrosine)과 트립토판(tryptophan)은 뇌 기능을 조절하기 위하여 서로 경쟁하는 두 개의 아미노산이다. 티로신은 신경전달체인 노르에피네피린(norepinephrine)과 도파민(dopamine)을 합성한다. 위의 두 물질은 명백히, 빨리 생각하고, 오랫동안 기억하고, 경계와 안정의 느낌을 갖는 데 중요한 역할을 한다. 트립토판은 신경전달물질인 세로토닌(serotonin)을 만드는데 이 물질은 반응시간을 늦게 하고 식후 포만감을 느끼게 하고 잠을 오게 한다.

육류, 가금육, 수산식품, 두류, 두부 등에 함유되어 있는 티로신은 뇌에 영양자극제 역할을 한다.

한편 트립토판은 바나나, 해바라기씨, 우유 등에 함유되어 있으며 탄수화물이 풍부한 식품과 함께 섭취할 때 정신적 기능을 이완시키는 효과가 있다. 만약 티로신이 트립토판보다 먼저 뇌에 도달하면 하루 종일 뇌가 최대의 기능을 발휘하도록 촉진한다. 그러나 트립토판이 먼저 도달하면 세로토닌의 생산을 촉진시켜 정신적 수행능력을 약화시키고 뇌는 한낮이라도 기능이 저하된다.

죽순에 함유되어 있는 단백질에는 티로신이 특히 많다. 죽순에는 일종의 독특한 톡 쏘는 맛이 있는데 그 맛은 티로신에서 생기는 호모겐티신산(homogentisic acid) 때문이다. 죽순을 먹으면 발린, 류신, 이소류신과의 경쟁이 완화되어서 티로신이 혈액뇌관문을 통과하기 쉬워질 것이다. 이런 방법으로 뇌 내의 티로신량이 증가하면 거기서부터 도파민이 합성되어 도파민 작동성 신경세포도 활성화될 것이다. 그 결과 운동을 할 때의 신체적 협조성이 높아질 뿐 아니라 운동량도 증가되어 운동선수에게는 적합한 식품이 될 수도 있다(또 스트레스를 받은 동물의 뇌 안에 티로신이 존재하면 합성이 가능한 카테콜아민류의 농도가 두드러지게 낮아졌다는 실험결과보고도 있다).

탄수화물은 뇌를 이완시키는 데 도움을 주지만 정신기능을 최대로 유지시키기 위하여 필요한 물질이다. 피스타, 빵, 곡류, 과실류, 두류, 채소류처럼 탄수화물이 풍부한 식품을 시간에 맞게 섭취하면 뇌의 에너지 수준을 증강시킬 수 있다. 전분성 식품은 몸에서 재빨리 포도당으로 분해되고 뇌는 포도당이 있음으로 왕성하게 기능을 발휘할 수 있다. 이 포도당은 생각하고, 기억하고, 문제를 해결하고 몸의 다른 부위를 조절하는 데 기본적 에너지로 쓰인다.

도정하지 않은 곡류, 현미, 채소, 과실에 함유되어 있는 복합 탄수화물은 뇌에 지속적으로 서서히 포도당을 공급한다.

4 당신의 뇌를 위한 좋은 식생활

① 일시적 유행식의 유혹에 속지 않는다

식품 섭취를 제한하는 것은 집중과 정신적 수행에 방해를 가져오는데 이것이 배고픔의 고통에서 오는 짜증과는 다른 것이다. 그것이 음식을 먹지 않기 때문에 일어나는 것인지 체중에 너무 집착하여 일어난 것인지는 분명치 않다.

② 과실과 채소 많이 먹기

이 식품들은 항산화성분이 많이 들어 있기 때문에 뇌세포의 노화를 억제하여 노화예방에 효과가 있다.

③ 아침 먹기

아침을 먹는 사람이 먹지 않는 사람보다 시험에서 더 좋은 성적을 얻었다는 연구가 있다. 이런 사실에 대한 근거는 아침을 먹지 않으면 밤새 포도당이 뇌에서 고갈되기 때문에 정보를 저장해야할 뇌가 정상적으로 작동되지 않기 때문이라는 것이다.

영양소나 기능성 식품이 신체기능을 향상시키고 생리적 이상을 극복하는 데 유효하긴 하지만, 정상 상태를 더욱 좋게 만들 수 있다는 주장은 신뢰할만한 연구자료가 부족하다. 어떤 식품을 먹으면 머리가 좋아진다거나 특별한 기능을 나타낸다고 주장하는 것은 대부분 사기성을 의심해도 좋다. 자연적인 식생활로 필요한 성분을 보충하는 것이 자연의 이치이며, 순리이다.

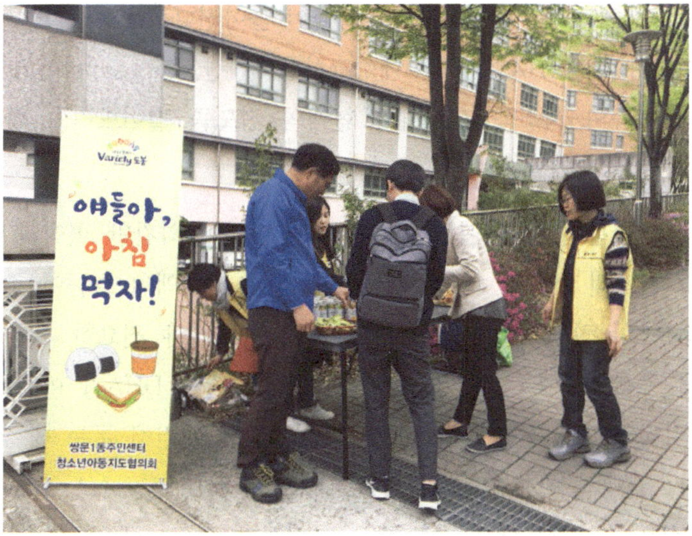

[아침먹기 캠페인]

5 뇌의 건강을 위한 영양소

(1) 혈액을 잘 흐르게 하여 머리를 좋게 하는 DHA

DHA의 정식 명칭은 도코사헥사엔산(docosahexaenoic acid)으로 오메가-3 장쇄 불포화지방산이다. 정어리, 꽁치, 참치, 고등어 등 우리나라에 잘 알려져 있고 쉽게 접할 수 있는 생선에 많이 함유되어 있다. 인간의 체내에는 뇌와 망막에 DHA가 많아 뇌지방의 25 ~ 35%, 망막의 50 ~ 60%를 점하고 있다.

특히 뇌중에도 기억에 관여하는 해마부분에 많이 존재한다. 알츠하이머형 치매증에 걸린 사람의 뇌를 조사해보면 그곳에 DHA의 양이 감소되어 있는 것을 발견한 연구결과도 있다. 이런 연구결과를 보더라도 기억에는 DHA가 매우 중요한 역할을 하고 있는 것으로 보인다. DHA의 섭취량이 떨어지면 우울증이나 치매의 발생률이 높아진다고 한다.

더구나 이 DHA는 EPA(에이코사펜타엔산, eicosapentaenoic acid)와 함께 혈중의 지질을 감소시켜 혈액의 점도를 떨어뜨리고 혈액의 흐름을 좋게 하는 효과가 있다.

뇌의 혈관은 매우 복잡하고 구부러져 있어 약간만 혈액의 점도가 높아져도 혈액의 흐름이 나빠지게 된다. 그러나 혈액의 흐름이 좋아지면 그런 걱정은 안 해도 된다. 혈액의 흐름이 원활해야 필요한 영양소나 산소를 체내 구석구석에 충분히 운반할 수 있다. 결국 DHA가 머리에 좋다는 것은 혈액의 흐름을 원활히 함으로 뇌를 좋은 조건에 두는 데 있다고 할 수 있다. 혈액의 흐름을 좋게 하는 대표적인 성분은 DHA, EPA 또 음식물의 섬유이다. 식생활 중에 등푸른 생선과 채소, 해초류의 중요성이 공부를 하고 있는 학생들에게 특히 강조하는 식생활이 되어야 할 것이다.

(2) 베타카로틴과 DHA의 훌륭한 조화

DHA가 머리를 좋게 하는 작용을 하지만 결점도 있다. DHA는 불포화지방산으로 체내의 산소를 만나 산화되기 쉽다는 데 있다. 특히 스트레스를 많이 받는 수험공부 중에 뇌는 체내에 활성산소라 부르는 독성물질을 만들기 쉽다. 산소는 산소원자가 두 개 결합하여 산소분자를 만들어 안정하게 된다. 이 산소분자는 전자를 다른 물질에 빼앗기면 활성산소가 되어 다른 물질과 결합하고자 하는 경향이 큰데 이때 불포화지방산이 있으면 이들과 결합하여 지방산을 산화시킨다. 지방산이 산화되면 본래의 기능을 잃고 더구나 혈액을 끈끈하게 하므로 혈액의 흐름을 더디게 하여 위험을 초래하게 할 수 있다.

그래서 DHA를 섭취하면 항산화작용이 강하여 활성산소를 만들기 어렵게 한다. 또 베타카로틴을 함께 섭취하면 DHA의 효력을 최대한 발휘하게 한다. 베타카로틴은 산화되기 쉬운 DHA 대신 먼저 산화되므로 결국 DHA를 뇌에 유효하게 이용하도록 하기 때문에 베타카로틴을 함유한 녹황색 채소를 식사 시에 적절히 섭취하면 훌륭한 역할을 할 수 있다.

DHA가 풍부한 급원식품은 생선, 달걀, 적색육, 내장육이지만 전통적으로 생선기름에 많이 들어 있다고 알려져 있다. 구체적으로 생선을 먹을 때 호박, 당근, 시금치, 브로콜리와 같은 색이 짙은 채소를 유의하여 조합하면 영양학적 균형뿐 아니라 색채가 단조로운 생선에 색을 부여하여 식욕도 증진시키고 맛있는 식사가 되도록 하는 효과가 있다. 옛부터 생선요리를 할 때는 시금치나 호박 등을 부재료로 쓰는 경우가 있는데 지혜로운 조합이라 할 수 있다.

(3) 기억력을 단련시키는 포스파티딜콜린

콜린은 신경전달물질인 아세틸콜린의 생합성을 위한 원재료 물질이며 DNA에 붙어 있는 메틸기의 중요한 공급원이다. 어린 시절에 콜린의 섭취량을 높이면 노화에 의한 기억력 감소를 막는다는 연구가 있다. 임신 중에 섭취한 콜린 역시 효과가 있어 아이가 커서 나이가 들어도 기억능력에 도움을 준다고 한다. 이런 변화는 뇌의 기억센터인 해마가 발달해 변화하기 때문이다. 콜린은 생식 및 발달에도 중요한 역할을 해 태아와 유아의 신체적 발달과 뇌 건강에 중요한 것으로 인식되고 있다.

콜린은 난황에 1.7%, 육류 0.6%, 생선 0.2%, 곡류 0.1%, 콩에 0.2~0.35% 정도 들어 있고 평생 동안 기억력을 증진시키는 역할을 하는 해마에도 포함되어 있다.

공부에는 무엇보다 중요한 것이 기억력이다. 뇌의 기억력을 담당하는 것 중의 하나가 아세틸콜린이다. 아세틸콜린의 원료가 포스파티딜콜린 즉 레시틴이라 부르는 물질이 주성분이다. 그래서 기억력을 좋게 하기 위하여 적극적으로 섭취해야 하는 것이 레시틴이다. 레시틴은 뇌 내의 정보를 전달하는 기능에 관계되어 있기 때문에 부족하면 안 된다. 레시틴은 대두에 많이 함유되어 있기 때문에 두부나 된장, 청국장 등에서 취할 수 있다. 또 땅콩, 아몬드 등의 견과류에도 풍부히 함유되어 있다. 대두제품이나 견과류에는 양질의 식물성 단백질도 함유되어 있고 여러 영양소도 들어 있다. 대두로 만든 식품은 우리의 식탁에서 쉽게 볼 수 있고 먹을 수 있는 식재료이기 때문에 충분히 섭취하는 것이 좋다.

견과류도 조리법에 따라 풍미나 독특한 식감을 부여하고 맛의 변화를 주고 있다. 요리에서 강약을 줄 수 있어 활용하기 좋은 식재료이다.

아세틸콜린은 신경세포가 정보를 전달할 때 필요한 물질로 이 물질이 뇌에서 감소하면 뇌 내의 정보 전달이 잘 이루어질 수 없고 기억이나 이해력이 저하되는 것으로 생각된다.

아세틸콜린은 포스파티딜콜린(레시틴의 주성분)을 원료로 하여 만들어진다. 식품 중에는 난황에 많이 함유되어 있다. 여기에 아세틸콜린을 합성할 때 필요한 비타민 B_{12}도 함유되어 있기 때문에 예전부터 달걀은 머리를 좋게 하는 식품으로 잘 알려져 있다.

아세틸콜린 합성에는 판토텐산도 필요하다. 판토텐산은 간, 정어리 등에도 함유되어 있지만 청국장이나 달걀에도 많이 함유되어 있다. 달걀은 값도 쌀뿐 아니라 구하기도 쉽고 요리에도 다양하게 이용할 수 있는 재료이기 때문에 많이 이용할 것을 권하며 수험 중 식생활의 기분전환을 주는 효과도 기대할 수 있다. 좌우간 달걀을 필두로 하여 포스파티딜콜린을 함유한 식재료를 맛있는 음식으로 만들어 먹으면 뇌 내의 아세틸콜린의 합성능력을 높이고 기억력이 좋은 뇌를 만들 수 있다.

달걀 외에는 간, 두류 등에도 포스파티딜콜린이 함유되어 있으며 특히 대두에는 레시틴이 풍부히 함유되어 있다. 결국 포스파티딜콜린의 섭취에는 대두류, 땅콩 등과 같은 두류를 적절한 요리로 만들어 섭취하는 것이 좋다.

[대두 레시틴의 성분]

포스파티딜 에타놀아민	15%
포스파티딜 이노시톨	20%
포스파티딘산 및 기타 인지질	5%
탄수화물, 스테롤	5%
기타	35%

(4) 뇌의 순환을 좋게 하는 루틴(rutin)

메밀은 건강식의 이미지가 있다. 이것은 메밀 성분 중의 하나인 루틴의 작용과 관련되어 있다. 루틴은 비타민 P로 부르며 통상 비타민으로 분류되는 식품 성분이다. 루틴은 모세혈관을 강하게 하는 효과가 있으며, 고혈압증이나 뇌졸중의 예방에도 효과가 기대된다.

결국 모세혈관을 튼튼하게 하므로 뇌의 구석구석까지 혈행을 좋게 만든다. 그 때문에 필요한 산소나 영양분을 정확한 시간에 정확한 위치까지 공급하게 됨으로 뇌의 컨디션을 최상으로 유지하게 한다. 그래서 공부할 때, 뇌에 부담이 가는 노력이 필요할 때, 내구성이 요구되는 공부에도 순조롭게 좋은 결과를 얻게 해준다.

또 루틴은 비타민 C와 함께 섭취하면 신장에서 비타민 C의 배설을 억제하기 때문에 체내에서 비타민 C를 장기간 유지하는 작용이 있다. 비타민 C에는 피로회복이나 혈관강화작용, 항산화작용도 있다. 메밀과 함께 비타민 C가 풍부한 채소나 과실을 함께 섭취하면 효과가 커질 것이다.

메밀은 몸을 차게 하는 성질이 있어 여름의 더위를 쫓기에는 좋지만 몸을 냉하게 하기 때문에 이를 방지하기 위하여 몸을 따뜻하게 하는 성질이 있는 고추냉이나 고추를 조금 넣어서 먹는 것이 좋다. 고추냉이나 고추는 식욕증진 효과도 있다. 긴장해서 식욕이 없을 때는 적극적으로 사용할 것을 권한다.

루틴은 메밀의 껍질 부분에 많이 존재한다. 검은 색의 메밀일수록 루틴이 많이 들어 있다. 또 삶거나 끓이면 상당량 용출되기 때문에 메밀 삶은 물도 함께 마시는 것이 좋다. 메밀의 양념으로 사용하는 어린 메밀 싹은 루틴의 보고이다. 메밀국수의 7배 이상의 루틴을 함유하고 있기 때문에 만약 기회가 생긴다면 꼭 먹어야 하는 식품이다.

(5) 뇌력 증강을 위한 비타민 B군

뇌력의 증강을 위하여 섭취해야 하는 비타민 중에는 B군이 있다. 지용성 비타민 몇 개를 제외하고는 미네랄을 포함하여 대부분의 비타민은 수용성이다. 만약 당신 몸에서 비타민을 이용하지 않는다면 그 다음날 소변으로 배출될 것이다. 따라서 비타민 B군은 매일 충분히 섭취하여야 한다.

비타민 B군은 모든 뇌에 필요한 화학물질의 합성을 포함하여 정상적인 뇌와 신경기능을 유지하는 데 필요하다. 뇌에서 필요한 물질은 세로토닌과 같은 신경전달물질, 타우린, 도파민, 노르에피네프린, 히스타민, GABA와 같은 물질이다. 그들은 유리기에 의한 뇌 손상을 막아주어서 기억력을 향상시키고 신경세포를 보호해주고 있다. 만일 적절한 양의 비타민 B군이 유지되지 않으면 신경조직은 적절한 기능을 할 수가 없게 된다.

비타민 B군이 부족하여 생기는 정신질환 중에는 우울증, 편집증, 자극과민증, 불면증, 피로, 불안, 학습장애도 있다. 우리는 이런 모든 상황을 Caring Medical에서 볼 수 있다. 이런 증세가 있을 때 환자들은 수많은 의사들에 의하여 증세별로 처방을 받지만 문제의 근본원인에 대한 처방은 아니다. 어떤 처방은 혈중 비타민 B군의 함량을 더 떨어뜨리는 경우도 있다. 그러면 환자는 스트레스를 더 받고 더 나쁜 상태로 악화된다.

비타민 B군이 부족하면 정신적 건강에 이상이 오고 비타민 B군을 더욱 부족하게 하는 요인에는 술, 약물 남용, 에스트로겐의 사용, 구강피임제 사용, 항우울증약물, 가공된 식품을 다량 섭취하는 경우, 식품 속의 항생제 등이 원인이 될 수 있다.

비타민 B군이 함유된 식품에는 육류, 전립 파스타, 곡류, 현미, 맥아와 견과류 등이다. 물론 정신적 건강을 개선하기 원하는 사람들에게 적절한 조건에 맞도록 만들어진 식품도 있다. 많은 환자들에게서 저혈당증, pH 불균형, 호르몬 불균형 등과 같이 정신적 이상을 악화시킬 수 있는 많은 요인들이 있다.

비타민 B_{12}는 혈액 중의 적혈구, 헤모글로빈의 합성에 매우 중요하다. 헤모글로빈은 산소를 온몸에 운반해주는 물질이다. 그래서 뇌에 충분한 산소를 공급하기 위하여 필요한 만큼의 헤모글로빈이 혈액 중에 있어야 한다. 더구나 비타민 B_{12}는 신경세포 내의 핵산 등의 합성이나 수복에도 관계하여, 뇌의 정상적 작동을 계속 유지하도록 한다. 따라서 비타민 B_{12}는 집중력을 높여서 기억력을 높게 하고 정신적 안정감을 주게 된다.

비타민 B_{12}가 부족하면 빈혈이 되고 뇌에 산소가 부족하게 되어 전신증세로 권태감, 현기증, 심장의 두근거림 등이 나타난다. 움직이는 것도 귀찮아지고 무기력, 소극적이 되어 정신적 초조감을 나타낸다. 자신감을 잃는 등 여러 가지 문제점이 야기된다.

특히 여름에 비타민 B_{12}가 부족하면 심신이 피로해지기 쉬워 공부 또는 일에 집중할 수 없기 때문에 부족하지 않도록 주의하여야 한다. 비타민 B_{12}는 육류, 어류, 치즈 등 동물성 식품에 함유되어 있다. 보통의 식생활에서는 부족 되는 경우가 적지만 채식주의인 사람이나 영양 섭취의 균형이 극단적으로 나쁜 사람의 경우는 부족할 수도 있다.

앞서 말한 바와 같이 남는 비타민 B_{12}는 체내에 저장되지 않고 소변으로 배설된다. 그 때문에 집중력을 높이고 머리를 최적의 상태에 두기 위하여는 매일 적당량의 비타민 B_{12}를 섭취해야 한다. 더구나 비타민 B_{12}가 장에서 흡수될 때 칼슘과 결합하여 흡수되기 때문에 칼슘이 충분하지 않으면 흡수에 장해를 받게 된다. 그 때문에 비타민 B_{12}를 충분히 확보하고 싶은 수험생은 칼슘 부족에도 신경을 써야 한다.

집중력을 높이고 뇌를 정상적으로 활동하게 하는 데 꼭 필요한 비타민 B_{12}는 간에 축적되어 엽산과 함께 적혈구를 증가시키는 역할을 하고 있다. 동시 신경세포 내의 단백질이나 지질의 합성을 도와 신경계의 활동을 정상적으로 유지하도록 하는 중요한 역할을 담당하고 있다.

신경계 전체의 움직임에는 비타민 B_1, B_6, B_{12}, 엽산 등 소위 비타민 B군 전체가 필요하지만 그중에 비타민 B_{12}는 신경세포 내 핵산과 단백질을 합성하여 신경계의 움직임을 정상으로 유지하는 데 더욱 필요한 것이다.

비타민 B_1은 피로회복에 효과가 있다고 알려져 있다. 돈육, 뱀장어 등 소위 스태미나식으로 알려진 식품들에게도 비타민 B_1이 많이 함유되어 있다.

밥과 같은 탄수화물 식품을 먹으면 소화·흡수되어 포도당으로 변하고 이 포도당은 혈액을 통하여 뇌로 운반되면 뇌의 에너지원이 된다. 당이 에너지로 바뀔 때에는 비타민 B_1이 꼭 필요하다. 그 때문에 탄수화물을 섭취할 때 비타민 B_1이 부족하면 탄수화물은 에너지원으로 쓰이지 못한다. 피로할 때 근육에 생성된 젖산을 분해시키는 데에도 비타민 B_1이 필요하다.

비타민 B_1이 부족하면 피로회복이 지연되고 심신의 부조화로 원기가 회복되지 않는다. 결국 비타민 B_1이 부족하면 뇌에 들어오는 에너지가 부족하게 되고 그 결과 피로가 계속되어 기분 좋게 공부나 일에 열중할 수 없게 된다.

감미가 있는 청량음료를 마시면 단맛을 내는 당 때문에 비타민 B_1을 다량 소비하게 되어 체내에 비타민 B_1이 부족하게 된다. 그 때문에 불안정하게 되고 침착성을 잃고 기분도 불쾌하게 된다. 돈육, 뱀장어 외에 두부를 비롯한 두류, 인삼, 참깨에도 비타민 B_1이 다량 함유되어 있다. 한편 칼슘도 뇌의 흥분을 억제하여 정신을 안정시키는 데 효과가 있다. 아주 열심히 공부하거나 마음이 불안정할 때는 비타민 B_1과 칼슘을 함께 섭취하는 것이 좋다.

(6) 면역력 증강을 위한 비타민 A, C, E

시험에 이겨내기 위하여 우선 몸의 상태를 최적의 조건으로 만드는 것이 중요하다. 특히 시험이 겨울철에 있을 때는 감기예방이 필수적이다. 비타민 A, C, E는 혈행 촉진이나 점막을 강화하고 면역력을 높이는 작용이 있다. 그 때문에 시험을 이겨내기 위하여 없어서는 안 될 비타민이라고 할 수 있다. 비타민 A, C, E는 활성산소의 독성을 제거해주는 기능이 있다. 스트레스나 과로로 산소의 일부가 변하여 독성을 갖는 것을 활성산소를 제거해야만 뇌의 건강을 유지할 수 있다. 비타민 C는 비타민 E의 항산화작용을 높여주고 비타민 A는 비타민 C와 E의 작용을 유지시키는 효과가 있다. 이들의 상호작용도 있기 때문에 반드시 함께 섭취하는 것이 좋다.

(7) 뇌의 젊음을 지켜주는 비타민 E

비타민 E는 혈관 벽의 세포를 강하게 하여 혈관의 젊음을 지켜준다. 이에 따라 굽어있거나 막히기 쉬운 뇌의 혈관도 혈류의 흐름을 최적조건을 유지하게 한다. 더구나 혈액 중의 중성지방을 감소시켜 혈액의 유동성을 높여 준다. 비타민 E는 젊음을 유지시켜 주는 비타민, 피부를 윤기 있게 하는 미용 비타민, 뇌의 기능을 활성화 시키는 비타민 등 여러 이름을 가지고 있다.

이렇게 훌륭한 역할을 하는 비타민 E는 사푸라워기름, 해바라기씨기름, 뱀장어, 참치, 과실 중에는 아보카도 등에 함유되어 있다. 또 식용유나 기름은 걸죽한 느낌을 주어 '혈액에도 같은 영향을 주는 것이 아닌가' 라는 연상을 하게 한다. 그러나 고지혈증을 일으켜 혈액을 끈끈하게 하는 것은 상온에서 고체인 육류지방이나 버터, 마가린과 같은 동물성 유지나 포화유지들이다. 식물성 지방은 잘 사용하면 뇌의 혈관이나 혈액을 젊게 유지시킬 수 있다.

또한 비타민 E는 신경세포가 산화되는 것을 막아준다. 신경세포가 산화되면 세포로서의 기능을 잃게 되어 사멸한다. 그래서 뇌세포의 수가 감소되고 두뇌가 노화되거나 기능이 저하되어 버린다.

1992년에는 비타민 E가 실험용 쥐의 항불임 호르몬의 작용을 하는 것으로 밝혀졌고 그 후 항산화작용도 알려지게 되었다. 결국 비타민 E는 성 호르몬의 기능과도 관련이 있는 것으로 보인다.

(8) 똑똑해지기 위한 지방의 이용

식이성 지방은 섭취되어 지방산으로 분해되고 신체는 그들을 수많은 기능을 위하여 사용한다. 그들은 호르몬을 만드는 데에도 이용되며 체내 대사에 꼭 필요한 물질이다. 이들은 뇌세포를 포함한 신체의 모든 세포의 세포막을 구성하게 된다. 신체에서 이용하는 수많은 지방산 중에도 체내에서 만들 수 없기 때문에 필수라는 이름을 가진 지방산이 두 개 있다. 이들을 매일의 식사에서 섭취해야 한다. 이들은 linoleic acid 혹은 n-6 지방산이라고 하는 것과 linolenic acid, 혹은 n-3 지방산이라고 하는 것들로 불포화도가 높은 지방들이다.

n-3 지방산은 일반적으로 오메가-3 지방산이라 불리는데 출생 전이나 출생 후 어린 시절에 뇌의 적절한 발육을 위하여 꼭 필요한 것으로 알려져 있다. 모든 신경전달이 이루어지는 신경세포의 세포막은 지방이 풍부한 조직으로 이루어져 있다. 더구나 학습이나 기억은 신경세포 사이에 새로운 연결망을 구축하는 것이며 새로운 세포막이 이들을 보호하기 위하여 형성된다. 모든 뇌세포막은 지방산을 새롭게 공급받아 새로운 막을 계속하여 재형성할 필요가 있다. 이와 같이 필수지방산 특히 n-3 지방산은 뇌 기능을 최적 상태로 유지하는 데 꼭 필요한 물질이다.

Carol E. Greenwood 박사와 연구팀은 3개월 동안 지방을 다양한 형태와 양으로 실험 쥐에 공급하고 기억력을 측정한 연구를 하였다. 지방함량을 평균 미국인이 섭취하는 양에 가까운 열량의 40%에서 10%까지 범위에서 실험하였다. 돼지기름과 같은 포화지방을 최고로 높인 식이를 쥐에게 먹였더니 기억력이 가장 나빴던 반면 포화지방이지만 아주 적게 먹인 쥐에서는 기억력이 가장 좋은 결과를 보였다.

오메가-3 지방산이 풍부히 들어 있는 생선이 뇌에 좋은 식품이라는 것이 사실로 밝혀졌다. 오메가-3 지방산이 풍부히 들어 있는 생선을 오래 섭취하면 심장질환의 위험도 감소되는 것으로 알려져 있다. 오레곤 보건 과학대학의 William Connor박사는 생선에 들어 있는 오메가-3 지방산은 뇌를 위하여 안성맞춤의 성분이라고 하였다. 화학적으로 말하면 그들은 탄소원자가 22개를 가진 길이가 긴 지방산이다. 이런 오메가-3 지방산은 docosahexaenoic acid(DHA)로 신경세포막에 많이 들어 있는 것으로 알려져 있다. 식물들도 오메가-3 지방산을 가지고 있다. 그들이 가지고 있는 오메가-3 지방산은 중간 크기의 지방산으로 발육과정에 있는 뇌에 더 필요한 지방산으로 쉽게 흡수되기도 한다고 Connor 박사는 말하였다.

Connor 박사는 오메가-3 장쇄 지방산이 인간이 지적 활동을 수행하는 데는 꼭 필요하다는 많은 증거가 있다고 하였다. 그는 잘 관리된 미숙아 연구에서 모유나 표준미국영아 급식기준에 따른 급식을 튜브로 이루어진 실험을 하였다. 모유를 먹인 아이는 8년이 넘는 기간의 연구에서 지능지수(IQ)가 유의하게 높았다고 하였다. 그들의 IQ 우수성은 거의 docosahexaenoic acid의 영향이라고 주장하였으며 모유에 들어 있는 것은 이미 알려져 있다.

오메가-3 지방산은 뇌를 손상으로부터 보호하는 능력이 있기 때문에 과거에 있었던 손상도 치료해준다. 생화학자 William E. M. Lands 박사의 저서인 "Fish and Human Health"에서 어유는 뇌 손상을 받은 고양이를 회복시켜주는 연구를 인용하였다.

모든 연령에서 뇌 건강에 도움이 되는 성분으로 증명된 영양소이다. 여러 임상연구결과 우울증, 주의력 산만, 과잉행동증, 그리고 알츠하이머병과 파킨슨병의 예방과 완화효과가 있는 것으로 나타났다. 오메가-3 지방산의 종류에는 여러 가지가 있지만 DHA, EPA, α－리놀렌산이 대표적이다. 특히 DHA와 EPA는 정신 건강에 중요하게 작용하는 것으로 알려져 있다.

DHA는 포유류의 뇌에 가장 많은 지방산이다. DHA는 DHA 자체로부터 또는 α-리놀렌산(ALA)의 원재료나 ALA와 DHA의 중간 산물인 EPA으로부터 얻게 된다. EPA와 DHA는 생선이나 해산물로부터 얻을 수 있고 ALA는 콩과 카놀라유, 아마씨유, 들기름 그리고 견과류 등에 많지만 엄밀히 말하면 EPA나 DHA는 ALA에서 만들어진다고 볼 수 있다.

음식으로 섭취하는 DHA는 성장하는 뇌에 쉽게 결합하게 된다. 신경 발생과 세포막의 인지질 합성에 중요한 역할을 하며 뇌에서 산화성 스트레스에 의해 생긴 염증 유전자와 신경세포가 스스로 사멸하는 현상인 아톱시스를 저해한다. 활성산소 제거기능이 있을 뿐 아니라 어른 뇌에 있는 지방과 단백질의 과산화에 의한 파괴도 보호한다. EPA는 우울증을 치료하는 데 도움이 되며 결핍되면 해마의 크기가 줄어들기 때문에 해마의 신경 발생에 반드시 필요하다. 오메가-3 지방산은 연어를 비롯한 등푸른 생선, 아마씨, 들깨, 버터넛, 호두 등에 많이 들어 있으며 우유보다는 모유에 풍부하다.

(9) 자녀의 뇌에 영양을 공급하는 아연

식품가공은 식품의 유용성을 증가시키는 방법인 동시에 공공의 적이 되기도 한다. 형광이 나는 녹색 향신료, 아침식사에 들어가는 캔디조각, 수년 동안 썩지 않는 케이크가 그 예들이다. 우리 어린이들의 뇌에 영양을 부족하게 하는 원인은 무엇인가? 그것들이 정서적 복지에 어떻게 영향을 주고 있는가?

일부 학생들은 주의력결핍증(attention deficit disorder, ADD) 때문에 약물치료를 받고 있다고 한다. 많은 아이들은 우울하고 불안해하고 피곤함을 느낀다. 또한 문제 행동이 있고 충동을 조절하는 힘이 부족하다. 그들이 이런 문제점을 드러내지 않을 지라도 그들의 뇌 건강을 심하게 위협하는 세상에 살고 있다. 호르몬과 같이 행동하는 살충제, 세포막과 DNA에 손상을 주는 독소, 그들의 뇌를 쉬지 못하는 상태로 몰아가는 스트레스가 있다. 이들은 창조력이나 고수준의 과정 수행을 위하여 사용되어야 할 비축 에너지를 전환하거나 학습능력을 떨어지게 한다. 일반적이고 무의식적으로 하는 식사가 우리의 뇌에 해를 끼치고 있는 것이다.

우리의 뇌에 필요한 식품은 무엇일까? 학습을 하는 데 식품은 어떤 역할을 하는가? 아이들이 배울 때 그들의 뇌는 육체적으로 자라고 변화를 한다. 뇌가 어떤 새로운 것을 배울 때 신경세포는 이 정보를 일정 과정을 거쳐 처리하고 그것은 세포 안에 남아있게 된다. 뇌가 전에 배운 것과 연결할 때 신경세포는 수상돌기를 만들고 가느다란 세포조직으로 만든 팔을 만들어 전에 학습된 정보가 남아있는 세포에 연결을 하게 된다. 뇌 성장에서 이 과정은 매우 극적이며 오래 유지된다. 여기에는 학습 환경이 상호작용하며 개개인의 학습 방법, 신경전달물질, 세포막의 형성, 세포의 성장과 수선에 필요한 영양소의 유용성에 따라서도 영향을 받는다.

씨앗, 견과류, 육류에서 발견되는 미량금속인 아연은 기억하는 과정이나 기분을 조절하는 데 매우 중요한 금속이다. 뇌세포의 성장을 조절해주고 균형을 맞추어주고 학습할 때 일어나는 불필요한 부분을 제거해주기도 한다. 생선, 씨앗, 견과류에 들어 있는 필수지방산은 뇌세포막을 유연하게 하고 건강한 세포막을 유지하게 한다. 세포막은 화학물질 전달자의 저장소를 형성하는 데 필요하고 영양소나 물이 통과하는 데 세포 안에서 고속도로 역할을 하며 고속으로 전기적 전도를 유지한다. 모든 식품에 들어 있는 비타민, 무기질, 식물영양소는 뇌에서 화학반응을 유도하고 손상으로부터 보호한다. 자녀들의 뇌에 영양이 풍부하게 하는 것은 실제로 뇌 기능을 최대한 발휘하도록 도와주는 것이며 마음도 평온하고 생각을 선명하게 하고 스트레스에 잘 대처할 수 있도록 하기 위함이다.

(10) 스트레스로부터 뇌를 보호하는 플라보노이드

플라보노이드는 그리스어로 노란색을 의미하는 '플라부스'에서 유래된 말로 노란색 계통의 식물 색소를 말한다. 플라보노이드는 식물에서 유래되는 폴리페놀성 화합물의 큰 군으로 알려진 화합물만도 8,000여 개에 이른다. 이들은 식물이 성장하고 방어하는 데 필요한 중요한 화합물이다. 항염증, 항알레르기, 항뇌허혈증, 면역조절, 항암효과 등을 나타내며 생물학적 역할은 주로 항산화활성이다.

항산화활성은 기억력과 신경인식 수행능력을 높이는 데 도움을 준다. 약한 신경세포를 보호하고 산화스트레스에 의해 신경세포가 죽는 것을 막아주며 현존하는 신경조직의 기능을 높이고 신경 발생을 자극해주기 때문이다. 이때 신경영양인자는 BDNF이며 이것은 시냅스 성장을 조절하고 수상돌기 가시의 밀도를 증가시키고 시냅스 수용체 밀도를 높임으로써 시냅스의 가소성을 높인다. 이렇듯 정신적 기능에 도움을 주는 플라보노이드는 주로 포도, 녹차, 코코아, 블루베리 등에 풍부히 들어 있다. 폴리페놀은 생체 내에서 활성산소에 노출되어 손상되는 DNA를 보호하고 세포 구성 단백질과 효소를 보호하는 항산화 능력이 커서 다양한 질병에 대한 위험도를 낮춘다고 보고되고 있다.

플라보노이드는 우리 몸에 유리한 생리활성물질이다. 대부분의 플라보노이드에는 당이 붙어 있지만 소장 또는 간으로 흡수되는 도중에 당이 떨어지면서 아글리콘이라고 하는 생체 내에 이용성이 높은 형태로 변한다.

6 뇌를 지키는 항산화물질

뇌는 나이를 먹으면서 축소되거나 쉬는 때일지라도 우리 몸 전체에 필요한 산소의 20%를 사용한다. 생체 내 모든 대사과정에서 산소는 고가품이며 그 부산물은 유리기로 신경세포를 손상시키고 아직 완전히 형성되지 않은 세포에도 피해를 준다. 이런 신경세포는 뇌로부터 어떤 정보를 받거나 뇌가 수용하는 데 관여한다.

산화적 스트레스는 나이가 많은 사람의 뇌를 더욱 나쁘게 한다. 그래서 청자색, 적색, 녹색 등 여러 색깔의 과실이나 채소를 필요로 한다고 조셉은 말한다. 그들은 당신의 신경세포가 서로 연락하는 데 영향을 준다고 하였다. 조셉은 항산화물질이 많이 들어 있는 블루베리 농축물을 나이 많은 쥐에게 먹였더니 기억력 손실을 회복하는 데 도움을 주었다고 하였다. 그는 탐파의 남프로리다 대학 David Morgan 박사와의 공동연구에서 알츠하이머를 앓고 있는 쥐가 기억력이 개선되는 조짐을 보였다고 하였다. 항산화제를 가진 또 다른 식품은 딸기와 조리된 시금치였다.

2004년에는 식이와 뇌에 대한 연구가 이루어졌고 비타민 E가 새롭게 각광을 받는 물질이 되었다. 비타민 E는 동물실험이나 실험실 연구에서도 가장 강력한 항산화물질 중의 하나라고 시카고 Rush Presbyterian-St. Luke's Medical Center의 Martha Clare Morris 박사는 말한다. 65세 이상 된 3,000명 이상을 대상으로 한 3년이 넘는 연구에서 식사에 보조제로 비타민 E를 투여하였더니 기억력, 주의력, 추상적 사고능력의 손실이 37%가량 개선되었다. 이 연구결과를 토대로 하여 앞으로 비타민 E를 치매에도 적용하는 연구가 더 이루어져야 한다고 밝혔다. 비타민 E 보조제로 하루에 100 ~ 400 IU를 섭취할 것을 권고하며 비타민 C도 하루에 100 ~ 500 mg을 함께 섭취할 것을 권하고 있다.

우리는 심하게 오염된 세상에서 살고 있지만 아마도 이러한 수많은 오염원을 피하기 위하여 우리가 할 수 있는 일은 거의 없을 것이다. 그러나 항산화제를 통해 이러한 오염으로부터 우리를 보호할 수 있다.

항산화제는 과산화물질, 또는 세포에 상처를 줄 수 있는 매우 불안정한 물질인 '활성산소'에 대한 해독제이다. 이런 과산화물질이나 활성산소는 정상적인 생명현상의 표현으로 자연연소의 부산물이다. 과산화물질은 에너지를 만들기 위해 세포 내에서 글루코스가 태워질 때마다 생산된다. 과산화물질은 필수지방과 필수단백질, 그리고 두뇌와 인체의 주요 구성성분인 인지질에 지속적으로 해를 끼칠 수 있다.

담배 연기 한 모금에 1조개의 과산화물질이 들어 있는데 그것들은 아주 빠르게 두뇌 속으로 흡입된다. 아이들 주변에서 담배를 피우는 것이 왜 나쁜지를 말해주는 대목이다. 이런 유해물질로부터 아이들을 최대한 보호하기 위해서는 항산화제가 풍부한 식품을 먹이는 것이 필요하다.

연료로서 연소하는 글루코스가 만드는 과산화물질뿐만 아니라 한 조각의 불에 탄 고기를 먹는 것이 수백만의 해로운 성분을 만들기 때문에 건강을 위해서 식품을 과도하게 요리하거나 태우지 않는 것이 중요하다. 바비큐는 낮은 불꽃 위에서 굽고 튀김 식품도 낮은 열로 약하게 튀기는 것이 좋다.

[주요 항산화제 급원]

베타카로틴	당근, 고구마, 말린 사과, 호박, 물냉이 등
비타민 C	브로콜리, 고추와 피망, 키위, 베리류, 토마토, 감귤류
비타민 E	씨앗류와 압착기름, 곡물의 눈, 견과류, 콩, 생선
셀레늄	굴, 브라질 너트, 씨앗, 당밀, 참치, 버섯
글루타티온	참치, 콩, 견과류, 마늘, 양파
안토시아니딘	붉은 살코기, 감자, 당근, 비트, 고구마, 시금치
코엔자임 Q	정어리, 고등어 등 등푸른 생선, 견과류, 씨앗류

항산화물질에 대해 새롭게 발견된 사실은 항산화물질이 팀을 이루어서 활성산소와 싸운다는 것이다. 그전까지 항산화물질은 활성산소와 각각 독립적으로 일대일 승부를 한다고 생각하였는데, 팀을 이루어 활성산소와 싸운다는 것이다. 이것을 항산화네트워크라고 한다.

원래 활성산소는 화학반응을 쉽게 일으키는 프리래디컬(free radical)이라는 과격한 물질이다. 두 개의 원자는 전자가 두 개 있으면 안정된 결합을 한다. 하지만 프리래디컬은 전자를 하나밖에 가지고 있지 않기 때문에 아주 불안정하다. 따라서 전자를 하나 더 손에 넣기 위해 화학반응을 일으킨다. 이렇게 활성산소는 신경세포, 단백질, DNA와 닥치는 대로 화학반응을 일으킨다. 그 결과 뇌와 몸에 나쁜 영향을 주는 것이다.

항산화물질의 역할은 활성산소가 생체물질에 나쁜 짓을 하기 전에 전자 하나를 활성산소에 제공해 프리래디컬 상태를 해소하는 것이다. 즉, 항산화물질은 활성산소에 전자 하나를 내주고 자신은 불안정 상태가 된다. 항산화물질에 대한 새로운 지식은 여기서부터 시작된다.

활성산소에 자신의 전자 하나를 내준 항산화물질은 프리래디컬이 되지만 활성산소의 프리래디컬에 비해 반응이 순하다. 신경세포, 단백질, DNA 등에서 전자를 빼앗을 정도로 광폭하지는 않다. 그리고 일단 역할을 완수한 항산화물질은 가까이에 있는 다른 항산화물질로부터 전자 하나를 얻는다. 프리래디컬 상태를 해소하고 부활해서 활성산소를 분해하는 전선으로 다시 복귀하는 것이다. 이때 항산화물질은 팀을 이루어 활동하고, 이것을 항산화네트워크라고 한다.

예를 들어 비타민 E는 활성산소에 전자를 내줌으로써 독성을 없애고 자신은 프리래디컬이 된다. 하지만 프리래디컬은 비타민 C나 코엔자임 Q10으로부터 전자를 얻어 다시 항산화물질로 되살아난다. 마찬가지로 비타민 C의 프리래디컬은 글루타티온이나 알파리포산 등에 의해 재활용된다. 그리고 알파리포산의 프리래디컬은 안토시아니딘에 의해 재활용된다.

항산화네트워크의 목적은 귀중한 항산화물질의 손실을 막는 것이다. 이 때문에 가능한 한 항산화물질을 재활용하는 것이다. 지금까지 알려진 항산화물질은 수백 종류나 되지만 그중에서 재활용 능력이 뛰어난 것은 극히 일부에 불과하다. 대표적인 것이 바로 비타민 E, 비타민 C, 코엔자임 Q10, 알파리포산, 안토시아니딘, 베타카로틴, 셀레늄, 글루타티온 등이다.

(1) 알파리포산

알파리포산은 피루빈산 탈수소효소 등 미토콘드리아 효소 복합체의 보조효소이며 또한 몸 안에서 만들어지는 강력한 다기능적 항산화제이다. 활성산소 제거, 중금속 결합 제거, 항염증 등의 효과가 있고 산화적 스트레스로부터 일어나는 당뇨병, 파킨슨병, 알츠하이머병을 예방, 치료할 수 있게 한다. 또한 산화환원 사이클링을 통해 이미 효력이 떨어진 글루타티온, 비타민 C, 비타민 E 등 다른 항산화물질을 체내에서 다시 만들어낸다.

알파리포산은 활성산소로 인해 산화된 뇌와 신경 관련 질병을 치료하는데 중요하다. 도파민과 다른 신경전달물질의 대사는 다양한 독소물질들을 생산할 수 있다. 이를테면 모노아민 산화효소는 신경전달물질인 도파민을 대사해서 활성산소인 과산화수소를 만들 수 있다. 도파민의 비효소적 반응 또한 과산화수소와 반응성 산소종을 생성할 수 있기 때문에 도파민의 농도가 짙어져도 활성산소의 생성이 문제가 될 수 있다. 이때 알파리포산과 같은 강력한 항산화영양소는 뇌세포를 보호하는 역할을 한다.

교감신경 전달물질인 에피네프린 또한 산화과정을 거치게 되는데 에피네프린과 노르에피네프린의 자동 산화는 대표적인 활성산소인 슈퍼옥사이드 래디컬과 신경 독성물질을 생성하고 에피네프린-구리 혼합체는 과산화과정에서 DNA를 파괴한다. 또한 세로토닌과 활성산소인 수산화 래디컬이 만날 경우 신경 독소인 트립타민-4,5-디온을 생성한다. 따라서 신경전달물질의 대사 과정에서 생기는 산물의 독성을 막기 위해서는 알파리포산과 같은 물질이 절대적으로 필요한 셈이다.

뇌의 항산화 방어계를 보면 우리의 뇌가 활성산소에 대해 얼마나 취약한지 잘 알 수 있다. 뇌는 활성산소를 분해하는 카타레이스 활성을 거의 가지고 있지 않다. 항산화효소인 슈퍼옥사이드 디스뮤테이스는 주로 신경세포에 존재하지만 산화방지제인 글루타티온 퍼옥사이드와 글루타티온은 대부분 성장세포에 존재한다.

이처럼 항산화효소들이 서로 다른 곳에 있어 항산화네트워크를 이루지 못함으로써 신경조직은 과산화수소 생성이나 활성산소에 대해 또는 수산화 래디컬 형성에 대해 충분한 방어 태세를 갖출 수 없다. 신경세포를 잘 보존하기 위해서는 항산화물질의 섭취에 신경을 써야 한다는 결론이다. 항산화물질인 알파리포산이 함유되어 있는 식품에는 육류(신장, 간, 심장), 채소(시금치, 브로콜리, 감자) 등이 있다.

(2) 항산화비타민 C

뇌 중추신경계에서 아미노산인 티로신으로부터 형성된 도파민이 수산화 반응을 거쳐 신경전달물질인 노르에피네프린으로 될 때 비타민 C가 필요하며 아미노산인 트립토판의 수산화 반응에도 비타민 C가 관여한다. 이 트립토판의 반응은 신경전달물질인 세로토닌의 합성을 위하여 필요한 과정이다. 노르에피네프린과 에피네프린은 뇌에서와 같은 과정에 의하여 부신에서도 합성된다. 부신에 비타민 C가 매우 짙은 농도로 함유되어 있으며 이로써 노르에피네프린과 에피네프린이 분비되어 호르몬으로서 작용한다.

이 두 물질은 신체적, 정신적 스트레스가 생길 때 분비되어 뇌 또는 근육 등이 스트레스에 잘 대처할 수 있도록 도와준다. 비타민 C는 노르에피네프린 합성에 필요하기 때문에 스트레스를 받는 상황에서 체내 비타민 C의 이용률이 증가된다. 따라서 스트레스가 생길 때는 채소, 과일, 오렌지 주스 등으로 비타민 C의 섭취량을 높이는 것이 좋다.

(3) 커큐민

카레 속에 있는 노란색 성분이 바로 커큐민이다. 커큐민은 폴리페놀 성분으로서 항산화물질인 비타민 E보다도 강력한 항산화력으로 산화적 파괴를 방어하고 항염증효과와 인지능력을 향상시킨다.

인지능력과 시냅스 가소성에 영향을 끼치는 BDNF의 발현에 있어서 카레의 효과를 보았다. BDNF는 시냅스 전달이 원활히 이루어지게 하고 신경의 흥분성을 높여 인지기능 특히 장기 기억을 증진시킨다. BDNF는 시냅신 I 을 합성하고 인산화하는데 이것은 신경말단의 인산-단백질이 관련된 신경전달물질을 분비하고 시냅스 접촉을 유지하도록 한다. 또한 커큐민은 뇌신경 발생에도 작용하여 인지능력을 증가시킨다.

7 기분에는 세로토닌이 해법

탄수화물은 인지수행능력에 영향을 줄 뿐만 아니라 기분을 조절하는 중요한 역할을 한다고 MIT 연구과학자인 Judith Wurtman 박사는 말한다. Judith Wurtman 박사는 탄수화물이 풍부한 식이는 걱정 근심을 없애고 편안하게 해주며 이는 뇌에서 트립토판이라는 아미노산이 뇌에 접합하도록 우선권을 주기 때문이라고 하였다.

단백질이 많은 식사를 하면 단백질은 몸에서 아미노산으로 분해되어 흡수되고 트립토판과 같은 일부 아미노산은 신경전달물질의 전구체가 된다고 Wurtman 박사는 설명하였다. 이들 모두는 뇌로 들어가려고 서로 경쟁을 하게 된다. 만약 당신이 탄수화물이 풍부한 스낵이나 음식을 먹으면 단백질로부터 열량의 5%이하로 공급되도록 탄수화물을 목표로 인슐린이 몰려들고 역시 전의 단백질 식사에서 혈류에 오래 남아있는 대부분의 아미노산을 제거한다. 그러나 인슐린의 맹공격에도 살아남은 트립토판은 경쟁 없이 뇌로 들어간다. 거기서 트립토판은 세로토닌으로 변환되어 기분을 좋게 한다.

"The Serotonin Solution"(Ballantine, 1996)의 저자인 Wurtman 사는 월경전 증후군(premenstrual syndrome)를 가진 여성은 월경 전 2주 동안 탄수화물의 섭취가 극적으로 증가하는 것을 발견하였다. 이것은 자가 치료의 증거로 볼 수 있으며 뇌의 세로토닌 수준을 높여서 불안, 우울, 집중곤란과 같은 월경전 증후군을 경감시키고 있다고 하였다. 위와 같이 겨울철에 우울증과 피로가 생기는 사람은 계절에 맞게 탄수화물 섭취를 증가시킬 필요가 있다고 하였다.

탄수화물의 진정효과에 대하여 존스 홉킨스 대학 심리학과 교수인 바바라 스미스 박사는 다른 이유를 들었다. 설탕의 단맛은 뇌의 천연 아편인 엔돌핀을 방출하도록 자극을 준다고 하였다. 위스콘신 대학에서는 범죄 성향을 보이는 성인 남자에 대한 연구를 시행하였는데, 설탕이 많이 들어 있는 아침식사를 공급하였더니 우울증이 개선되고 공격적인 행위가 감소했다고 보고한 바가 있다.

제 4 장

뇌력의 증진과 비타민 · 미네랄의 역할

1 뇌력을 증진시키는 식품

(1) 생선

1) 생선을 주로 한 뇌 식품

왜 많은 연구자들은 생선이 실제로 뇌에 좋은 식품이라고 생각할까? 생선에 들어 있는 오메가-3 지방이 우울증을 막아주고 결국은 뇌의 기억중추가 줄어드는 것을 막아줄 수 있다고 생각하기 때문이다. 우울증을 보이는 사람들의 태반은 그들의 혈액 속으로 글루코코르티코이드가 다량 방출하게 된다. 이런 현상은 스트레스가 지속될 때도 똑같은 스테로이드가 혈중에 높은 농도를 보이는 것이 뇌의 기억 중추를 위축시킬 수 있다는 것이 자기공명 영상법에 의하여 보여주고 있다.

우울증이 오래 지속되면 뇌세포의 위축이 더 심해진다는 것을 스탠포드 대학 생물 신경과 교수인 Robert M. Sapolsky 박사가 보고한 적이 있다(그는 "얼룩말은 위궤양에 걸리지 않는가?"의 저자이기도 하다).

미국에서 우울증 발병율은 과거 세기에 비하여 100배나 증가하였다. 이는 오메가-3 지방을 버리고 오메가-6 지방을 좋아하는 현상과 통계적으로 유의하게 나타났다. 오메가-6 지방은 대두유나 옥수수기름에 많으며 식품가공 시 이용하는 기름과 정크푸드에 들어가는 기름들이다. 20여년 전에 채취하여 둔 혈액에 대하여 하버드 대학에서 재실시된 연구에서 DHA(생선기름의 오메가-3 지방)의 혈중 농도가 높았으며 그 후 20년 후에도 알츠하이머병이이 매우 적었다고 하였다.

그러나 모든 연구에서 오메가-3 지방의 섭취를 권장할 때까지 기다릴 필요는 없다. 일주일에 두세 번 생선을 먹고, 사용하고 있는 기름을 카놀라유나 올리브유로 바꾸면 심장에 매우 좋은 결과를 보일 것이다. 심장에 좋은 것이 바로 뇌를 좋게 하는 것이다.

2) 어유를 섭취하면 기억력 향상에 도움이 된다

스스로 생각하고 판단하는 사람을 부러워해 본 적이 있는가? 또한 심도 있는 대화를 회상해본 적이 있는가? 식생활에서 어유를 규칙적으로 먹으면 머리가 비상하다는 말을 들을 수 있다고 영국의 한 연구자는 말하였다. 그들은 적어도 6개월 이상 매일 어유를 섭취한 64세의 남자가 어유를 섭취하지 않는 60대의 다른 사람들보다 모든 기능시험에서 우수한 성적을 얻는 것을 발견하였으며 최근의 다른 연구에서도 확인되었다. 어유에 들어 있는 DHA와 EPA가 뇌세포막을 튼튼하게 해주어 세포 간의 통신을 원활히 하는 것으로 보인다.

연구자들은 중년의 나이에 생선의 어유를 섭취하는 것은 정신능력의 감소, 부정맥, 관절질환의 예방에 도움을 준다고 보고하였다. 연어와 같은 기름이 많은 생선을 일주일에 2 ~ 4번까지 섭취하도록 권장하고 있다.

3) 생선이라는 훌륭한 식품

어떤 사람은 냉동시킨 생선도 맛이 있다고 말할지 모르지만 실제로는 냉동하지 않은 생선이 훨씬 맛이 좋다. 생선을 냉동시키면 수분이 빠져나가고 광택이 없어져 본래의 맛을 잃게 된다.

생선을 좋아하는 사람들은 많은 양을 한꺼번에 사면 값이 싸기 때문에 대량으로 구입을 한다. 그리고 구입한 생선을 집에서 손질한 후에 냉동고에 넣게 된다. 그러나 냉동고에 넣었던 생선을 먹기 위하여 해동을 하면 물이 흐르고 조직이 스펀지처럼 되어 파삭파삭한 느낌이 들어 먹기에 적절치 못한 때가 많다.

생선은 생선을 잡은 배 위에서 냉동하지 않는 한 신선도를 유지할 수가 없다. 잡은 생선을 시간이 흐른 후 경매로 도매상에게 넘기고 도매상에서는 냉동 상태로 생선을 저장하였다가 다시 소매상에게 판매하면 다시 해동이 되기 쉬우며 그것을 가정에서 구입하여 다시 냉동시키면 생선으로의 가치는 많이 손상된다. 이렇게 되면 우리가 권장하는 생선부류와는 거리가 생기게 된다. 가정에서 구입한 생선은 48시간 내에 소비하는 것이 좋으나 신선도가 아주 높은 것은 수개월을 냉동시켜도 품질을 유지할 수 있다.

4) 왜 생선을 먹어야 하는가?

생선이 뇌에 좋은 식품이라는 것을 들어본 적이 있는가? 이런 내용을 지지하는 명백한 증거는 그리 많지 않다. 그러나 생선을 먹는 것이 건강에 긍정적인 효과가 있다는 것을 부인하지는 않는다. 사실 영양학자들은 일주일에 적어도 생선을 두 번은 먹어야 한다는 데 동의한다. 생선을 먹어야만 하는 이유에는 몇 가지가 있다.

① 오메가-3 지방산

생선 중 많은 종류는 오메가-3 지방산이라는 마법과 같은 유지를 가지고 있으며 이 유지는 우리의 몸에 많은 이점을 준다. 오메가-3 지방산의 가장 큰 이점은 동맥이 막히지 않게 하거나 혈압을 내려주는 것이다. 그 다음으로 심장병의 위험과 발작의 위험을 감소시켜준다. 또 우리 몸에서 염증을 감소시켜준다. 결과적으로 관절염, 당뇨, 암 발생을 줄여주는 것이다. 어떤 사람들은 오메가-3 지방산이 실제로 뇌의 발육에 도움을 준다고 추정하였다. 오메가-3 지방산이 특히 많은 생선은 연어, 참치, 송어 등이다.

② 적은 포화지방

지방이 좋다 나쁘다하는 차이는 무엇인가? 이런 생선에서 발견되는 오메가-3 지방산은 좋은 지방이라고 하는 다가불포화지방의 한 종류이다. 한편 포화지방은 너무 많이 섭취하면 문제를 가져온다. 몸에서는 포화지방을 많이 필요로 하지 않는다. 만일 먹는다면 열량 섭취의 10% 이하로 제한하는 것이 좋다. 불행히도 대부분의 육상 동물의 고기는 포화지방이 많으나 생선은 그렇지 않다. 그래서 쇠고기 대신 생선을 택한다면 포화지방에 의한 동맥경화를 예방할 수 있다는 뜻이다.

③ 비타민

대부분의 생선은 매일 필요한 비타민 요구량을 충족시킨다. 예를 들어 연어 1인분이면 비타민 D 요구량 100%와 비타민 B_{12} 50%를 충족시킨다. 정어리처럼 통조림으로 된 것은 뼈가 매우 부드럽고 소화시킬 수 있는 상태로 되어 있기 때문에 칼슘의 요구량을 충족시키고도 남는다. 큰 넙치와 같은 다른 생선들은 하루에 필요한 마그네슘 요구량의 거의 1/4정도를 1인분으로 충족시킬 수 있다.

④ 풍부한 단백질

일주일 식단에서 단 며칠만이라도 생선으로 바꾸면 쇠고기와 같이 지방이 많은 고기로부터 벗어날 수 있다. 신선한 생선은 모든 아미노산을 가진 완전한 단백질 급원이기 때문에 건강한 대사를 유지하도록 한다. 대사 중 몸에서는 연료로서 단백질을 쓰기 때문에 체중 감량이 일어난다.

⑤ 다양성

생선은 요리법도 다양하여 원하는 방법을 모두 이용할 수 있다. 초밥으로 요리하거나 튀기거나 굽는 등 다양한 방법을 이용하여도 좋다.

*주의사항

생선을 이용하는 것은 많은 이점이 있지만 지나치게 많이 섭취하면 수은 중독이 될 수도 있다. 다행히도 수은은 상어나 황새치처럼 대형 물고기에 더 많이 함유되어 있다. 흰날개 다랑어는 수은 중독 가능성이 있으므로 적절한 양을 먹어야 한다. 그러나 연어, 메기, 작은 참치와 같은 아주 일반적인 생선은 수은 함량이 아주 적어 걱정하지 않아도 된다.

5) 당신의 뇌를 위한 좋은 식품 : 생선

DHA라 부르는 생선에 들어 있는 오메가-3 지방산은 치매를 예방하는 데 중요한 역할을 한다. 네덜란드에서 진행된 연구에서 생선을 많이 먹은 노인들은 치매로 고생하는 경우가 매우 적다고 하였다. 또 그 연구에서는 생선기름이 우울증을 예방하는 데에도 도움을 준다고 밝혔다.

• 생선류

생선을 먹는 것은 건강에 도움이 되며 특히 뇌에는 더욱 많은 도움이 된다. 생선은 오메가-3 지방이 풍부하며 이 지방은 여러 가지 면에서 신체에 유익하다고 알려져 있다. 일주일에 한 번만 생선을 먹어도 알츠하이머병에 걸릴 확률을 크게 감소시킬 수 있다. 이 지방산은 신경세포를 감싸 뇌 기능을 향상시키는 데 도움을 준다. 신경세포는 콜레스테롤이나 포화지방이 함량이 높으면 지방산 층의 유연성을 잃게 되기 때문이다. 오메가-3 지방은 신경세포를 감싸는 좋은 지방으로 뇌에서 쉽게 이동이 가능하다. 오메가-3 지방은 뇌에 더 많은 산소를 제공해주고 오래된 정보를 잘 유지해주는 동시에 새로운 정보를 잘 받아들인다. 뇌의 건강을 위하여 먹어야 할 가장 좋은 급원식품은 연어, 참치, 정어리이다.

정어리, 멸치, 연어와 같은 생선은 필수영양소인 오메가-3 지방산을 함유하고 있으며 이 지방산들의 대부분은 뇌세포 사이의 통신을 개선하여 뇌 기능을 좋게 하고 뇌를 전반적으로 건강하게 만들어 준다.

좀 이상하게 들릴지 모르지만 뇌는 대부분 지방으로 구성되어 있다. 지방은 물과 함께 뇌세포막의 주요 구성성분이며 신경세포를 둘러싸는 특수한 조직이다. 지방을 반대하는 소리가 심장을 건강하게 하는 식이요법을 강조하는 소리로 들릴 수 있으나 결코 모든 지방이 나쁜 것은 아니다. 어떤 형태의 지방은 인간의 생활에 필수적인 것이다. 생선은 뇌를 건강하게 하는 매우 긍정적인 역할을 한다. 생선은 뇌뿐만 아니라 심장혈관계에도 좋은 기능을 나타낸다.

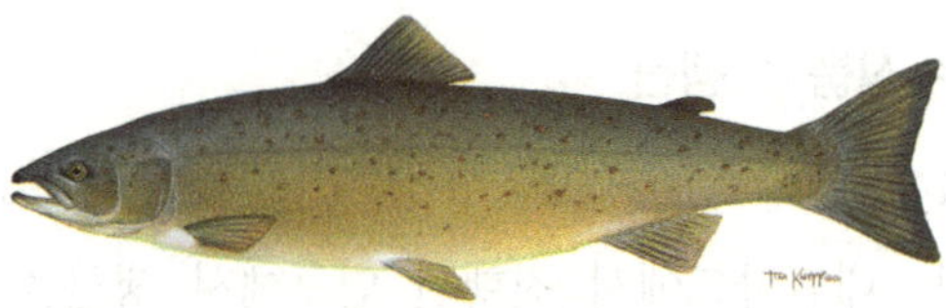

▲ 연어

연어는 뇌를 건강하게 하는 식품 중에서 가장 우수한 식품이다. 연어는 필수물질인 오메가-3 지방산을 풍부히 가지고 있어 기억이나 인식을 증진시키는 것으로 알려져 있다. 오메가-3 지방산이 풍부한 연어는 뇌력을 증진시키는 뇌 조직을 발육시키는 데 도움을 준다. 더 나아가 연어는 알츠하이머병과 나이를 먹으면서 발생하는 인지장애와 싸우는 데에도 중요한 역할을 한다.

연어는 뇌에 필요한 오메가-3 지방산인 DHA의 풍부한 급원으로 미국인 중 500만 명이 앓고 있는 알츠하이머병에 걸리지 않게 보호해준다. 그뿐 아니라 연어는 획득하기 힘든 영양소인 비타민 D의 훌륭한 급원으로 이것이 부족하면 나이와 관련된 인지능력의 저하를 피하게 해준다. 연어 말고도 참치나 정어리도 좋은 급원이다. 더구나 오메가-3 지방은 항염증성 특성을 가지고 있어 심장병, 암, 알츠하이머병의 발생을 감소시켜 준다고 알려져 있다.

지방이 많은 생선에 대한 연구가 계속되면 될수록 지방이 풍부한 생선을 먹는 것이 나이를 먹으면 나타나는 인지능력의 감소나 치매의 위험을 감소시켜주는 것이 발견되었다. 이런 종류의 식이는 심장질환의 위험에도 비슷한 이점이 있다. 심장으로 가는 혈액의 공급이 충분할 때 뇌로 가는 혈액의 양도 충분하다. 최근의 증거는 45세에서 70세에 이르는 1,600명 이상의 사람들의 연구에서 나왔다. 이들에 대하여 기억과 인지능력의 감각시험을 하였더니 인지능력의 감소위험은 해양생선으로부터 공급받는 불포화지방산을 적게 먹은 사람들이 높았다고 하였다.

생선과 해조류에서 발견되는 가장 기본적인 지방산은 EPA (eicosapentaenoic acid)와 DHA (docosapentaenoic acid)로 오메가-3 지방으로 알려져 있다. 1,600명에 대한 인지시험에서 1,450명은 정상이었으며 163명이 장애를 가지고 있었다. 생선을 많이 먹은 사람일수록 전체적인 인지능력과 반응속도가 더 우수하였다. 정상적인 인지능력을 가진 사람과 비교하면 손상을 받은 사람들이 더 늙어보였고, 남자들이 더 많았고, 과거 심장질환을 앓았던 사람들, 교육수준이 낮은 사람들이 인지능력과 반응속도가 더 낮았다. 같은 연구에서 식이 중 콜레스테롤이 많은 식품을 먹는 사람들은 기억력이나 유연성 손상이 더 큰 것으로 나타났다.

포화지방을 섭취하면 기억력이 손상되고, 반응속도가 느리고 정신기능의 유연성이 떨어졌다. 오메가-3 지방이 인지기능을 지켜준다는 것은 분명치 않았다. 지방은 신경세포막의 주요 구성성분이며 뇌로 가는 신경 전달체인 신경세포섬유를 외부로부터 보호하는 역할을 한다.

오메가-3 지방은 뇌의 미세혈관을 통하여 혈액의 흐름을 지켜준다. 이런 지방이 뇌혈관의 염증을 감소시켜주는 것으로 보인다. 이 염증은 동맥경화 또 동맥 폐색에 따른 그들의 역할에 철저한 검토를 필요로 한다. 그들은 신경세포의 유동성을 유지시켜주고 모든 뇌 움직임의 중요한 문지기 역할을 한다. 더불어 신경섬유를 둘러싸므로 오메가-3 지방은 세포와 세포 사이의 신경 전달의 통로역할을 한다. 오메가-3 지방은 신경세포에 직접적인 영향을 주어 정신기능을 유지해줄 가능성이 있다.

(2) 달걀

오메가-3 지방산이 풍부한 사료를 먹이고 자유롭게 운동하며 자란 닭은 오메가-3 지방산이 많은 달걀을 낳는다. 결과적으로 오메가-6 지방과 오메가-3 지방의 비율을 개선한다. 이러한 강화는 달걀의 풍미나 조성에 아무 영향을 주지 않는다. 달걀노른자는 기억력을 증진시키는 데 꼭 필요한 영양소인 콜린이 풍부하다. 콜린은 우리 몸에서 아주 작은 양만 생산한다. 콜린은 실제 뇌의 상당부분을 형성하는 물질로 여러 형태로 존재한다. 따라서 달걀을 섭취하는 것은 뇌를 건강하게 만드는 중요한 일이다. 달걀은 하루에 한두 개 정도 먹으면 뇌 기능을 위해 충분한 양이다.

우리가 나이를 먹게 되면 뇌 위축이라는 현상이 시작된다. 달걀에는 레시틴은 물론 비타민 B_{12}가 풍부하기 때문에, 달걀을 먹으면 나이가 들어가면서 일어나는 자연적인 현상과 싸울 수 있다. 비타민 B_{12}는 종종 알츠하이머병에서 볼 수 있는 뇌 위축 현상과 싸운다. 달걀은 너무 많이 먹으면 안 되지만 필수지방산이 풍부하여 적절히 섭취할 필요가 있다.

달걀은 임신 중에 먹을 수 있는 것 중에 가장 좋은 식품이기도 하다. 콜린을 투여한 수태 중인 실험 쥐는 미로시험과 기억력시험에서 좋은 결과를 보였다. 어미 쥐는 뇌의 결정적인 부위를 손상시키는 것으로 알려진 약물을 투여했을 때도 기억력 손실이 아주 느리게 나타났다.

달걀에 풍부히 들어 있고 견과류에도 들어 있는 비타민과 같은 물질인 콜린은 우리 뇌의 깊숙한 곳에서 이루어지는 줄기세포형성에 매우 중요하다. 이 세포가 많으면 많을수록 기억력은 좋아진다. 영양전문가들은 콜린이 임신부나 수유부에게 아주 중요한 것이라고 오랫동안 알려왔는데 이는 어린이의 뇌를 발육시키는 데 관여하기 때문이다.

더 큰 뉴스거리는 채플힐의 노스캐롤리나 대학과 듀크 대학으로부터의 연구에 있다. 이 연구에 따르면 콜린을 추가로 섭취하게 하면 다 자란 쥐의 기억력도 개선시키는 것으로 보인다고 한다. 제이셀은 콜린이 풍부한 식사는 어린 시절에 새로운 기억세포를 만들도록 한다고 주장하였다. 인간과 설치류는 생물학적으로 비슷하여 설치류에서 얻어진 연구결과는 인간에게도 똑같이 일어날 수 있을 것으로 추정하기 때문이다.

혹시라도 아이가 달걀을 싫어한다면 프렌치토스트를 만들어 주는 것도 좋은 방법이다. 통밀빵을 사용하고 제일 위에는 과실을 썰어서 넣는다. 달걀은 어린이들에게 알레르기를 일으키기 쉬우므로 8개월이 되지 않은 어린이에게는 노른자를 주지 말아야 하며 1년 되기 전까지는 흰자도 주지 말라고 USDA에서 권고하고 있다.

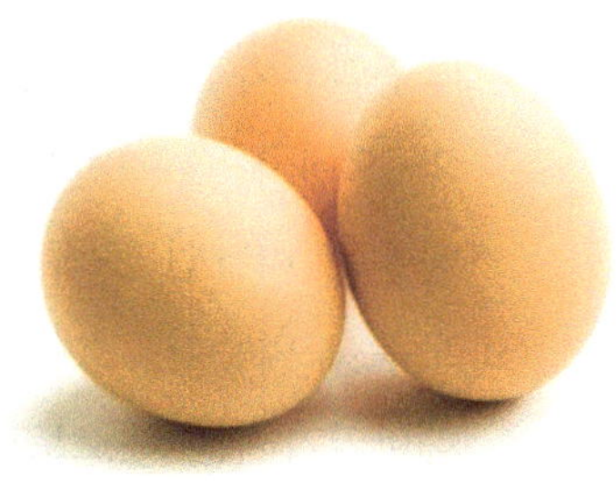

▲ 달걀

(3) 견과류 · 종자류

뇌에 좋은 스낵식품을 찾아볼 수 있을까? 뇌에 좋은 스낵식품 중에는 견과류와 종자류보다 더 좋은 것이 없을 것이다. 이렇게 뇌에 좋은 식품에는 견과류 모두가 포함된다. 땅콩, 헤즐넛, 캐슈넛, 아몬드, 호두, 피칸, 호박씨, 해바라기씨 등 견과류와 종자류 모두가 뇌에 좋다고 생각할 수 있다. 견과류와 종자류는 오메가-3 지방산과 오메가-6 지방산이 풍부하고 엽산, 비타민 B_6와 비타민 E도 풍부하다. 이들은 오메가-3 지방산과 오메가-6 지방산을 가지고 있는데 이는 천연 항우울성분으로 작용한다. 어떤 견과와 씨앗은 티아민과 마그네슘이 풍부하여 기억력, 인지능력에 좋고 또 뇌의 영양소를 공급한다.

호두나 아몬드는 오메가-3의 훌륭한 급원이다. 만약 당신이 건강체중을 얻고자 한다면 매일 견과류와 씨앗을 먹는 것이 도움이 된다. 이들은 영양이 가득한 식품이기 때문에 많은 에너지가 압축되어 있다. 생 것이 볶은 것보다 좋고 기름으로 처리한다면 기름이 양호한 것이지 확인해야 한다.

땅콩, 호두, 피칸 등 견과류는 불면증과 싸우거나 강력한 기억력과 정신적 명료성을 증진시키는 특성을 가진 물질을 함유하고 있다. 호두는 오메가-3 지방산이 풍부하고 아몬드는 기분을 진작시키는 신경전달물질을 가지고 있다.

견과류와 씨앗은 완전한 오후 간식으로 필수지방산인 오메가-3 지방산과 오메가-6 지방산의 좋은 급원으로 뇌 기능을 향상시킨다. 더구나 견과류는 비타민 E를 가지고 있어 뇌가 유리기에 의하여 손상을 당하지 않도록 도와준다. 호두는 뇌력을 증진시키는 데 최고의 식품이다. 캐슈넛과 해바라기씨는 세로토닌의 수준을 증가시키고 스트레스를 경감시키는 아미노산을 가지고 있다.

호두는 식물성 오메가-3 지방, 천연 피토스테롤, 항산화물질의 좋은 급원으로 쥐가 성장하면서 일어나는 뇌 기능의 노화를 억제한다. 특히 오메가-3 지방의 한 종류인 DHA는 뇌 기능을 향상시키고 뇌의 손상을 회복시켜주기도 한다. 한편 크릴에도 동물성 오메가-3 지방이 풍부하게 들어 있지만 호두와는 대조적으로 같은 기능을 나타내지 못한다.

당신이 먹는 음식에 호두를 추가하면 당신의 기억력을 증진시키는 데 도움을 줄 것이라고 "Alzheimer's Disease" 저널에 기록하고 있다. 호두는 뇌와 기억력을 더 좋게 해준다. 호두는 좋은 단백질 급원이기도 하며 맛도 좋다. 오트밀에 잘게 자른 호두를 넣기도 하고, 닭고기나 생선의 튀김 빵가루에 호두가루를 넣기도 하고, 샐러드에 호두가루를 뿌리기도 하고, 스무디에 곱게 간 호두를 넣을 수도 있는 것처럼 입맛에 맞게 다양한 방법을 생각하여 먹도록 한다.

작지만 강력한 힘을 가진 호두는 오메가-3 지방산과 비타민 E 그리고 뇌 기능에 유익한 효과를 주는 항산화물질이 들어 있다. 비타민 E를 충분히 섭취하면 기억력이 나빠지는 것을 예방할 수 있다는 "American Journal of Epidemiology"의 한 연구보고도 있다.

치아씨는 아마씨와 비슷하게 갈아서 스무디, 시리얼, 요구르트 등에 넣어 사용한다. 그렇지 않으면 물이나 과실쥬스에 넣어 크림상으로 만들어 먹을 수 있다. 이렇게 만든 것은 차진 느낌을 주기 때문에 요리에서 버터나 크림치즈 대신 사용할 수 있다. 샐러드드레싱, 소스, 잼, 시리얼, 푸딩, 수프에 영양이 풍부한 첨가제로 쓸 수 있다. 풍미에는 영향을 주지 않으면서 영양가치를 극적으로 향상시킨다.

호박씨는 아연을 많이 가지고 있어 기억력을 증진시키는 데 도움이 된다. 호박씨를 하루 한줌씩 먹으면 뇌를 활동적으로 유지할 수 있다.

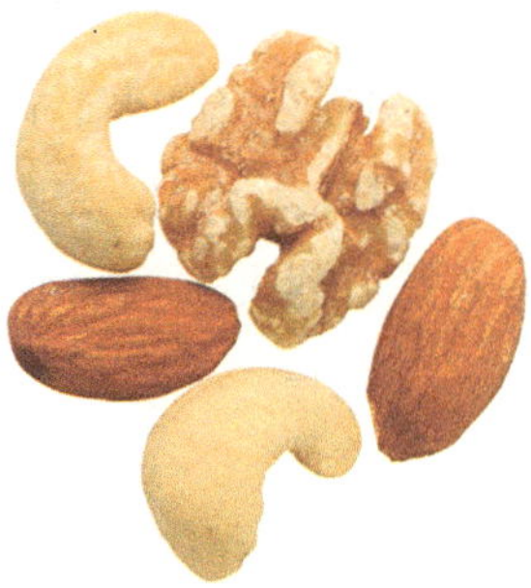

▲ 견과류

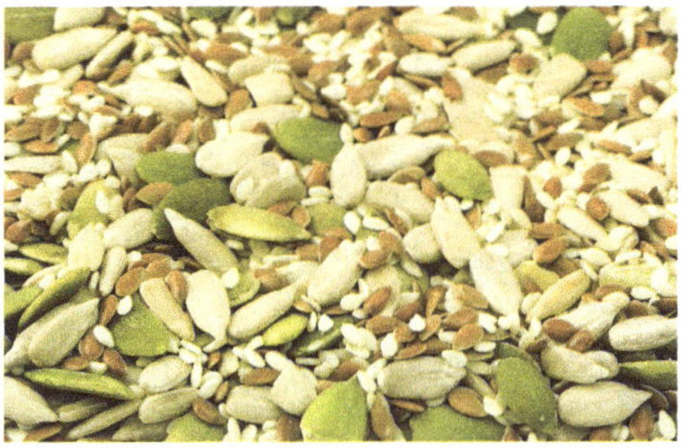

▲ 종자류

(4) 통곡류

오트밀로부터 통밀빵에 이르는 곡류는 혈류를 개선하고, 필요한 섬유소, 비타민, 오메가-3 지방까지 뇌에 필요한 우수 식품들이다. 통곡빵으로 샌드위치를 만들면 그 이점을 충분히 이용하는 것이다. 통밀 빵, 곡류, 파스타는 복합 탄수화물, 섬유소(가용성 및 불용성 모두), 비타민 B의 훌륭한 급원이다. 이 통밀 식품은 백색밀보다 단백질이 높아 뇌에 좋다.

만일 당신이 체중 감소를 위하여 노력한다면 전곡이 얼마나 도움이 되는지 알아야 한다. 또한 전곡은 뇌를 위해서도 좋은 식품이다. 통밀, 겨, 밀눈은 엽산이 풍부하며 현미, 오트밀, 통밀빵, 보리 등도 같은 효과를 갖는다. 이런 식품들은 뇌로 들어가는 혈류를 증가시켜 뇌 기능을 양적으로 질적으로 향상시킨다는 것을 의미한다. 물론 이런 식품들은 비타민 B_6와 함께 비타민 B_1이 가득 들어 있다. 비타민 B_1은 기억력을 개선하고자 하는 사람에게 효과가 크다. 과학적인 연구결과 기억력의 손실은 60대 후반에서 70대 초반에 극적으로 크게 일어난다. 그래서 전곡식품은 나이가 들어서 특히 중요하다.

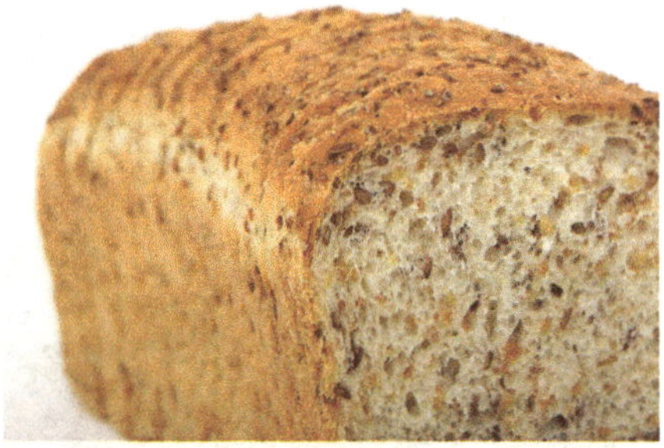

▲ 통밀빵

갈색빵, 오트밀, 현미는 모두 뇌로 가는 혈류를 증가시키기 때문에 뇌 기능의 양적, 질적 향상을 기대할 수 있다. 과학적인 연구에서 인간은 나이가 60대에서 70대에 이르면 기억력 손상으로 고통을 받는 것으로 나타났다. 만약 당신이 나이가 들어가고 있다면 통밀빵으로 간단한 샌드위치를 만들어 먹어보자.

(5) 장과류(베리류)

• 블루베리

블루베리는 정신기능 개선을 위하여 광범위하게 이용되고 있다. 가장 뚜렷이 이용되고 있는 것은 기억력을 증진시키기 위함이다. 더 나아가 블루베리는 항산화물질이 풍부하여 유리기에 의한 손상을 예방하는 데에도 도움이 된다. 또 블루베리가 운동기능, 균형감각, 조정력에서 연령에 따라 저하되는 현상을 되돌릴 수 있다고 하는 연구보고도 있다.

블루베리에 들어 있는 항산화물질과 피토케미칼은 신경퇴행의 산화적 스트레스를 줄여주기 때문에 학습, 기억 그리고 사고력의 개선과 관련이 있다고 본다. 블루베리에는 다른 과실에 비하여 과당 함량이 낮아 과실을 더 건강하게 이용할 수 있다.

채식주의자가 아니라도 뇌의 건강을 위하여 과실 특히 베리류에 의지할 수 있다. 예를 들어 블루베리는 전체적인 학습능력은 물론이고 운동기능도 개선시켜주는 것으로 잘 알려져 있다. 그래서 블루베리를 뇌에 가장 좋은 식품으로 꼽기도 한다. 블랙베리, 블루베리, 산딸기 등 대부분의 베리류는 뇌를 활성화시키는 항산화물질이 매우 많이 함유되어 있다. 하루에 한 번씩 이런 베리류를 먹으면 뇌가 노화되는 것을 억제하도록 도와줄 것이다. 베리류는 때때로 '슈퍼 과일(super-fruits)'로 부르기도 하는데 그 이유는 그들 대부분이 피세틴(fisetin)과 플라보노이드를 함유하고 있어 기억력을 개선하고 과거의 사건을 쉽게 회상할 수 있도록 힘을 주기 때문이다. 베리류는 맛도 좋을 뿐 아니라 뇌를 위하여도 도움이 되는 식품이다.

블루베리는 오랫동안 슈퍼푸드(활성산소들을 제거하고 체내에서 필요로 하는 영양소를 많이 함유하고 있는 웰빙 식품)로 칭송을 받아왔다. 이 식품은 신체적 건강을 위하여도 좋지만 뇌 건강을 증진시키는 비타민과 항산화물질이 많이 들어 있다.

블루베리를 생으로 섭취하거나 아침에 블루베리 스무디를 마시면 오후에 지쳐 맥이 빠지는 현상을 막을 수 있다. 연구자들은 블루베리가 5시간 뒤에 기억력과 집중력이 향상되는 것을 발견하였다. 이것은 블루베리의 항산화물질과 피토케미칼이 뇌 속의 산소와 혈류의 흐름을 자극하여 정신을 산뜻하게 유지시켜주기 때문이다.

블루베리는 학습능력과 운동기능을 증진시키는 데 도움을 주는 항산화물질인 플라보노이드를 함유하고 있다. 플라보노이드는 알츠하이머병이나 치매와 같은 퇴행성 뇌질환을 예방하는 데 도움을 준다. 아침식사용 오트밀이나 스무디에 한 컵을 넣어 먹거나 오후에 건강스낵으로 한줌 먹으면 좋다.

블루베리는 나이가 들수록 떨어지는 인지능력을 올려주는 항염증성이 강한 특성물질을 많이 가지고 있다. 블루베리가 노인의 기억력, 조정능력, 균형감각 향상을 돕는다는 연구결과도 여럿 나와 있다. 그래서 블루베리의 별칭이 '유스베리(youth berry)'이다. 알츠하이머형 치매 예방을 돕는다는 연구결과도 나왔다. 블루베리가 '브레인베리(brain berry)'로 통하는 것은 이 때문이다.

• 딸기와 블루베리

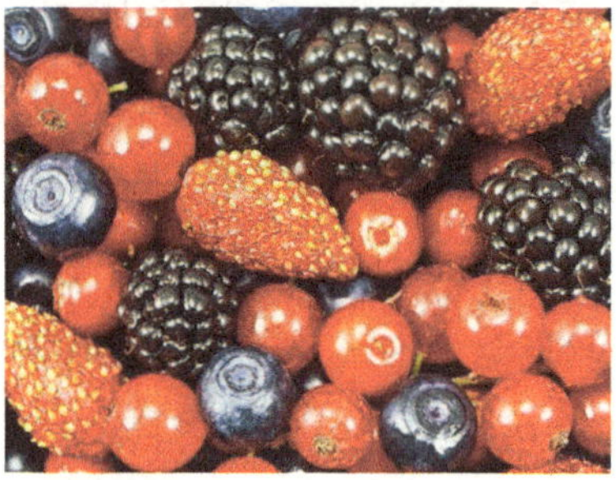
▲ 베리류

이 두 식품은 수분이 많은 식품이지만 항산화물질이 풍부하다. 이와 같이 뇌를 좋게 하는 식품은 동물실험에서 인지능력을 강화시키는 것으로 터프 대학 연구진이 밝혔다. 인간에게도 비슷한 결과가 일어날 것으로 추정하고 있다. 연구의 예비실험에서 연구진은 채소와 과실이 뇌 기능 중 산화적 스트레스의 방지에 장기간 효과를 나타내는 데 중요한 역할을 할 것으로 희망하였다. 근래에는 아로니아(aronia)도 과일 또는 분말로서 많이 유행하는 식품이다.

(6) 초콜릿

맛도 좋고 뇌에도 좋은 식품인 초콜릿은 항산화제가 풍부하여 집중력을 키우는 데 도움을 준다.

초콜릿바를 매일 다량으로 섭취하면 우리의 몸을 아프게 할지도 모르며 코코아차를 너무 많이 마셔도 같은 결과를 초래할지 모른다. 그러나 이러한 초콜릿의 주 성분은 뇌를 위하여 매우 유익하다고 알려져 있다. 과학자들은 코코아가루 두세 스푼에 들어 있는 항산화물질의 함량은 녹차나 적포도주와 같은 식품에서 발견되는 것보다 더 강력하다고 한다. 코코아에서 발견되는 항산화물질의 주성분은 플라보노이드로 알려졌는데 뇌로 가는 혈류의 양을 증가시킨다고 한다. 일반적으로 먹는 밀크초콜릿에는 플라보노이드가 많지 않으나 다크초콜릿에는 다량으로 들어 있다.

단 것을 조금씩 먹는 것이 현명한 방법이라고 웨스트 버지니아 휠링 예수회 대학교의 연구진은 밝혔다. 연구진은 일반적인 크기의 밀크초콜릿바 혹은 다크초콜릿바를 85 g씩 자원봉사자들에게 먹이고 반응시간을 측정하였다. 그 결과 초콜릿을 먹은 사람이 초콜릿을 먹지 않은 사람보다 약 20%가량 단기 기억이 좋았다고 하였다.

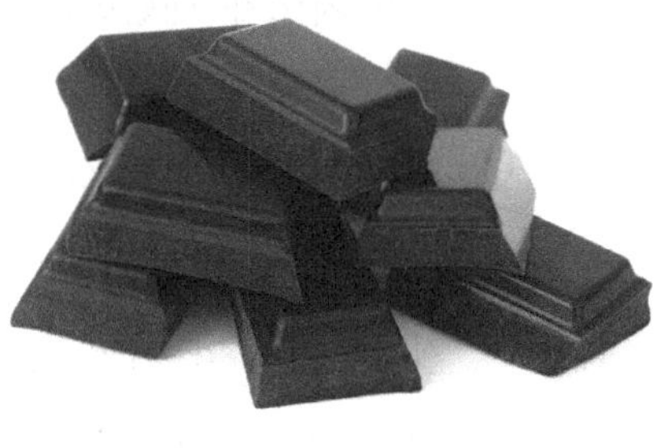

▲ 다크초콜릿

초콜릿은 항산화물질인 폴리페놀이 풍부하여 뇌로 가는 혈류를 증가시켜 뇌세포를 보호한다. 그러나 카카오의 함량이 중요하기 때문에 밀크초콜릿보다는 다크초콜릿을 먹는 것이 좋다. 오후에 점심 먹은 후 다크초콜릿 한 조각 정도 먹으면 좋다.

이렇듯 카카오콩은 초콜릿을 만드는 식품이지만 놀랍게도 뇌를 건강하게 하는 것으로 증명되었다. 그러나 대부분의 초콜릿은 실제 카카오콩을 아주 소량만 넣기 때문에 코코아 함량이 85% 정도 되는 다크초콜릿으로 섭취하는 것을 권장한다.

(7) 브로콜리 · 녹엽채소

필라델피아에서 열린 제9차 알츠하이머병과 관련 질병에 관한 국제회의에서 하버드 의과대학 연구팀은 중년에 녹엽이나 십자화과 채소를 먹은 여성들은 그들이 70대가 되어도 그들의 인지능력이 그대로 유지된다는 내용을 발표하였다.

13,000명의 여성에 대하여 11년간 이루어진 대규모 연구에서 연구팀은 과실과 채소를 많이 소비하는 것이 인지시험 점수에서 전체적으로 감소에 영향을 주지 못하였다. 그것이 나이를 먹었기 때문인지 치매의 어떤 형태에 기인한 것인지 확인할 수 없었다. 그러나 녹엽채소와 십자화과채소와 같이 엽산이 많이 들어 있고 카로티노이드와 비타민 C와 같은 항산화물질이 풍부한 식품을 가장 많이 섭취한 여성들은 인지능력이 훨씬 적게 감소한다고 발표하였다.

이러한 차이는 인지능력으로 볼 때 거의 2년 정도 차이를 보였다고 한다. 이 차이가 대단한 것은 아니지만 다른 연구에서 계속 확인이 된다면 치매의 공중보건 부담을 경감시킬 수 있는 큰 영향을 줄 수 있을 것이다. 간호사건강연구(Nurses Health Study)에 참여한 13,000명의 참여자들은 11년 동안 식이내용과 건강 상태를 연구팀이 조사하였다.

지구상에는 약 거의 1,800만 명이 치매로 고통을 받고 있다. 이런 치매의 가장 큰 원인은 알츠하이머병이다. 미국 알츠하이머협회에 따르면 미국에서 450만 명이 이 병을 앓고 있으며 이 숫자는 1980년 이후 2배로 늘어난 것이다. 2050년이 되면 알츠하이머병 환자는 1,130만 명에서 1,600만 명으로 증가될 것이라고 추정하고 있다.

미국에서 알츠하이머병 환자를 돌보는 데 직간접으로 소요되는 비용은 천억 달러 정도가 될 것이라고 미국알츠하이머협회와 국립 노령화협회에서 밝혔다. 비용을 고려하면 식품에 의한 해결법이 점차 새로운 해법이라고 하버드 대학 강연구팀이 알츠하이머 회의에서 밝혔다. 역시 스웨덴과 핀란드에서 이루어진 연구에서도 중년기비만, 고콜레스테롤, 고혈압과 같은 심장병 위험인자들은 나이가 들면서 인지능력을 감소시키는 데 유의한 역할을 한다고 발표하였다. 이 연구에서는 거의 1,500명의 노인층에 대한 연구로 중년기에 비만자, 즉 키 173 cm에 89 kg이 넘는 사람들은 나이를 먹으면서 치매가 될 가능성이 2배가량 높은 것으로 밝혀졌다. 중년에 고콜레스테롤에 고혈압이 있는 사람들은 치매의 위험성이 거의 6배나 높은 것으로 조사되었다.

계속된 연구에서 심장혈관계 질환과 치매가 거의 공통적인 원인이라고 알츠하이머협회 의학과학자문단 대표인 마릴린 앨버트는 밝혔다. 이런 연구는 의사와 정책결정자들로 하여금 사람들에게 건강하게 나이를 먹기 위해 건강식과 운동을 더 하도록 사람들에게 강조하여 건강한 노령화에 기여하는 데 의미가 있을 것이라고 의견을 제시하였다.

• 브로콜리

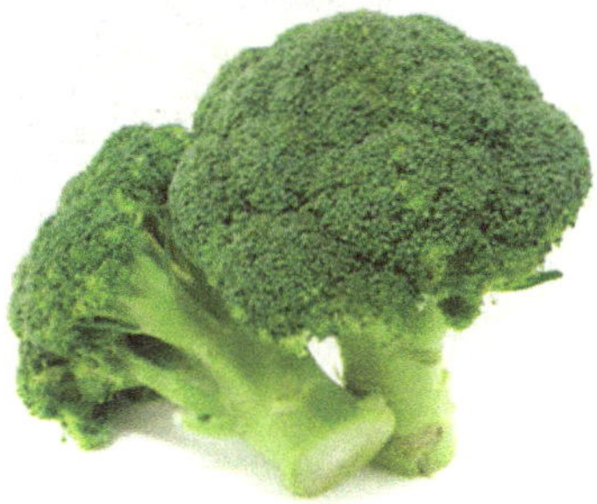

▲ 브로콜리

브로콜리는 노화과정을 지연시키는 것은 물론이고 기억력을 개선하는 것으로 알려졌다. 이것은 식이에 브로콜리를 추가하는 것이 당신을 영리하게 하고 젊어지게 한다는 뜻이다. 브로콜리와 콜리플라워는 두뇌 발육 역할을 하는 비타민인 콜린의 좋은 급원이다. 콜린을 임신 중에 섭취하면 자궁에 있는 동물의 뇌의 활동을 왕성하게 한다. 이것은 학습능력이나 기억력을 향상시키고 인지능력을 신장시킨다는 것을 가리킨다.

이런 현상은 나이가 들면서 따라오는 기억력의 감퇴를 줄여주거나 어린 시절 뇌의 독소에 대한 취약성을 줄일 수 있고 일생동안 이런 방어기능이 지속될 수 있는 것으로 추정할 수 있다. 달걀과 고기도 훌륭한 콜린의 급원 중의 하나이다.

브로콜리는 또 하나의 뇌 식품으로 비타민 K와 C 그리고 항산화물질을 가지고 있다. 비타민 K는 뇌의 기능을 적절하게 유지시켜주기 때문에 나이를 먹어서 나타나는 치매를 예방하는 데 도움을 준다.

• 녹엽채소

배추, 케일, 시금치 등과 같은 녹엽채소는 어린이는 물론 성인의 뇌에 매우 좋은 식품이다. 이런 채소들은 오래된 정보를 기억해내고 싶을 때 어제 들은 정보인 것처럼 생생하게 기억해내는 데 크게 도움을 준다. 이들은 비타민 B_6와 B_{12} 그리고 엽산이 풍부한 경우가 많기 때문이며 이 영양소들이 망각이나 알츠하이머병을 가져오게 하는 호모시스테인(homocystein)의 수준을 떨어뜨리게 하는 대단한 화학물질이다. 이 채소들은 철분 함량이 높은 경우가 많다. 만약 철분 섭취가 충분하지 못하면 인지능력이 크게 떨어진다.

• 시금치

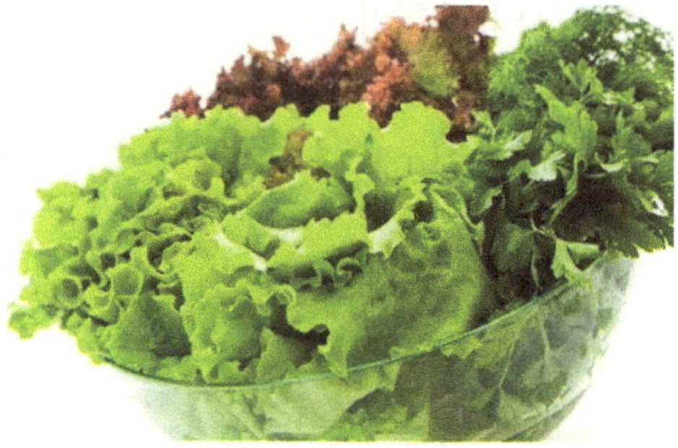

▲ 녹엽채소

시금치는 여성들의 치매 예방과 관련되어 있다. 시금치와 다른 녹엽채소를 섭취한 중년 여성들이 인지기능의 저하가 2년 늦게 일어난다고 한 연구보고에서 증명하였다. 시금치는 뇌에 필요한 영양소와 효소를 공급한다. 이런 영양소와 효소는 시냅스를 강화시키고 신경전달물질을 건강 수준까지 오르도록 생산한다. 시금치는 엽산을 가지고 있는데 엽산이 부족하면 기억력이 감퇴되고 심장질환을 일으키기 쉽다. 수년 전 터프 대학 연구진은 항산화물질이 풍부한 시금치를 뇌에 좋은 식품으로 발표하였으며 동물실험을 통한 수많은 증거가 이를 뒷받침하고 있다. 늙은 쥐에게 시금치 추출물을 먹였더니 기억력시험에서 젊은 쥐보다 좋은 결과를 보였다고 휴스턴 대학 연구팀이 발표하였다.

시금치는 비타민 E, K와 철분 또 치매를 예방하는 엽산이 풍부히 들어 있다(만약 식이에서 철분이 부족하면 인지능력이 떨어진다). 시금치가 기억력 손상을 실제로 회복시키는 데 도움을 준다는 연구보고도 있다. 시금치를 풍미를 좋아하지 않는다면 다른 요리에 섞어서 이용하도록 한다.

케일, 차드, 시금치와 같은 녹엽채소들은 엽산을 비롯하여 비타민 B를 가지고 있는데 뇌에서 나이가 들어 일어나는 현상으로부터 뇌를 보호한다. 이 채소들은 항산화물질을 가지고 있어 심장병이나 암으로부터 보호한다. 이런 짙은 녹엽채소를 매일 샐러드나 부요리로 먹는다.

식품제조업자들은 새로운 제품을 생산할 때 녹엽식물을 포함시키길 원하는데, 시금치와 브로콜리를 많이 먹은 여성들이 노년기에 치매의 개시 시기가 늦어지는 데 도움을 받았다는 새로운 연구결과가 발표되었기 때문이다.

(8) 녹차

우리 몸에 카페인이 적절하게 들어가면 집중력을 향상시키고 혈류의 흐름을 왕성하게 한다. 매일 커피 마시는 것을 좋아했다면 주당 한두 컵의 바로 끓인 차로 바꾸거나 늦은 오후에 집에서 직접 가져온 차를 마시는 것이 소다수나 에너지 드링크를 마시는 것보다 낫다.

아침에 커피 마시는 것을 잊었다면 차를 한잔 마셔보자. 막 끓인 녹차나 홍차는 카테킨이 풍부하기 때문에 뇌에 매우 좋다. 당신이 하루 생활 중 진이 빠지고, 피곤하고 생각하는 것조차 귀찮은 경험을 했다면 그것은 뇌에 카테킨이 부족하기 때문이다. 카테킨은 뇌를 예리하고 선명하게 하여 뇌 기능을 적절하게 하여 준다. 이것은 뇌를 정상적으로 작동하게 하는 것은 물론 마음을 편안하게 하고 정신적 피로를 극복하도록 도와준다.

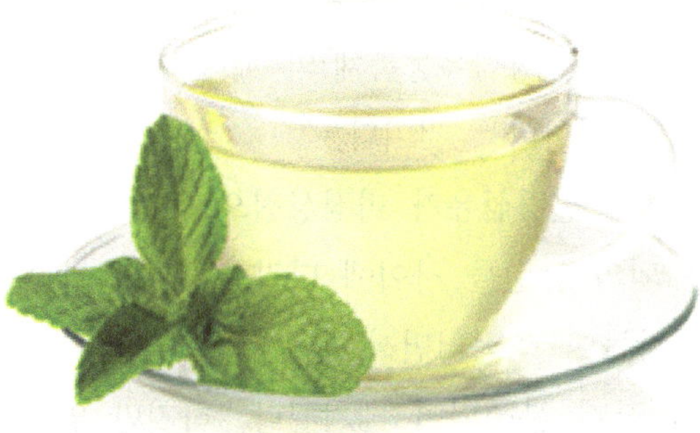

▲ 녹차

녹차는 홍차보다 그 기능이 더 강력하지만 둘 다 아주 훌륭한 식품이다. 차를 아침 일찍 마시는 것은 하루를 시작하는 뇌에 아주 훌륭한 선물이다. 하루에 몇 번씩 녹차를 마시는 것이 심장에 좋을 뿐만 아니라 기억력도 증진시킬 수 있다고 연구자들은 말한다. 중국에서 실시한 연구에서 녹차의 화학적 특성은 혈구의 증식을 촉진하고 공간인지능력과 기억력에 유익하다고 하였다. 또한 녹차는 긍정적인 마음을 갖게 해주며 파킨슨병이나 다른 뇌질환으로부터 보호해준다.

(9) 과실류

과일과 채소에는 산화스트레스를 줄여주는 여러 가지 화합물이 들어 있다. 산화스트레스는 우리 몸이 활성산소를 만들어내는 일반적인 생리작용인데 평소에는 우리 몸에 별다른 해를 끼치지 않는다. 하지만 활성산소분자가 늘어나서 체내 항산화물질보다 많아지면 세포 손상을 일으키게 된다. 산화스트레스는 뇌의 노화 및 인지기능 저하, 알츠하이머병의 발병 및 병의 전개와 관련이 있다. 알츠하이머성 치매를 비롯한 치매의 주된 특징 중의 하나는 섬유 뭉치(신경섬유농축체)와 베타 아밀로이드가 침착되어 아밀로이드 플라그를 형성한다는 것이다.

섬유 뭉치는 뇌세포 안에 신경섬유가 비정상적으로 엉켜있는 것을 말한다. 베타 아밀로이드는 뇌의 뉴런들 사이에 다량 존재하는 베타 아밀로이드라는 독성 단백질 조각들이 축적되면서 형성된 것이다. 건강한 뇌에서는 이 단백질 조각들이 잘게 분해되어 제거된다. 하지만 알츠하이머병에 걸린 사람의 뇌에서 베타 아밀로이드는 뇌 조직에 침착되어 플라그로 굳어지고 신경세포를 파괴하여 뇌의 기능을 저하시킨다.

과학자들은 산화스트레스로 인해 신경섬유 뭉치와 아밀로이드 플라그가 형성되는 것이라고 믿고 있다. 따라서 날마다 과일과 채소를 충분히 섭취하면 활성산소를 없애주는 항산화물질을 다량 공급받을 수 있다.

그러면 산화스트레스도 줄이고, 뇌세포를 보호할 수 있으며, 궁극적으로 뇌를 건강하게 하고 치매를 예방할 수 있다.

채소와 과일에는 각종 비타민과 무기질, 식이섬유, 유익한 지방, 피토케미칼 등 인체의 기능을 원활하게 하는 데 꼭 필요한 영양소가 가득 들어 있다. 이러한 화합물들은 서로 상승작용을 하며 인체의 모든 기능을 촉진하고 최적화한다. 뇌 속 뉴런들의 신호 전달 및 근육의 기능을 원활하게 하고, 심장 혈관을 튼튼하게 하며, 상처를 치료하고, 피부 성장과 재생, 질병 퇴치를 돕는다. 뿐만 아니라 기분과 식욕, 에너지까지 조절해준다. 식물성 식품을 많이 섭취하는 사람들은 전형적인 서구식 식사를 하는 사람들에 비해서 치매, 심혈관 질환, 당뇨병의 발병률이 낮고, 수명이 길며, 적절한 체중을 유지하고, 나쁜 콜레스테롤인 LDL 수치가 낮다는 연구보고도 있다.

신선한 과실은 종종 당 함량이 높기 때문에 나쁜 결과를 가져오기도 한다. 그러나 수분 함량이 높고 그 양에 비하여 열량이 낮다. 딸기, 아사이베리(palm berry), 수박, 블루베리와 같은 밝고 화려한 색을 가진 과실은 많은 영양소가 들어 있는 경우가 많다. 여러 가지 비타민, 항산화물질, 식물화학물질을 함유한다. 가능하다면 유기식품을 선택하고 복숭아나 넥타처럼 얇고 투과성이 있는 껍질을 가진 것이 좋다. 과실과 채소는 항산화물질을 함유하고 있고 뇌의 노화를 억제하는 항산화물질의 급원이라고 미국 농무성과 보스톤 터프 대학 인간영양연구센터의 제임스 죠셉 박사는 발표하였다.

• 사과

사과에는 뇌세포를 보호하는 항산화물질인 케르세틴이 많이 들어 있기 때문에 매일 사과를 한 개씩 먹으면 매우 좋다. 코넬 대학 연구에 따르면 케르세틴은 유리기로부터 뇌세포의 공격을 방어한다고 한다. 사과의 껍질에는 케르세틴이 가장 많이 들어 있기 때문에 사과를 껍질 채 먹는 것이 좋다.

• 석류

석류는 겨울 과실로 레스베라트롤이 풍부하며 이는 발작과 치매로부터 뇌를 보호하는 역할을 한다.

(10) 아마씨

아마는 오메가-3 지방의 식물성 급원으로 채식주의자들에게 완전식품이다. 아마씨는 뇌 기능을 향상시킬 뿐 아니라 염증을 감소시키고 혈액순환을 왕성하게 한다. 아마는 콜레스테롤 수치를 낮게 하고 혈당을 균형

있게 하기 때문에 어떤 식사에 함께 넣어도 훌륭한 조성을 이루게 된다.

식물성 오메가-3 지방산의 대표적인 급원은 아마씨유와 들기름이다. 아마씨는 지방(41%), 단백질(20%) 및 섬유소(28%)의 함량이 높다. 아마씨는 뇌의 대뇌피질이 활발히 기능을 발휘하도록 건강한 지방인 ALA(α-linolenic acid)를 가득 함유하고 있다. 여기는 감각기능을 책임지고 있는 뇌의 부위로 이를 예민하게 유지하는 것이 생명 활동에 매우 중요하다. 빵이나 죽에 아마씨를 섞어 다른 식품과 함께 먹을 수 있으며 다른 여러 방법으로 먹어도 좋다. 아마씨를 곱게 갈아서 오트밀에 한 티스푼을 넣거나 스무디나 샐러드드레싱에 아마기름 한 숟가락을 넣는다.

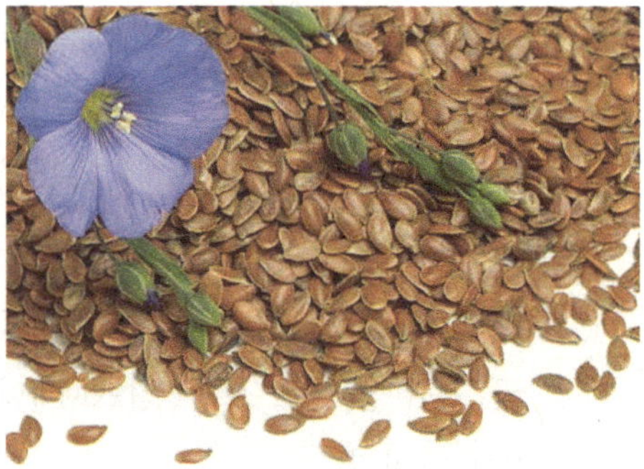

▲ 아마씨

(11) 아보카도

아보카도는 오메가-3 지방산과 포타슘의 훌륭한 급원이다. 아보카도의 지방은 혈류를 왕성하게 하고 정신기능을 최고 상태로 유지하게 하는 건강한 지방이다. 그뿐만이 아니라 아보카도는 혈압을 내리게 하는 기능도 있다. 아보카도는 블루베리와 같이 뇌 건강을 증진시킨다.

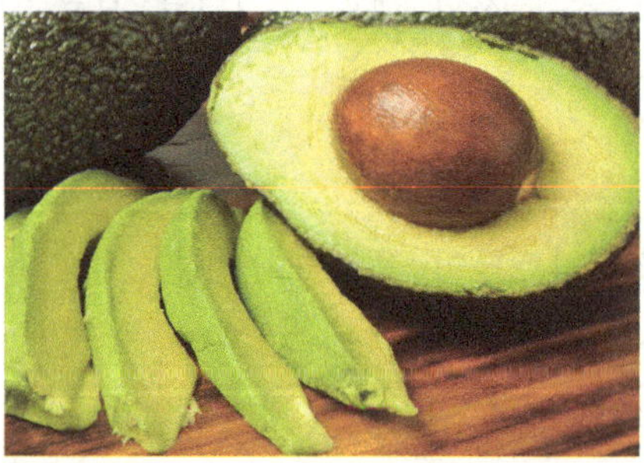

▲ 아보카도

아보카도의 지방은 건강에 좋은 단순불포화지방으로 혈류의 흐름을 왕성하게 한다. 이런 혈류의 증가는 신체 뿐 아니라 뇌에 특히 좋다.

(12) 두류

콩과 식물은 통밀 제품과 같이 자연적으로 복합탄수화물, 섬유소를 함유하고 있으면서도 칼륨과 인이 풍부하여 심장과 뼈의 건강에 유익하다. 대두, 강낭콩, 병아리콩, 렌즈콩처럼 콩류는 감자나 당근 같은 다른 식품보다 혈당지수가 낮다. 또 콩류는 뇌를 건강하게 하는 유지를 가지고 있다. 콩류는 비타민 B와 뇌를 활성적으로 만들어주는 포도당을 함유하고 있다.

병아리콩은 해초나 녹엽채소를 제외하고는 마그네슘의 좋은 급원 중의 하나이다. 마그네슘은 정보를 전달하는 뇌의 수용체의 기능에 도움을 주고 또 혈관 벽을 확장시켜 뇌로 들어가는 혈류를 왕성하게 한다.

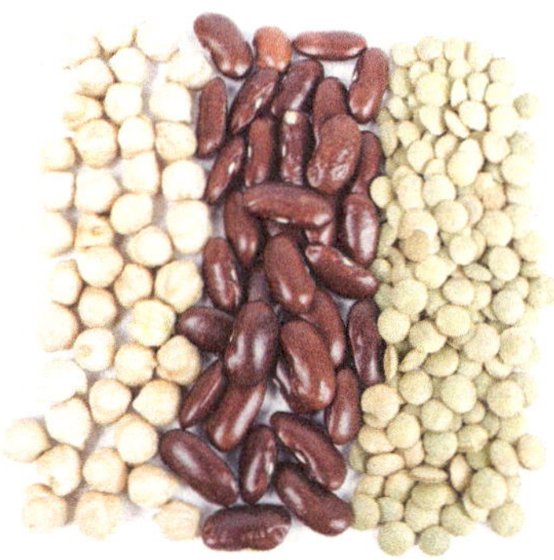
▲ 두류

콩은 두뇌식의 으뜸가는 식품이라 할 수 있다. 뇌 기능을 활성화시키는 식품 중에서도 한결 빼어난 슈퍼푸드라 할 것이다. 콩 식품 중에서도 콩을 미생물로 발효시킨 청국장 등은 소화가 잘 되고 인지질을 다량 함유하고 있다. 콩의 주성분인 포스파티딜콜린이라는 물질은 그 자체가 레시틴이라고 불리기도 한다(그러나 레시틴이란 인지질을 전체를 말하기도 한다). 포스파티딜콜린은 소화과정에서 콜린으로 분해되어 소장에서 완전히 흡수된다. 그렇게 되면 혈중의 콜린 농도가 높아져 혈액뇌관문에 존재하는 콜린 수송체의 도움으로 콜린이 뇌로 흡수된다. 뇌 안에는 포도당으로부터 만들어진 아세틸 CoA가 있어 이것과 결합하여 신경전달물질인 아세틸콜린이 합성된다.

아세틸콜린은 약리학적 연구에서 사람의 뇌에서 기억 형성에 중요한 역할을 하고 있는 것으로 증명되었다.

따라서 그 바탕이 되는 콜린을 보급하는 데 효과적인 레시틴을 섭취하면 건망증을 방지하고 기억력을 높여주는 효과가 있을 것이다.

포스파티딜콜린이나 포스파티딜세린과 같은 인지질은 세포막의 주축이 되는 중요한 구성성분이다. 세포막은 두층으로 형성되어 있으며 그 속에는 여러 가지 단백질이 채워져 있거나 관통하고 있다. 신경전달물질의 수용체나 이온 채널도 그런 형태로 존재하며 이온 채널의 개폐는 주위의 인지질의 성질에 의존하고 있다. 포스파티딜콜린을 예로 들면 생체막 내에서 이 물질의 양이 증가하면 막이 지니는 유동성이 증가하며 중요한 신경전달물질인 아세틸콜린이나 노르아드레날린이 각 수용체와 결합한 뒤 반응이 촉진된다.

(13) 우유 · 요구르트

그리스요구르트는 액체 유장(乳漿 : 젖 성분에서 단백질과 지방 성분을 빼고 남은 맑은 액체)을 제거해서 진하고, 크림상이며, 톡 쏘는 맛을 가진 요구르트다. 영양면에서 미국형 요구르트보다 지방과 단백질이 많고 당을 거의 가하지 않는다. 그리스 플레인 요구르트에 꿀 한 티스푼을 넣으면 마요네스와 같은 크림형이지만 신맛이 나는 고지방 식품이다. 요구르트 제품은 오메가-3 지방산인 DHA를 함유하고 있다. 오메가-3 지방 DHA는 아이들이 발육하는 동안 뇌의 성장을 돕는 영양소이다.

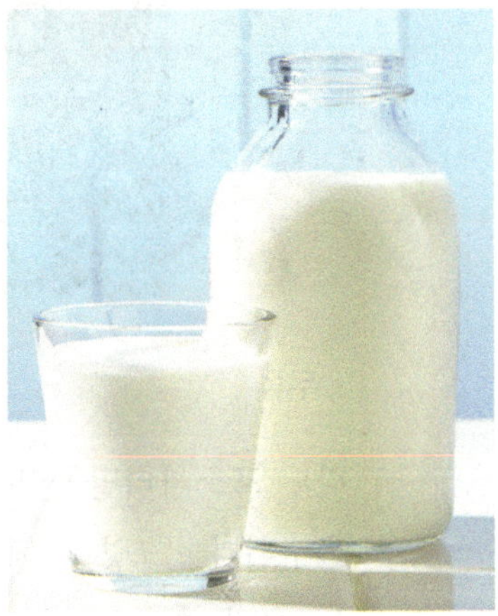

▲우유

하루에 우유 한잔 정도를 마시는 것은 뇌의 건강을 위하여 유익한 것이다. 우유와 요구르트와 같은 유제품을 매일 먹는 사람이 기억력 시험에서 우수하다는 연구보고가 있다. 이것은 나이를 먹으면서 정신기능이 떨어지는 것을 막아주는 효과가 있다고 하겠다.

(14) 기타 식품

• 바코파

바코파는 기억의 식물로 알려져 있으며 5천년 전통을 가진 인도의 고대 의학인 아유르베다의 시술자들은 불안감을 없애고 지적능력과 기억력을 향상시키는 데 bacopa(수생식물의 일종)를 사용하고 있다. 최근의 연구에서 이 고대 의학의 처방에 근거가 있다는 것을 발견하였으며 기억력 향상에 아주 우수하다고 한다.

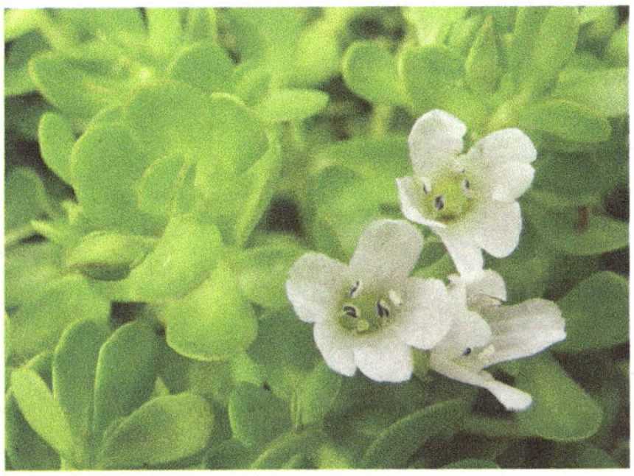

▲ 바코파

40세에서 65세 사이의 성인 76명에 대한 연구에서 바코파 사용그룹에서 망각율이 감소되는 것을 보였다. 다른 인간을 대상을 한 연구에서도 정보처리 속도가 개선된 것을 보여주었다. 기억력을 차단시키는 약물과 함께 바코파를 사용하였을 때 약물로 유도된 기억력 장애가 줄어들고 정보의 습득과 유지가 개선되는 놀라운 연구결과도 있었다. 결국 바코파는 기억능력을 향상시키는 좋은 물질로 인정되었으며 이 식물의 항산화능력이 나이를 먹으면 일어나는 기억력 손실을 예방해주는 것으로 보인다.

• 목초로 키운 소의 쇠고기

목초로 키운 소의 고기는 포화지방 함량이 낮고 옥수수나 곡류를 먹여 키운 소의 고기보다 오메가-6 지방이 낮다. 최근 임상영양연구보고에 따르면 오메가-6 지방산과 오메가-3 지방산의 비를 개선하는 것이 건강에 매우 유익한 것이라고 보고하였다. 이런 결과에 따라 오메가-3 지방이 함유된 생선이나 아마유를 먹을 필요는 없다. 오히려 대부분의 육류, 달걀, 유제품처럼 오메가-6 지방을 적게 먹는 것이 좋다. 목초로 키운 소는 대장균과 같은 박테리아의 수가 적다.

풀을 먹고 자란 소의 적색육은 뇌 기능을 건강하게 하는 데 중요한 역할을 하는 비타민 B_{12}의 훌륭한 급원이다. 비타민 B_{12}의 결핍이 심한 사람은 인지기능시험에서 낮은 점수를 얻게 되고 또 뇌의 전체적인 부피가 줄어들어 이 비타민의 결핍이 뇌를 축소시키는 것이 아닌가 하는 의견도 있다.

• 킨와

킨와(명아주속(屬)(goosefoot)의 일년초 Chenopodium quinoa. 씨는 식용 : 남미 원산)는 단 두 개뿐인 식물성 완전 단백질식품 중의 하나이다(하나는 대두). 그것은 모든 필수아미노산을 함유하고 있다는 뜻이다. 킨와는 곡류와 비슷하여 많은 요리에서 쌀이나 파스타 대용품으로 사용할 수 있다.

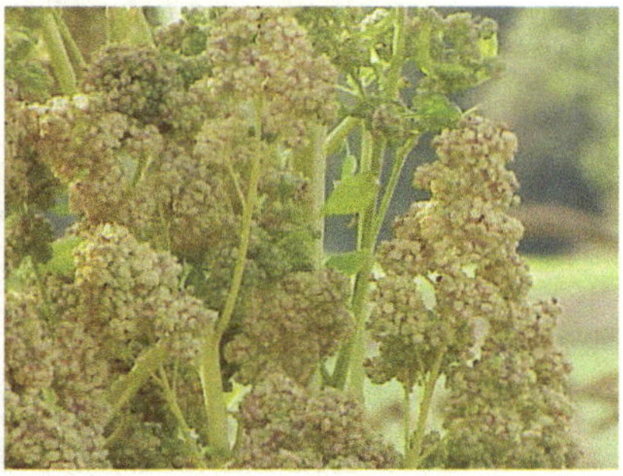

▲ 킨와

• 커피

규칙적으로 커피를 마시는 것이 알츠하이머형 치매의 위험을 줄이는 데 도움을 주는 것으로 보인다. 커피가 뇌에 좋은 이유는 카페인을 함유하고 있고 항산화제를 가지고 있기 때문이다. 주의해야 할 점은 커피에 단 것이나 지방성 물질을 많이 넣지 않도록 해야 한다.

카카오콩처럼 커피콩에도 믿을 수 없이 많은 항산화제, 아미노산, 비타민, 무기질이 들어 있다. 부드럽게 볶아서 갓 갈은 커피콩 가루는 뇌와 신체에 유익한 수많은 물질들을 가지고 있다. 여기에는 최근 뇌에 좋다고 알려진 카페인을 비롯한 항산화물질이 포함된다. 적당히 커피를 마시면 알츠하이머병, 치매 그리고 다른 정신질환의 위험을 감소시켜줄 수 있다고 한다.

• 커리

커리에는 강황이 들어 있는데, 강황은 항염증성 항산화제인 커큐민을 함유하고 있다. 커큐민은 뇌혈관장벽을 넘어갈 수 있기 때문에 광범위한 신경장애에 신경보호성분으로 기능성을 가지고 있다. 연구에 따르면 커큐민은 알츠하이머병 환자의 뇌에 파괴성이 있는 베타 아밀로이드의 축적을 억제하는 데 도움을 준다고 한다. 물론 이미 존재하는 플라그도 제거해준다. 커큐민은 기억력을 향상시키고 신경생성과정으로 알려진 새로운 뇌세포의 생산을 자극하는 것으로 알려졌다. 좀 더 말하면 커리가루는 강황가루보다 커큐민이 적게 들어 있기 때문에 건강을 위하여 강황가루를 택하는 것이 좋다.

이 향미식품은 뇌 기능을 북돋우고 신선한 상태로 유지하게 한다. 커리에 들어 있는 주성분은 커큐민으로 항산화기능이 있어 나이 들면서 뇌가 노화하거나 인지기능이 감퇴하는 것을 막아준다. 이 항산화물질은 뇌는 물론 몸에서 일어나는 유리기에 의한 손상을 억제하는 역할을 한다. 유리기는 몸 안에서 일어나는 염증과 질병의 원인이 되기도 한다. 커리는 뇌에 좋을 뿐 아니라 당뇨나 심장병에도 효과가 있다. 커리를 한 달에 한 번만 소량 섭취해도 뇌를 위하여 많은 도움이 된다.

• 굴

굴은 연령에 관계없이 뇌에 좋은 식품으로 알려졌다. 굴은 철분과 아연이 풍부하기 때문이다. 굴은 마음을 영민하게 해주고 정보를 회상하는 능력을 증진시킨다. 아연과 철은 집중력과 정보를 기억하게 하는 뇌의 능력과 관련되어 있다. 아연과 철이 부족하면 기억력이 쇠퇴하고, 집중력이 부족해지는 것은 물론 신체의 다른 부위에도 질병을 초래한다.

• 셀러리

셀러리는 루테오린(luteolin)이 풍부하다. 이 성분은 뇌에서 신경퇴행의 주요 원인인 염증을 진정시키는 물질이다. 루테오린은 쥐를 이용한 실험에서 나이를 먹으며 일어나는 기억력 손상을 억제하는 것과 관련 있는 물질이다. 셀러리 외에 후추, 당근도 루테오린의 훌륭한 급원이다.

• 게

게 1인분이면 하루에 필요한 페닐알라닌의 요구량을 충족하고도 남는다. 이 아미노산은 신경전달물질인 도파민을 생산하도록 도움을 주고 아드레날린, 노르아드레날린, 갑상선호르몬의 분비하도록 뇌를 자극하며 파킨슨병과 투쟁에 도움을 줄 수 있다. 게는 뇌 기능을 촉진하는 비타민 B_{12}의 훌륭한 급원이다.

• 토마토

뇌의 질병을 예방하는 중요한 역할을 하는 토마토에는 라이코펜이라는 항산화물질이 있어 몸에서 생긴 유리기를 제거하는 역할을 한다. 따라서 토마토를 먹는 것은 알츠하이머병과 같은 뇌관련 질환으로부터 보호받는 길이라고 할 수 있다. 토마토에서 발견되는 강력한 항산화물질인 라이코펜은 뇌에서 치매를 일으키게 하는 유리기에 의한 세포 손상을 막아준다.

• 인삼

인삼은 기억력을 되살리는 브레인 푸드로도 유익하다. 농촌진흥청은 사람 대상 연구를 통하여 인삼의 진세노사이드가 뇌의 에너지원인 포도당의 흡수를 도와 뇌의 혈액 순환을 돕고 기억력을 향상시킨다는 사실을 밝혀냈다.

• 감자 · 고구마

단순히 감자만으로도 기억력 증진에 도움을 줄 수 있다고 토론토 대학 연구진은 제시하였다. 감자를 이용한 식이 탄수화물은 건강한 그룹의 노인들에게 기억력을 향상시키는 것을 알게 되었다.

또 고구마에도 항염증성 특성물질이 있어 알츠하이머병환자들의 뇌 위축을 완화시켜줄 수 있다.

• 은행 · 매운고추

은행은 단기간의 기억 손상과 같은 뇌 기능의 문제를 개선하는 가장 인기 있는 식물 중의 하나로 비타민 제품처럼 액상캡슐로 제조할 수 있다. 매운 고추는 뇌에 꼭 필요한 비타민C를 오렌지보다도 더 많이 함유하고 있어 훌륭한 뇌 건강식품으로 생각할 수 있다.

2 뇌력을 증진시키는 식품의 성분

뇌력을 증강시키고자 할 때 어른은 지치지 않게 하고, 어린이들은 하루 종일 활력에 넘치게 하는 식품과 영양소가 있다는 것을 과학에서 증명하고 있다.

(1) 오메가-3 지방이 풍부한 식품

오메가-3 지방산의 두 가지 형태인 DHA 와 EPA는 뇌 발육에 중요하고 우울증의 위험을 줄여주고 기분을 명랑하게 하며 정서적 표현과 집중에 관련되어 있다고 Rachael Moeller Gorman은 "Eating Well"지에서 주장하였다. 오메가-3 지방산은 연어와 같은 지방이 많은 생선에서 주로 발견할 수 있으나 오메가-3 지방산의 또 다른 형태인 ALA로부터 소량은 몸에서 만들 수 있다. 이런 오메가-3 지방산은 아마씨, 호두, 카놀라유, 대두 등과 같은 식물성 식품에 존재한다. 근래의 대두유나 아침식사 대용 시리얼바를 포함한 여러 식품에는 DHA가 강화되어 있고 이런 DHA나 EPA는 해산 조류로부터 만들어진 것이다. 하루에 2,000 kcal를 소비하는 성인은 하루 약 900 ~ 2,000 mg 정도가 좋고 하루에 1,000 kcal를 소비하는 어린이들은 하루에 400 ~ 500 mg의 오메가-3 지방산을 섭취할 것을 권장하고 있다고 알코올 남용과 알코올 중독에 관한 국립위원회의 위원장인 Joe Hibbeln 박사는 말한 바 있다.

• 건강에 좋은 지방

신체나 뇌의 건강에 유익한 지방은 생유로부터 만든 유기버터로 유기목초를 먹여 키운 소의 생유로부터 만든다. 올리브, 유기버터올리브유, 코코넛유, 피칸이나 마카다미아 같은 견과류, 방사한 닭의 달걀, 알라스카 연어, 아보카도의 지방도 좋은 지방의 예이다.

(2) 건강한 탄수화물

아침에 곡류로 된 음식을 먹고 에너지를 얻는 것이 생각하고, 행동하고, 학습하는 데 중요하다는 연구보고가 있다. 이것은 특히 어린아이들에게 매우 중요한 데 제대로 먹지 못한 아이들은 인지평가에서 낮은 결과를 보였다는 연구보고였다. 글리세믹 지수(glycemic index)가 높은 식품이나 설탕이 들어 있는 시리얼처럼 일찍 흡수되는 식품 대신 오트밀과 같은 글리세믹 지수가 낮은 식품으로 아침식사를 하면 아침부터 계속하여 집중력과 주의력이 향상된다고 한다. 이처럼 뇌에 도움이 되는 귀리와 오트밀, 현미, 통밀 등 건강한 탄수화물을 아침으로 먹도록 하자.

(3) 철분이 풍부한 식품

중등도의 철분 부족도 학습, 기억, 주의력에 영향을 준다는 보고가 있다. 젊은 여성의 10%는 매월 겪는 월경으로 빈혈 상태에 있다고 한다. 다행히 철분 수준을 정상으로 올리면 인지기능이 정상으로 돌아온다고 한다. 철분이 풍부한 식품을 들어보면 콩류, 케일이나 시금치처럼 짙은 녹엽채소, 쇠고기, 닭고기나 칠면조고기, 생선, 대두 등이 있다.

(4) 물과 수분이 많은 식품

Rachael Moeller Gorman는 몸에 수분을 충분히 유지하는 것이 기억을 새롭게 하고, 마음을 안정시키며 동작을 온전하게 한다고 2011년 7/8월호 "Eating Well"지에서 말했다. 몸에 수분이 넉넉하면 어떤 문제에 대한 해결책이나 답을 쉽게 생각할 수 있다. 연구자들은 몸에 수분이 부족하면 뇌로 들어가는 혈류가 적어져 산소의 공급이 줄어들기 때문에 일시적으로 신경세포가 갈증을 느껴 집중을 못하는 것이라고 가정한다. 수분의 필요량은 몸의 크기나 활동정도에 따라 다르지만 성인 남성은 매일 13컵, 성인 여성은 9컵 정도를 필요로 하며 임신이나 수유기간에는 조금 더 필요하다. 우리는 식품으로부터 2컵 반 정도는 섭취한다고 추정한다. 어린이들은 1～3세인 경우 하루 1,300 ml, 4～8세는 1,600 ml, 9～13세 남자아이는 2,300 ml, 9～13세 여자아이는 2,000 ml, 14～18세 청소년기 남자는 3,150 ml, 14～19세 청소년기 여자는 2,200 ml 가량이 필요하다. 또 식사와 함께 물을 마시기도 하고 음식 속에 수분이 들어 있기 때문에 우리가 섭취하는 수분의 20%는 음식에서 온다고 생각하면 된다. 수분이 많은 식품은 오이, 수박, 딸기, 샐러드용 채소 등이다.

3 비타민과 미네랄의 역할

비타민은 항산화제, 호르몬, 면역매개물질, 그리고 다른 분자들 사이에서 화학적 반응이 일어나도록 도와주는 도우미인 조효소로서 기능을 한다.

비타민은 크게 물에 녹는 수용성 비타민과 기름에 녹는 지용성 비타민으로 분류된다. 이는 일반적으로 물기가 많은 음식이나 기름기가 있는 음식에서 비타민을 얻을 수 있다는 것을 의미한다. 좀 더 세분하면 사람에게 필요한 비타민에는 13가지가 있는데 네 개는 지용성(비타민 A, D, E, K)이고 아홉 개는 수용성이다(여덟 개의 비타민 B와 비타민 C). 이들 각각의 비타민은 복합적인 기능을 가지고 있다.

특정한 식품을 섭취함으로써 얻는 건강상의 가치는 비타민의 존재가 밝혀지기 훨씬 오래 전부터 알려졌다. 고대 이집트인들은 환자에게 간을 먹이는 것이 비타민 A의 부족으로 생기는 질병인 야맹증을 고치는 데 도움이 된다는 것을 알았다. 물론 간에는 비타민 A가 풍부하다.

1,700년대 스코틀랜드 의사인 제임스 린드(James Lind)는 감귤류가 괴혈병을 예방하는 데 도움이 된다는 것을 발견하였다. 비타민 C 부족으로 인한 괴혈병은 콜라겐이 적절하게 생성되지 않는 치명적인 질병으로 잇몸에서 피가 나게 하고 잘 낫지 않으며 심한 고통 끝에 죽음에 이를 수 있는 질병이다. 그러나 린드의 발견 덕에 당시 수많은 선원들은 생명을 앗아간 심각한 질병을 비타민 C가 풍부한 레몬과 라임의 정기적 섭취를 통해 피할 수 있었다.

비타민은 빛, 열, 그리고 산소에 의하여 파괴될 수 있는 민감성이 높은 화학물질이다. 따라서 식품이 가공이나 조리와 같은 과정에서 오래 노출될수록 비타민 함량은 낮아진다. 또 열매가 익기 전에 수확하는 농법의 식품은 풍부한 비타민을 얻을 수 없는 방법이다. 현대 세계에서 유통되고 있는 많은 식품들은 대부분 가공되거나 포장되어 장거리 이동하는 경우가 많아 신선할 때보다 비타민 함량이 떨어질 수밖에 없다.

(1) 비타민 A

비타민과 미네랄은 인체와 두뇌의 건강, 아이들의 성장과 발달에 중요한 영양소이다. 여기서는 비타민과 미네랄의 종류 및 기능, 자연식품으로부터의 섭취방법 등에 대하여 알아보자.

비타민 A는 건강한 피부를 위하여 꼭 필요하다. 비타민 A는 면역체계를 지원하며 항산화기능을 갖는다. 또 시력에 결정적 영향을 미친다. 비타민 A의 섭취가 부족하면 구강염, 야맹증, 여드름, 감기와 감염을 초래할 수 있으며 피부가 건조해지거나 벗겨지기 쉽다. 비타민 A는 두 가지 형태가 있는데 간, 고기, 치즈, 달걀과 같은 동물성 식품에서 발견되는 레티놀과 당근, 고구마, 고추와 같은 녹황색 채소에서 발견되는 베타카로틴이다. 베타카로틴은 간에서 비타민 A로 전환된다.

비타민 A가 결핍되면 야맹증에 걸린다는 단순한 사실을 알고 있는 경우가 많은데 실제로 시각에 관한 것 뿐 아니라 기관의 발생, 성장, 대사, 피부유지 등 여러 기능에 관여하고 있다. 비타민 A는 체내에서 레티노산으로 변화된 후 신경계 특히 척수의 발생과 분화에 중요한 역할을 한다. 또한 레티노산은 학습 및 기억에도 영향을 미치는 것으로 밝혀졌으며 뇌의 도파민 정보 전달에도 관여하는 것으로 추측하고 있다.

(2) 비타민 B군

비타민 B군은 대체로 독자적인 기능보다 당, 지질, 단백질 대사에서 반응을 돕는 조효소로서의 역할이 크다. 예를 들어 뇌에서 효율적으로 에너지를 만들어내기 위해서는 포도당과 함께 비타민 B_1, B_2, 니코틴산이 필요하다.

비타민 B군은 뇌와 마음의 건강에 절대 빠질 수 없는 영양소이다. 비타민 B군의 구성은 B_1(티아민), B_2(리보플라빈), 나이아신(니코틴산과 니코틴산아마이드의 총칭, 비타민 B_3라고도 한다), B_6, B_{12}, 엽산, 판토텐산, 비오틴으로 총 여덟 종류다.

뇌는 전체 에너지 소비량의 20%나 차지할 정도로 에너지가 많이 필요한 장기이다. 이 엄청난 에너지를 만드는 데 활약하는 영양소가 바로 비타민 B군이다. 비타민 B군이 아주 잠깐만 부족해도 뇌 활동은 즉시 저조해진다. 이를 방지하기 위해 비타민 B군이나 종합비타민 보조제를 섭취하는 것이 좋다. 중요한 것은 많이 먹는 것보다 매일 섭취하는 것이다. 비타민 B군은 수용성이라 몸속에 축적되지 않고 소변으로 배출되기 때문이다.

비타민 B는 다양한 식품에 포함되어 있으나 특히 곡물, 채소, 콩에 많다. 그러나 요리와 가공과정에서 쉽게 파괴되며 정제과정에서 거의 제거된다. 따라서 보리와 현미 같은 자연 통곡물과 시금치, 물냉이와 같은 신선한 채소들이 가장 좋은 비타민 B의 공급원천이 된다.

비타민 B_{12}는 이 점에서 예외이다. 비타민 B_{12}는 오직 달걀, 생선과 같은 동물성 식품에서만 발견된다. 따라서 엄격한 채식주의 식사는 거의 대부분 비타민 B_{12}가 부족할 수 있다. 만일 장내 박테리아 등 사람의 몸 속에 존재하는 건강한 세균수가 충분한 세균들의 개체수가 충분하다면 이 박테리아들이 어느 정도 비타민 B_{12}를 제공할 것이다.

• 비타민 B_1

비타민 B_1은 포도당에서 에너지를 생산하는 효소의 작용을 돕는다. 이 때문에 비타민 B_1이 부족할 때 가장 먼저 나타나는 증상은 심신의 피로이다. 비타민 B_1이 부족한 사람은 주의력, 집중력이 오래 지속되지 않는다.

비타민 B_1은 돼지고기, 현미, 배아미, 김, 명란, 빙어, 고등어, 칠성장어, 해바라기씨 등에 풍부하다. 흰쌀밥에도 비타민 B_1은 들어 있지만 쌀을 씻을 때 거의 소실되기 때문에 B_1이 부족해지기 쉽다. 비타민 B_1을 섭취하면 머리가 개운해지고 활기가 생기며 사물에 민첩하게 대응할 수 있게 된다.

비타민 B_1은 포도당의 대사를 위한 조효소로서 작용하며 밥, 면류와 같은 탄수화물을 분해 대사과정을 거쳐 세포를 움직이는 에너지를 생산한다. 비타민 B_1이 결핍되면 각기라고 하는 말초 신경의 이상이 발생하고 저림, 감각마비, 나른함, 붓기와 같은 증상이 나타난다.

중추신경에서는 안구운동 마비, 보행곤란, 인식력 저하, 건망증, 기억력 저하 등의 증상이 출현하기도 하기도 하는데 이를 베르니케-코르사코프 증후군이라고 한다. 이것은 비타민 B1 부족으로 신경세포가 에너지를 만들지 못하여 생기는 것이다. 티아민은 신경과 근육을 건강하게 하며 에너지의 대사를 돕는 역할을 한다. 티아민 결핍증에는 무감각, 기억력 저하, 혼란, 과민 등이 있다.

비타민 B는 우리 몸이 식품으로부터 에너지를 생성하도록 돕고, 신진대사를 조절한다. 비타민 B_1(티아민)은 뇌에서 주로 연료인 글루코스가 에너지로 전환되는 것을 돕는다. 티아민이 부족하면 가장 먼저 정신적, 육체적 피곤함을 느끼게 된다. 비타민 B_1이 부족한 아이들은 주의력과 집중력 부족을 나타낸다.

• 비타민 B_2

비타민 B_2는 당 대사, 지방산 대사, 전자전달계, 모노아민 대사 등에 관여하는 세포에 불가결한 비타민이다. 여기서 모노아민은 세로토닌이나 도파민처럼 아미노산을 하나만 갖는 신경전달물질이다. 임신 중이나 수유 중인 여성이 비타민 B_2가 부족하면 태아나 유아의 뇌의 핵산과 단백질 함량이 감소하여 뇌 활동이 저하된다고 한다. 또한 지방산 대사에도 영향을 주어 특히 필수지방산 대사가 장해를 받아 뇌의 발달이나 성숙을 저해한다. 비타민 B_2는 비타민 B_6, 엽산, 나이아신 등 다른 비타민을 생성, 합성하는 데에도 관여하기 때문에 비타민 B_2가 부족하면 비타민 B_6 역시 부족하기 쉽다.

비타민 B_2(리보플라빈)은 머리. 손톱, 발톱 그리고 눈에 특히 중요하다. 만일 비타민 B 복합체나 종합비타민을 섭취하고 오줌이 짙은 황색으로 변했다면 그것은 비타민 B_2 때문이다. 비타민 B_2가 부족하면 눈이 충혈 되거나 눈에 모래가 들어간 것 같은 불편함을 느끼게 된다. 또 빛에 민감해지고 입안이 헐거나 입술이 갈라지는 증상이 생긴다. 머리카락에 기름기가 많아지고 손발톱이 빠지는 것도 비타민 B_2의 부족 때문에 생기는 증상이다.

• 나이아신(비타민 B_3)

마음의 상태를 좌우하는 비타민 가운데 가장 유명한 것이 나이아신이다. 나이아신은 펠라그라와의 관계가 밝혀지면서 세상에 알려지게 되었다. 펠라그라는 나이아신이 결핍되었을 때 나타나는 질병으로 정신질환, 피부염, 설사 등을 일으킨다.

에이브러햄 호퍼와 오스먼드 박사는 정신분열증 치료를 철저하게 연구해 하루에 나이아신을 몇 그램 섭취하면 증상이 개선된다는 것을 밝혀냈다. 나이아신의 하루 섭취 소요량은 18 mg에 불과할 정도로 소량이다.

나이아신을 섭취하면 마음의 병만 낫는 것이 아니다. 연구결과에 따르면 나이아신을 매일 141 mg 섭취했더니 나이에 관계없이 기억력이 10～

40%나 상승했다고 한다. 나이아신은 간, 현미, 참치, 닭고기, 대구, 버섯, 땅콩 등에 많이 함유되어 있다.

나이아신은 니코틴아마이드와 니코틴산의 총칭으로 이전에는 비타민 B_3라고도 불렸다. 필수아미노산인 트립토판으로부터 합성되며 비타민 B_2와 마찬가지로 당 대사, 지방산 대사, 그리고 그밖의 대사의 조효소로 작용하며 세포의 분화나 재생에 영향을 주는 비타민이다. 콜레스테롤을 낮추는 작용과 혈관을 넓히는 작용을 한다. 뇌에서는 우울증과 같은 정신질환에 대한 효과가 인정되고 있다.

나이아신은 지방과 탄수화물, 단백질의 대사를 돕고 좋은 콜레스테롤인 HDL의 수치를 높여주며 피부와 모발, 눈과 소화기관의 건강을 유지하는 데 아주 중요하다. 독특한 필수아미노산인 트립토판에서 생성하는 유일한 비타민B이다.

나이아신이 인지기능 저하에 어떤 영향을 미치는지 결정된 것은 아니지만 한 연구진은 음식을 통해 나이아신을 충분히 섭취한 사람들은 알츠하이머병이나 인지기능 저하의 위험이 낮다는 사실을 발견했다.

또한 비타민 B_3(나이아신)는 혈당 균형을 잡아준다. 아미노산인 트립토판으로부터 행복감을 느끼게 하는 신경전달물질인 세로토닌과 잠을 잘 자게 해주는 물질인 멜라토닌을 생성하는 데 지극히 중요한 역할을 담당한다. 이는 아이들이 정신적, 육체적 평정 상태를 유지하고 숙면을 취하게 하는 데 비타민 B_3가 중요한 역할을 담당한다는 것을 의미한다. 아이들이 공부할 때 맑은 정신 상태를 유지하기 위해 꼭 필요한 영양소이다.

다른 비타민 B군과 마찬가지로 비타민 B_3 또한 식품으로부터 에너지를 생성하는 데 필수적 역할을 한다. 비타민 B_3가 부족하면 에너지 저하, 설사, 불면증, 두통, 우울증을 앓거나 성급해지기 쉽다. 또 습진이나 심한 여드름과 같은 피부 문제를 일으킬 수 있다.

• 판토텐산

판토텐산은 기억력을 높이는 물질로 알려져 있다. 스트레스호르몬인 코르티솔이나 기억에 관여하는 아세틸콜린의 생산에도 반드시 필요하다. 포스파티딜콜린과 같이 섭취하면 기억력이 향상된다. 판토텐산이 풍부하게 함유된 식품은 효모, 간, 땅콩, 두부, 브로콜리, 청어, 버섯 등이다.

비타민 B_5(판토텐산)는 항스트레스 작용을 할 뿐 아니라 기억력을 향상시키는 신경전달물질인 아세틸콜린을 만드는 데 꼭 필요한 영양소이다. 비타민 B_5가 부족하면 근육경련, 무기력증, 집중력 저하, 메스꺼움, 에너지 저하, 불안, 초조 등의 증상을 겪을 수 있으며 발이 화끈거리기도 한다.

• 비타민 B_6, 비타민 B_{12}, 엽산

비타민 B_6와 비타민 B_{12}는 뇌의 신경세포에 많이 존재하기 때문에 "두뇌 비타민"이라고 불리기도 한다. 비타민 B_6는 단백질을 아미노산으로 분해하는 효소나 어떤 아미노산을 다른 아미노산으로 전환하는 효소의 작용을 돕는다. 비타민 B_6가 부족하면 행복물질인 세로토닌이 잘 만들어지지 않는다. 그러면 뇌 속에 세로토닌이 부족하여 우울증에 빠지기 쉽다. 비타민 B_6는 스트레스를 완화하지만 스트레스는 비다민 B_6를 소비한다. B_6가 부족한 상태에서 스트레스를 받게 되면 이미 우울증이 시작되었을 확률이 높다. 비타민 B_6, B_{12}, 엽산 삼총사는 거의 모든 신경전달물질의 형성에 아주 중요한 '메틸화(methylation)'라고 불리는 체내 과정을 조절한다. 비정상적인 메틸화는 많은 질병의 원인이 된다.

비타민 B_6와 B_{12}, 엽산은 호모시스테인(homocysteine)이라고 불리는 아미노산의 수치를 조절하는 열쇠이기도 하다. 호모시스테인의 수치가 높아지면 심혈관 질환과 골다공증의 위험을 증가시킨다. 특히 동맥경화와 심장질환, 뇌졸중, 뇌세포 손상을 유발할 수 있다.

비타민 B_6는 피리독신으로도 알려져 있는데 100개가 넘는 화학반응을 촉진한다. 비타민 B_6는 아미노산과 포도당, 지방과 호모시스테인의 대사를 돕고 신경전달물질의 생산을 도와주며 DNA와 RNA의 합성을 돕는 역할을 한다. 비타민 B_6가 부족하면 우울증과 혼란을 유발할 수 있다고 한다.

비타민 B_6(피리독신)는 호르몬 생산과 세로토닌을 만드는 데 필요한 영양소이다. 비타민 B_6는 스트레스를 경감하는 데에도 도움을 줄 수 있는데 역으로 과도한 스트레스는 체내 비타민 B_6를 소멸시킨다. 비타민 B_6가 부족하면 손발이 저리고 우울증, 신경질, 성급함, 근육경련, 에너지 저하 등을 동반하기 쉽다. 또 피부가 벗겨지고 꿈을 기억하지 못하는 증상이 생긴다.

탄소원자 하나와 수소원자 세 개로 구성된 메틸기가 다른 분자와 결합하는 화학반응을 메틸화라고 한다. 메틸화는 신경전달물질이나 호르몬 합성에 중요한 역할을 하는데 이때 필요한 것이 비타민 B_{12}와 엽산이다.

영국의 킹스 칼리지 병원에서 우울증이나 정신분열증을 앓는 정신과 입원환자 123명의 혈액을 조사했는데 그중 절반이 엽산 농도가 낮았다. 이들에게 엽산 또는 위약을 6개월간 처방했더니 엽산을 먹은 그룹만 기분이 나아졌다고 하였다. 이는 엽산과 정신질환과의 관계를 알려주는 연구이다.

비타민 B_{12}는 부족하면 감각이 둔해지고 사고력이 떨어진다. 실제로 치매환자 중에 절반 정도가 비타민 B_{12}가 부족한 상태라고 한다.

비타민 B_6는 고등어, 게, 까치콩, 바나나, 브로콜리, 시금치, 부추, 양배추에 많이 들어 있으며, 비타민 B_{12}는 대합, 성게, 치즈, 메추라기알, 소, 돼지, 닭의 간에 풍부하다. 엽산은 효모와 소와 돼지의 간, 배아, 시금치, 콩, 감자, 팥에 많이 함유되어 있다.

비타민 B_6는 억제성 신경전달물질인 감마 아미노부티르산(GABA)을 글루탐산으로부터 생성하는 글루탐산 데카복실라아제(GAD)의 조효소가 된다. GABA는 신경세포의 작용을 억제하기 때문에 만약 비타민 B_6가 부족하면 신경세포의 흥분성이 지나치게 높아져서 경련을 일으킬 수도 있다. 그 밖에도 임신 중이나 수유 중의 여성에게 비타민 B_6가 결핍되는 경우, 태아, 유아의 신경세포 분화와 시냅스 형성이상이나 신경자극 전달에 장애를 가져오는 것으로 알려져 있다.

비타민 B_{12}는 필수아미노산 중의 하나인 메티오닌의 합성을 돕는 조효소로서 작용한다. 메티오닌의 전구물질인 호모시스테인이 축적되어 신경장애를 일으킨다. 또한 비타민 B_{12}가 결핍되면 신경의 수초를 구성하는 미엘린 지질의 합성이 불충분해져서 탈수로 인한 신경장애가 일어난다. 고령이 되면 비타민 B_{12}의 체내 농도 저하가 관찰되는데 이를 보충함으로 노인의 인지기능이 개선된다는 보고도 있다. 비타민 B_{12}는 주로 동물성 식품에 함유되어 있으며 금속인 코발트를 함유하고 있어 코발아민이라고도 한다. 비타민 B_{12}는 신경세포를 건강하게 유지해주며 엽산을 흡수하는데 필요하다. DNA 합성을 돕고 장관, 호흡기관, 골수와 같이 빠르게 분화하는 세포에 필요하다. 또한 엽산과 함께 작용하여 염증성 화학물질인 호모시스테인의 혈중 농도를 줄인다. 비타민 B_{12}의 부족은 인지기능 저하와 각종 장애, 우울증, 그리고 치매를 유발하는 것으로 알려졌다.

비타민 B_{12}(코발아민)는 혈액 속 산소의 운반을 돕고, DNA 합성에 필요하다. 또 비타민 B_{12}는 세포의 형성과 유지, 신경의 말단을 덮는 수초(신경섬유를 둘러싼 막)의 유지를 도와 신경 손상을 방지한다. 비타민 B_{12}가 부족하면 탈모, 변비, 근육 약화, 에너지 저하 등의 문제를 일으키고 정신적으로 불안과 긴장, 성급함을 초래할 수 있다. 피부가 거칠어지고 창백해지는 것도 비타민 B_{12} 부족의 한 증상이다.

엽산은 신경의 형성, 발달에 매우 중요하며 임산부가 엽산이 결핍될 경우 태아의 신경이 불완전하여 뇌가 잘 형성되지 못하거나 척추파열 등 기형의 합병증이 관찰된 사례가 있다. 또한 엽산은 나이를 먹으면서 성장이나 기억에 관여한다고 알려져 있다. 엽산이나 비타민 B_6, B_{12}가 부족하면 호모시스테인의 대사가 방해되어 호모시스테인이 축적된다. 호모시스테인은 동맥경화를 일으키거나 신경장애의 원인으로 보기도 한다. 이 호모시스테인은 특별한 병이나 약으로 증가하지만 나이를 먹으면서도 증가하기 때문에 고령자는 엽산이나 비타민 B_6, B_{12}가 부족하지 않도록 적극적으로 섭취하는 것이 바람직하다.

엽산(비타민 B_9)은 뇌와 신경기능에 필수적인 영양소이다. 특히 임신 중 아기의 뇌와 신경계통의 발달에 도움을 준다. 엽산은 단백질 대사와 합성에 필수적인 조효소이며 세포 형성, 특히 적혈구 형성에 관여한다. 엽산이 부족하면 빈혈, 습진, 복통, 우울증, 기억력 감퇴 및 식욕 저하, 걱정과 긴장감 등을 동반하고 입술이 갈라지는 증상이 생길 수 있다.

비타민 H라는 별명을 가진 비오틴(비타민 B_7)은 필수지방을 이용해 건강한 피부와 두뇌, 신경 등의 활동을 증가시키기 때문에 아이들에게 특히 중요하다. 비오틴이 부족하면 피부가 건조해지고 모발의 상태가 나빠진다. 또 근육량 저하, 식욕 저하, 메스꺼움, 습진, 피부염 등이 생길 수 있다.

(3) 비타민 C

비타민 C는 백혈구의 작용을 강화하고 인터페론 농도를 높이며 항체의 활성을 활발하게 하고 갑상선 호르몬의 분비를 촉진해 면역을 증강시킨다. 뿐만 아니라 비타민 C는 신경전달물질을 만드는 등 뇌에서도 중요한 역할을 하고 있다.

지금까지의 연구로 밝혀진 것은 마음의 병이 있다고 진단받는 사람들은 대부분 비타민 C가 부족해지기 쉽다는 사실이다. 이 말은 그들의 비타민 C 요구량이 높다는 것을 의미한다. 어떤 연구에서는 환자가 비타민 C를 1 g이나 섭취했을 때 비로소 대조군과 같은 양의 비타민 C를 배출했다고 한다. 미시간 주의 반 델 캠프 박사는 어떤 정신분열증 환자는 비타민 C가 건강한 사람의 10배나 필요하다고 보고하였다. 비타민 C가 체내에서 하는 주요 작용은 항산화작용이다. 병에 걸렸을 때는 물론이고 스트레스를 느낄 때, 담배를 피울 때에도 산화반응은 격렬히 일어난다. 활성산소나 자유기는 본래 생체를 방어하기 위하여 발생하는 것이지만 과도하게 발생하면 세포를 손상시키게 된다. 비타민 C는 신체 여러 곳에서 일어나는 산화반응을 막는 역할을 한다. 뇌세포로의 비타민 C 운반은 나트륨이온과 함께 SVCT 2라는 운송체가 담당하며 혈액 중 비타민 C 농도의 약 100배도 운반할 수 있다. 이 때문에 뇌에서 비타민 C의 강력한 산화방지 작용으로 뇌의 손상을 방지하는 것으로 보인다.

이 밖에도 비타민 C가 결핍되면 신경수용체에 변화가 발생한다. 임상적으로 선조체인 도파민 대사 저하에서 기인한 파킨슨병에 관여하거나 대뇌피질에서 세로토닌 대사를 활발히 하는 것이 관찰되어 정신질환에도 영향을 주는 것으로 추정할 수 있다.

비타민 C는 전염병이나 감기, 독감 등과 싸우는 데 중요한 역할을 하는 것으로 알려졌다. 비타민 C는 피부와 뼈, 관절에서 콜라겐을 만드는 데 도움을 주고 오염에 대항하여 우리 몸을 보호한다. 또 비타민 E를 재활용함으로써 항산화제 기능을 한다. 비타민 B와 마찬가지로 비타민 C는 음식이 에너지로 전환되는 것을 돕는 기능도 수행한다. 비타민 C가 부족하면 감염이 잦고 잘 낫지 않으며 타박상을 입기 쉽다. 또 에너지 저하, 잇몸 출혈, 코피 등을 동반한다.

비타민 C가 많은 식품은 브로콜리, 고추와 피망, 키위와 오렌지 같은 신선한 과일과 채소이다. 비타민 B와 마찬가지로 비타민 C 역시 빛과 열, 그리고 산소에 의해서 파괴되기 쉽다. 따라서 비타민 C 수치는 조리나 가공과정을 많이 거칠수록 급격히 감소한다.

(4) 비타민 D

비타민 D가 체내에서 하는 중요한 작용은 칼슘이 뼈에서 녹아나오지 않도록 인과의 균형을 유지하여 뼈의 건강을 유지하는 것이다. 이런 역할 외에도 비타민 D는 뇌에서 신경세포의 토대가 되는 신경줄기세포의 증식을 제어하며 신경세포나 신경교세포에는 비타민 D의 수용체가 태생기부터 작용하는 것으로 밝혀졌다.

비타민 D는 우리 몸이 칼슘을 받아들이고 활용하도록 도움으로써 뼈와 치아를 건강하게 하는 역할을 한다. 그 외에도 최근 비타민 D가 면역체계에 많은 역할을 할 뿐 아니라 기분이나 심혈관 건강, 그리고 암 예방까지 관련되어 있다는 것이 밝혀졌다. 다른 비타민들과 달리 비타민 D의 주요 공급 원천은 식품이 아니기 때문에 비타민 D의 부족현상은 광범위하게 나타날 수 있다. 기름에 녹는 지용성 비타민인 비타민 D는 등푸른 생선, 우유, 달걀 같은 식품에서 발견되기는 하지만 식사를 통해 사람이 필요로 하는 비타민 D의 섭취량을 모두 얻기가 쉽지 않다.

실제로 비타민 D가 '햇빛 비타민'이라고 불리는 이유는 햇빛을 받음으로써 피부가 비타민 D를 만들기 때문이다. 오늘날 많은 사람들은 햇빛에 충분히 노출되지 않는다. 그중에서 특히 비타민 D 부족의 위험에 노출된 사람들은 피부가 검거나 진한 색을 가진 사람들인데, 왜냐하면 그들은 피부의 색소세포가 비타민 D의 생산을 유발하는 자외선을 걸러내기 때문이다. 피부가 까맣게 될 때까지는 아니지만 어린이들은 일상적으로 햇빛을 어느 정도 쬐어주어야 한다. 그럼에도 불구하고 많은 사람들이 햇빛에 노출되는 빈도가 적기 때문에 특히 겨울에는 보충제가 필요할 수도 있다.

비타민 D는 뼈와 근육, 면역체계, 칼슘과 인의 대사에 아주 중요한 역할을 한다. 또한 혈중 비타민 D의 농도가 낮으면 우울증과 인지장애를 유발한다. 전 세계 10억 명의 사람들이 비타민 D 결핍증을 앓고 있거나 부족한 것으로 추산된다. 특히 북반구에 사는 사람들, 노인, 임산부, 채식주의자, 비만인 사람들이 고위험군에 속한다.

(5) 비타민 E

비타민 E의 주요 작용은 비타민 C와 마찬가지로 항산화작용이다. 특히 비타민 E는 지용성이기 때문에 지질과의 친화성이 높은 물질이다. 지질이 중층을 갖는 세포막에 많이 존재하며 세포막의 산화를 막는 역할을 담당한다.

비타민 E가 결핍되면 평형기능이나 안구운동의 이상을 보이는 소뇌성 운동실조 증상이 나타난다. 또한 연령이 높아지면서 산화장애 반응이 알츠하이머병의 발생이나 진행에 영향을 미치는 것으로 추정되기 때문에 알츠하이머병 억제를 위한 건강보조제로서 비타민 E의 섭취도 주목을 받고 있다.

뇌와 몸에 해로운 활성산소의 발생을 완전히 막을 방법은 없다. 우리 몸속에서 음식물을 산화할 때 이용되는 산소의 2%는 활성산소로 변환되기 때문이다. 즉, 인간이 살아있는 한 활성산소는 발생할 수밖에 없다. 뇌는 전체 산소 소비량의 20%를 소비하므로 연간 400 g이나 되는 활성산소를 발생시킨다. 하지만 활성산소의 발생을 완전히 막을 수는 없어도 뇌를 활성산소로부터 지킬 방법은 있다. 활성산소 해독제인 항산화물질을 이용하는 것이다. 그런 항산화물질 중의 하나가 지용성 비타민인 비타민 E인데 비타민 E는 "뇌의 수호신"이라는 별명이 있다.

뇌의 신경세포막을 구성하는 인지질이나 DHA는 산화가 아주 쉽게 된다. 이 인지질이 활성산소에 의해 산화되면 막이 딱딱해져 유동성이 떨어진다. 이렇게 되면 시냅스를 통해 신경전달물질을 주고받는 일이 힘들어지고, 신경전달물질을 받아들이지 못하게 된 시냅스는 결국 소멸한다. 기억은 이렇게 사라지는 것이다. 게다가 세포막의 특정부분이 활성산소에 의해 산화되어 과산화지질이 만들어지면 이것이 원인으로 작용해서 산화가 연쇄적으로 일어난다.

이러한 산화의 연쇄반응에 종지부를 찍는 것이 뇌의 수호신인 비타민 E다. 지용성 항산화물질인 비타민 E는 세포막의 지방 옆에서 활성산소를 기다리고 있다가 접근한 활성산소에 전자를 제공해서 무독화시킨다.

비타민 E는 세포와 필수지방산이 손상되는 것을 보호하는 항산화제로서 피부 건강과 면역체계를 위해 꼭 필요하다. 비타민 E가 부족하면 상처가 잘 나고 치료기간이 길어진다. 또 피부가 건조해지고 근육이 경직되는 증상을 유발한다. 비타민 E는 지용성 비타민으로 참깨처럼 기름을 짜는 씨앗류나 견과류, 맥아, 현미눈, 올리브, 등푸른 생선과 같은 기름진 식품에서 발견된다.

(6) 미네랄

미네랄은 식물에 의해서 먼저 땅으로부터 얻어진다. 비타민과 마찬가지로 우리는 식물로부터 미네랄을 직접으로 얻거나 고기를 통해 간접적으로 섭취한다. 미네랄 또한 비타민과 마찬가지로 현대인의 식사에서 부족한 영양소이다. 여기에는 두 가지 중요한 원인이 있는데 미네랄이 상실된 토양에서 재배한 식품과 과하게 정제한 식품이 그것이다.

식물은 토양으로부터 미네랄을 취한다. 따라서 만일 농부가 미네랄이 풍부한 퇴비로 손실된 미네랄을 보충하지 않는다면 토양은 미네랄을 점점 잃어갈 것이다. 그러나 우리가 식물에서 얻는 미네랄들이 식물을 자라게 하는 데 필요한 것은 아니다. 따라서 농부가 미네랄을 토양에 다시 첨가해보아야 아무런 이득이 없다. 그런 이유로 화학비료는 단지 질소, 인산, 칼륨을 함유하고 있을 뿐이며 결국 토양은 다른 미네랄이 부족하게 된다.

백미, 정제밀가루, 그리고 백설탕을 만들기 위해 식품을 정제하면 일부 미네랄의 경우 90%까지 제거된다. 정제된 아침 시리얼과 같은 식품은 최소한의 영양 요구량만 맞춘다. 제품이 잘 팔리게 하기 위해 포장지에는 '강화된' 또는 '비타민과 미네랄이 첨가된'이라고 적혀 있지만 알고 보면 약간의 칼슘과 철분, 그리고 비타민 B가 추가 되는 정도이다. 만일 우리가 먹는 식품이 정제되지 않았다면 이러한 광고는 불필요할 것이다. 비타민과 달리 미네랄은 조리할 때 열에 의해서 파괴되지는 않지만 물에는 잘 녹는다. 결과적으로 식품을 찌는 것은 미네랄 함유량을 보존하는 올바른 조리법인 반면 끓이는 것은 그렇지 않다. 그럼에도 불구하고 식품을 끓여야 한다면 미네랄이 풍부한 채소로 조리한 물을 다른 조리의 육수로 사용하는 것이 좋다.

불안이나 초조함이 엄습했을 때 또는 스트레스에서 벗어나고 싶을 때 해결책으로 미네랄을 섭취하는 사람은 거의 없을 것이다. 하지만 이 방법은 놀라울 정도로 효과가 있다. 칼슘이나 마그네슘은 천연신경안정제로 신경이나 근육의 세포를 안정시킨다. 칼슘이나 마그네슘이 부족하면 불안해지거나 짜증이 나고 공격적이 되기 쉽다. 근육의 경련도 마그네슘이 부족해서 일어나는 경우가 많다.

1) 마그네슘

마그네슘은 자폐증 아동이나 주의력 결핍 및 과잉행동장애(ADHD) 아동을 치료할 때 다른 영양소와 함께 사용되며 효과도 상당히 높은 편이다. 게다가 마그네슘은 수면을 돕는 효과도 있다. 최근 의학계에서는 마그네슘 부족이 마음의 병을 일으키는 원인이라고 지적하고 있다. 정신과 약을 복용하면 칼슘과 마그네슘이 손실되기 쉬운데 이것이 환자의 마음 상태를 더욱 악화시킨다는 것이다.

마그네슘은 일반적으로 아이들에게 아연 다음으로 부족하기 쉬운 미네랄이다. 칼슘과 함께 강한 뼈와 치아를 만들기 위해서는 상대적으로 많은 양의 마그네슘이 필요하다. 또 칼슘과 마찬가지로 근유이완제이기도 하며 수면을 돕고 과잉행동을 하는 아이들을 잠잠하게 만들기도 한다. 또 마그네슘은 에너지 생산에도 필수적이다. 마그네슘이 부족한 아이들은 잠이 들거나 잠을 푹 자는 데 어려움을 느낄 수도 있다. 그들은 불안과 초조한 심리 상태를 보이고 과잉행동을 하며 변비와 두통을 보이기도 한다. 생리통을 포함하여 근육경련 등은 마그네슘 부족의 분명한 징후이다.

마그네슘이 녹색의 잎채소에 풍부한 것은 녹색인 클로로필 색소의 중심에 마그네슘이 있기 때문이다. 마그네슘은 녹색 잎채소 외에도 땅콩, 깨 종류, 해바라기씨, 호박씨 등에 많이 함유되어 있다. 하루에 필요한 마그네슘 양은 300 mg이라고 하지만 현대인은 600 mg 정도는 섭취하는 것이 바람직하다.

2) 칼슘

칼슘은 마그네슘과 성질이 아주 비슷하기 때문에 칼슘을 대량으로 섭취하면 마그네슘을 흡수하는 양이 감소한다. 이를 방지하려면 칼슘뿐만 아니라 마그네슘도 충분히 섭취해야 한다. 칼슘은 전갱이, 정어리, 삼치 등의 어류와 대합이나 가막조개 같은 조개류, 다시마, 미역 등의 해조류, 요구르트, 치즈 등의 유제품에 많이 들어 있다. 하루에 필요한 칼슘양은

700 mg으로 알려져 있으나 스트레스가 많은 현대인은 1,000 mg 정도 섭취해야 한다. 특히 여성은 남성에 비해 골다공증에 걸리기 쉬우므로 칼슘을 적극적으로 섭취하는 것이 좋다.

성인의 몸 속에는 약 1 kg의 칼슘이 존재한다. 그 99%는 뼈나 치아에 있지만 나머지 1%는 전신의 세포와 혈액에 있다. 사실 1%의 칼슘이 신체 모든 세포의 기능유지와 조절, 신경, 근육의 흥분성 조절 등 생명활동의 중심적 역할을 수행하고 있다. 일반적으로 칼슘의 농도는 세포 안과 밖에서 1 : 10,000으로 세포 안에는 매우 적게 들어 있도록 조절되고 있다. 세포 밖의 칼슘(혈액 중의 칼슘)이 줄어들면 부갑상선호르몬이 분비되어 뼈로부터 칼슘을 녹여서 칼슘의 양을 늘리도록 조절되고 있다. 이렇게 해서 1:10,000이라고 하는 균형이 유지된다. 이 균형이 무너져 장시간 동안 세포 밖의 칼슘이 감소하면 뼈로부터 칼슘이 계속 녹아나오게 된다. 한편, 세포 수준에서는 혈중에 과도해진 칼슘이 세포 속으로 유입되어서 동맥경화나 다양한 세포 장애가 발생한다. 이러한 현상을 칼슘 파라독스라고 한다.

뇌에서 칼슘은 신경세포의 흥분, 신경전달물질의 합성과 방출, 시냅스의 형성 등 기억, 학습에 중심적인 시그널 역할을 수행한다. 뇌의 신경세포의 흥분은 주로 글루탐산이라고 하는 신경전달물질을 방출하여 세포 밖의 칼슘이 세포 내로 유입됨으로 일어난다. 그러나 만약 신경세포의 과도한 흥분이 일어나면 글루탐산이 과도하게 방출되어서 칼슘이 세포 내로 많이 들어오기 때문에 신경세포를 손상시킬 수 있다.

신경전달물질인 노르아드레날린이나 아세틸콜린이 각기 특유의 수용체와 결합하면 세포 내에서의 칼슘 이온 농도가 증가한다. 세포 내의 칼슘 이온은 단백질의 인산화를 촉진시키는 효소의 활성을 높임으로서 신경 정보의 전달을 원활하게 도와준다. 이런 과정으로 신경세포 간의 정보 소통을 좋게 하는 것은 뇌 기능의 활성화에 직접 기여하게 되므로 뇌에는 칼슘을 끊임없이 공급하지 않으면 안 된다.

또한, 극단적으로 칼슘이 부족해지면 신경섬유가 흥분하기 쉬워지기 때문에 주로 손발의 근육이 경직되는 현상이 나타나기도 한다. 우리들의 일상에서 충분하게 칼슘을 섭취하지 않으면 안 되는 것은 뼈를 튼튼하게 하기 위해서만이 아닌 신경세포에도 매우 중요하기 때문이다.

마그네슘은 칼슘과 함께 세포막의 흥분성을 저하시켜 안정시키는 작용을 한다. 칼슘이 세포 내로 유입되는 입구(칼슘 통로 혹은 수용체라고 함)를 마그네슘이 가로 막아서 칼슘의 유입을 조절하고 세포 안팎의 농도 균형을 유지한다.

신경세포에서도 마그네슘은 글루탐산의 과잉 상태로 인해 벌어지는 세포 내 칼슘의 유입을 막아서 세포에 이상이 일어나지 않게 한다. 이렇듯 마그네슘과 칼슘은 서로 도우며 일하기 때문에 형제이온이라고도 한다. 또한, 어린이의 주의력 부족, 행동과다장애에서 마그네슘 섭취를 통해 증상이 개선되었다는 연구보고도 있다.

칼슘은 대부분의 사람들이 알고 있듯이 긴강한 뼈와 치이를 위해 꼭 필요한 영양소이다. 미네랄은 신경과 근육세포를 느슨하게 이완하는 것을 돕는데 이것은 정확히 칼슘의 역할이기도 하다. 아이들에게 미네랄을 공급하는 일은 아이들을 달래고 잘 자도록 돕기 위해 해야 할 마지막 일이 될지도 모른다.

미네랄이 부족하면 근육경련이나 떨림, 불면증, 신경과민, 관절의 통증, 충치 등을 유발할 수 있다. 유제품은 많은 칼슘을 공급하지만 아몬드, 호박씨, 정어리, 잎채소와 호두 등이 훨씬 좋은 공급원이다.

3) 망간

망간은 무엇보다 균형이 중요하다. 너무 많아도 너무 적어도 건강에 나쁜 영향을 미치기 때문이다. 우물물이나 수돗물 등을 통해 망간이 과다하게 몸속에 들어오면 갑상선에 축적되어 갑상선 비대증을 일으킨다. 하지만 망간은 영양소 중에서 가장 흡수되기 어렵고 배설되기는 쉬우므로 이런 경우는 아주 드물다고 할 수 있다.

망간이 지나치게 부족하면 정신분열증 같은 정신질환을 일으킨다. 망간이 정신분열증 치료에 효과가 있다는 것은 이미 1917년에 보고된바 있다. 그리고 뉴저지 정신연구소 칼 파이퍼 박사는 정신질환을 갖고 있는 사람이 망간과 아연을 섭취하자 증상이 개선되었다는 사례를 보고하였다.

망간은 조금이라도 부족하면 불안해지거나 불면증, 경련, 고혈압 같은 증상이 쉽게 일어난다. 망간이 풍부한 식품으로는 녹차나 홍차의 잎, 김, 도정하지 않은 곡류, 조개류 등이다.

망간은 건강한 뼈와 연골, 기리고 조직과 신경의 생성을 돕는다. 망간은 몸에서 화학적 반응을 가속화하는 20개 이상의 효소를 활성화시킨다. 또 혈당 균형을 돕는 것은 물론 건강한 DNA를 증진시키고 적혈구 생산에 관여하며 두뇌 기능을 건강하게 한다. 망간이 부족하면 현기증이나 균현감각 저하, 발작과 경련 등을 일으키며 아이들의 경우 성장통을 겪기도 한다. 망간은 기억력 감퇴와도 관련이 있다. 망간의 좋은 급원으로는 망고나 파인애플과 같은 열대과일을 비롯하여 물냉이, 귀리, 베리류 등이 있다.

4) 아연

아연은 모든 세포에 존재하며 전체 효소 중 100종류가 넘는 효소의 보조인자이다. 어떤 미네랄보다 효소를 많이 돕고 있는 셈이다. 반면에 가장 부족해지기 쉽고 건강에 큰 영향을 미치는 영양소이기도 하다.

우리나라 사람이나 일본인은 하루에 평균 9 mg 정도의 아연을 섭취하지만 미국인이나 영국인이 섭취하는 양과 비교하면 60% 정도 밖에는 되지 않는다. 여기에 피트산이라는 물질이 아연과 결합해서 아연의 흡수를 방해하고 있다. 피트산은 곡물에 많이 들어 있어 곡류 중심의 식생활을 하는 사람들에게는 부족하기 쉬운 미네랄이다.

아연이 부족하면 정신분열증, 우울증, 불안, 섭식장애, 주의력 결핍, 과잉행동장애 등을 일으킬 수 있다. 즉, 마음의 건강을 해치게 된다. 하지만 식사로는 아연을 충분히 섭취하기 어려울 뿐 아니라 현대에 들어오면서 아연의 필요성도 늘어났다. 몸에 더 많은 아연이 필요한 상황이란 스트레스, 감염, 월경 전 증후군, 호르몬의 균형, 경구피임약, 구리의 과다 섭취, 과도한 음주, 혈당치의 불안정 등이다.

아연은 기억에 깊게 관여하는 미네랄이다. 아연이 부족하면 꿈을 기억하지 못하는 경우가 많다. 학습장애 아동은 대부분 혈중 아연의 농도가 낮고, 아연이 부족하면 고령자의 기억장애가 악화된다. 반대로 아연 부족이 해소되면 우울증이나 정신분열증이 눈에 띄게 개선되기도 한다. 아연은 굴, 생선, 조개류, 소나 돼지의 간, 달걀에 풍부하다. 씨앗이나 씨앗이 들어간 식품에도 아연이 많이 함유되어 있는데 이것은 식물이든 동물이든 성장하는 데 아연이 반드시 필요하기 때문이다. 따라서 씨앗류나 콩류, 땅콩류에는 전부 아연이 풍부하다고 할 수 있다. 매일 10 mg의 아연을 섭취하면 아연에 대해서는 최적의 영양 상태에 있다고 할 수 있다.

요즘 아연 부족으로 인한 미각장애가 증가하고 있는데 아연은 뇌에서 자율신경계 제어에 관한 작용을 하고 부족하면 소뇌발달 이상을 일으키기도 한다. 또한 아연은 파킨슨병이나 노인성 치매에 관여하는 것으로 밝혀진 미네랄이다. 아연과 철분은 뇌와 신체가 균형을 이루고 원활히 움직이게 하는 데 비타민만큼 중요한 역할을 한다. 아연은 하루 40 mg, 철분은 하루 45 mg만 섭취해도 충분하다. 아연과 철분은 뇌 발달과 인지기능에 필수적인 영양소이다. 지나친 다이어트를 하면 미네랄이 결핍되어 반응시간과 기억력, 주의 집중에 악영향을 미치게 된다.

아연은 아이들에게 중요한 영양소의 하나이면서도 흔하게 부족하기 쉬운 영양소이다. 아연은 성장과 면역, 그리고 에너지 생산을 위해 필요하다. 아연이 부족한 아이들은 손톱이나 발톱에 흰 반점이 생기거나 살이 급격히 찔 경우 튼살이 생기기 쉽다. 또 성장이 더디거나 감염에 취약해질 수도 있다. 이밖에 과잉행동, 자폐증, 우울증, 불안장애, 식욕 감퇴, 정신분열증, 비행 등과 같은 징후를 보일수도 있다.

아연은 아이들이 원만한 학교생활을 할 수 있도록 돕는다. 성장기의 아이들은 발달기간 동안 여분의 아연이 필요할 때가 있다. 예를 들어 급성장기, 사춘기가 그렇고 스트레스, 감염, 구리의 과잉 섭취, 혈당문제 등이 여분의 아연을 필요로 한다. 아연을 더 많이 필요로 하는 유전적인 요인도 있을 수 있다. 특히 아연은 정액 생산에 필요하기 때문에 12세 전후의 남자아이들은 충분한 여분의 아연을 섭취할 필요가 있다. 아연은 뇌 성장과 성숙에 관여하는 것으로 알려져 있다. 임신 중 아연은 세포 성장과 기관 생성 등에 필수적인데 임신 중 아연이 부족하면 신경세포의 복제와 이동이 일어나지 않는다. 그리고 성장한 후에도 신경세포의 생존율이 감소해 학습력과 기억력이 나빠지는 것을 동물실험에서 확인할 수 있었다. 원숭이를 이용한 실험에서 아연이 결핍되면 뇌의 신경 정신과적 기능이 감소했는데 이는 사람에게도 마찬가지여서 아연이 결핍될 경우 우울증, 망상증, 신경정신적 비정상 증상을 보일 수 있다.

한 연구에 의하면 학생들에게 있어 독서능력과 전두엽 뇌파의 일관성은 머리카락의 아연 농도와 직접적으로 연관이 있었다고 한다. 그 외에 아연이 단기 기억력을 높이는 기능을 가졌다는 보고도 있다.

이러한 아연은 굴, 쇠고기, 소의 간, 칠면조, 땅콩, 호두, 닭고기, 대합조개 등으로부터 얻을 수 있다. 이 중 최고의 아연 공급원은 단연 굴이다. 굴(100 g)에는 15 mg 내외의 아연이 들어 있다. 그 외에 도정하지 않은 곡물도 아연의 좋은 공급원이다. 아이들에게 신선한 과일과 자연식품으로 된 다양한 식사를 제공한다면 그들은 모든 영양소의 이상적인 범위와 양을 섭취할 수 있을 것이다.

어린이와 청소년들이 아연 결핍을 겪는 경우도 많다. 이 또한 뇌에 해를 끼치는데 특히 신경세포의 발달과 시냅스 형성에 영향을 준다. 아연 결핍의 원인은 잦은 패스트푸드의 섭취에 있다고 한다. 패스트푸드에 포함된 높은 인 성분이 아연의 흡수를 막기 때문이다.

5) 철

빈혈이란 혈액 중의 적혈구가 부족한 상태를 말하며, 빈혈 중에서 가장 흔한 것이 철결핍성 빈혈이다. 혈액 중의 철분이 부족하기 때문에 적혈구 속의 헤모글로빈이 만들어지지 못해 생긴다. 빈혈 상태는 뇌로 산소 공급이 저하되기 때문에 뇌에는 아주 좋지 않은 상태이다. 철은 뇌에서는 중심 가까이 있는 중뇌의 흑질, 담창구, 적색핵이라는 신경핵에 저장철(페리틴)이 축적된다. 이런 곳들은 근육의 균형을 유지하여 운동을 원활하게 유지하는 추체외로(extrapyramidal tract) 일부이다(추체외로는 추체로계 이외의 운동성 전도로의 총칭이며, 추체로계의 운동에 따른 근육의 긴장, 이완 등의 운동을 반사적으로 또는 무의식적으로 조절하는 것이 추체외로계이다). 저장된 철이 부족하면 손발이 떨리거나 보행이 불안정해지는 등의 증상이 나타나기도 한다.

철 부족은 특히 여성에게서 많이 발견되며 심한 경우에는 우울감이나 무감동, 운동 시 심한 피로를 느끼게 한다. 또한 요즘 어린이에게서 자주 보고되는 다동증이나 행동과다장애도 철결핍과 관계가 있다고 한다. 철분을 많이 함유한 식품을 섭취하는 것은 철 결핍이 일어나기 쉬운 사춘기 여성의 언어학습이나 기억의 개선, 소아의 발달장애나 학습장애 개선에 효과적이라는 보고도 있다.

철분이 결핍된 어린이는 새로운 학습 내용을 이해하거나 기억하는 능력이 철분을 충분히 섭취하는 어린이에 비해 떨어진다고 한다. 또 3～5세 어린이로 혈중의 헤모글로빈 농도가 낮은 경우는 주의력이 두드러지게 떨어졌다고 한다. 다만 지능지수에는 영향이 없다고 한다. 또 생후 6～18개월째에 철분을 충분히 섭취하지 못했던 어린이들에게는 6～7세 이후부터 신경 증상이 나타나고 운동기능에도 가벼운 장해가 있었다고 한다. 이 경우 철분을 충분히 공급해 줌으로서 인식 기능을 향상시킬 수 있었다고 한다.

철은 인체에서 적혈구가 산소를 운반하는 것을 돕고 식품을 에너지로 전환하는 데 필요하다. 철이 부족하면 에너지 저하, 피로, 무기력, 빈혈 등으로 나타난다. 철의 가장 좋은 공급원은 고기나 달걀 같은 동물성 식품이며 채소 중에는 호박씨, 아몬드, 콩 그리고 시금치 등이다. 철의 흡수를 돕기 위하여는 비타민 C의 섭취가 필요하다. 따라서 아이들에게 아침에 달걀과 함께 신선한 과일을 주는 것은 철의 흡수를 증가시킬수 있는 좋은 방법이다.

대합조개, 소의 간, 굴, 감자, 현미, 오트밀, 닭고기, 땅콩 등에 풍부한 철은 산소를 운반하는 적혈구를 만드는 영양소이다. 철이 부족하면 산소가 원활하게 공급되지 않게 되고 이는 세포가 기능을 다 하는 데 장애가 된다. 한 실험에서 철이 충분한 여성은 철 결핍 빈혈이 있는 여성보다 인지능력이 높았다고 보고하였다. 이에 비해 빈혈까지는 아니더라도 철이 결핍된 경우 인지능력이 중간정도의 수준을 보였다. 이후 철을 공급한 다음 관찰한 결과 혈청 페리틴이 증가하면서 인지능력이 5 ~ 7배 정도 높아졌는데 이는 뇌에 산소를 운반하는 적혈구 속의 헤모글로빈의 양이 많으면 인지능력도 향상된다는 점을 아주 잘 보여주고 있다.

철분 결핍은 뇌 손상을 가져온다. 이 사실은 런던 보건위생국의 지원으로 11 ~ 18세까지 영국 청소년 164명을 대상으로 실시한 연구에서 들어났다. 날씬한 몸매를 위해 다이어트를 하는 소녀들의 경우 지능지수가 현저히 낮았는데 바로 철분 부족이 원인이었다. 킹스탈리지 런던 강사이자 연구 저술가 마이클 넬슨은 그 때문에 산소를 운반하는 기능도 떨어진다고 하였다. 청소년들은 산소가 부족한 탓에 집중력이 떨어지고 기억력이 좋지 않아서 정보를 불러내는 일이 더 어렵고 학교에서도 주의력이 떨어진다. 이 모든 요인이 소녀들의 학습능력과 지능지수를 떨어뜨린다. 철분이 부족한 소녀들은 졸업시험에서도 철분 섭취량이 풍부한 소녀들보다 성적이 훨씬 좋지 않았다.

6) 크롬

크롬은 혈당 수치를 고르게 유지하는 데 도움이 되고 설탕에 대한 갈증을 줄여준다. 크롬이 부족한 아이들은 설탕에 대한 갈망과 함께 심한 감정의 기복을 보인다. 또 배가 고플 때는 화를 잘 내고 더 극단적인 경우 밤에 땀을 심하게 흘리거나 식은땀을 흘리게 된다. 이러한 증상들은 모두 혈당 수치가 좋지 않다는 것을 보여주는 징후이다.

크롬은 통곡물에 많이 함유되어 있지만 크롬의 98%는 정제 과정에서 제거된다. 따라서 흰쌀밥과 흰 밀가루빵, 파스타로 구성된 식사는 크롬이 부족할 것이다. 크롬을 많이 함유한 식품은 감자, 고추, 피망, 달걀, 닭고기 등이다.

7) 구리

구리는 몸 안에 있는 몇 가지 핵심적인 시스템과 관련되어 있다. 구리는 피부, 혈관, 뼈 그리고 관절의 필수적인 요소인 콜라겐을 위해 필요하다. 그리고 적절한 철의 흡수와 이용을 위해서도 필요하다. 그러나 구리를 과잉 섭취하면 걱정이나 편집증, 피해망상과 같은 정신건강에 해로운 증상을 유발할 수 있으므로 적정한 섭취가 중요하다. 구리를 섭취하기 위한 가장 좋은 식사원천은 갑각류와 콩이다. 하지만 구리의 부족 증상은 아이들에게서는 거의 나타나지 않는다. 인체 내의 구리 함량이 낮으면 인지능력이 감소한다. 인지능력이 떨어지는 알츠하이머병의 경우 혈중 구리 함량이 낮게 나타난다는 것은 이를 증명해준다. 따라서 구리가 들어 있는 굴, 쇠고기 및 양고기의 간, 견과류, 코코아, 검정 후추 등을 충분히 섭취하는 것이 좋다.

8) 셀레늄

셀레늄이 부족해도 인지능력이 낮아진다는 연구보고가 있으므로 셀레늄이 풍부한 견과류(특히 해바라기씨)나 연어, 대합조개, 굴, 소의 간, 닭고기, 달걀 등의 섭취에도 신경써야 한다.

제 5 장

기억력 향상법

1 콩 먹기

식생활에서 많은 콩 제품을 먹는 것은 의학적 시험에서 언어적 기억, 비언어적 기억과 정신적 유연성을 개선하는 것으로 보였다. 이런 모든 것들은 뇌의 전두엽에서 조절되고 있다. 대두는 두유와 같은 천연식품을 통하여 섭취하며 대두 이소플라본으로 매일 50 mg을 섭취할 것을 권장하고 있다.

2 미네랄 섭취하기

런던에 있는 Kings College와 뉴욕의 University of Rochester의 공동연구에서 철분 섭취가 감소되면 IQ 수준과 인지기능에 나쁜 영향을 줄 수 있다고 하였다. 이것은 철분의 부족이 혈중 헤모글로빈 수준을 저하시키고 결국 뇌로 가는 산소의 양에도 영향을 주기 때문이다. 철분은 뇌에서 신호전달에 매우 중요한 역할을 한다. 아연의 부족도 기억력에 나쁜 영향을 주기 때문에 하루에 7 ~ 9 mg 정도를 섭취해야 하며 굴, 적색육, 땅콩에 많이 들어 있다.

3 커피 마시기

카페인은 뇌의 각성, 흥분, 감정, 집중을 조절하는 많은 부위를 자극하여 기억능력을 개선한다.

아리조나 대학의 연구진들은 기억력 시험을 하기 전 커피 500 ml를 마신 노인들이 카페인이 없는 커피를 마신 그룹에 비하여 기억력이 향상된 것을 발견하였다. 그러나 이런 좋은 점은 커피를 일상적으로 마시는 사람에 한한 것이며 그렇지 않은 사람들에게는 불안정, 걱정, 집중력의 손상과 같은 부작용을 보였다. 아직도 하루에 6잔 이상의 커피를 마시는 것은 권하지 않는다. 더구나 심장에 문제가 있는 사람에게는 더욱 커피를 마시는 것을 권하지 않는다.

4 정신적 훈련하기

연구자들은 정신적 자극이 뇌의 건강과 기억력을 향상시킨다고 보고하였다. 우리가 나이를 먹으면 기억력이 쇠퇴하는 것은 정상적인 현상이다. 그러나 부정적인 정신활동보다 긍정적인 정신활동을 하면 기억력이 약해지는 것은 어느 정도 막을 수 있다. 임상심리학자인 Ron Bracey는 퍼즐을 푸는 것과 같은 놀이를 권하며, 십자말풀이와 사회적 문화적 관심을 넓혀나가는 것이 뇌에서 다양한 신경경로를 만든다고 하였다.

5 육체적 운동하기

일주일에 3번 30분 정도 활발히 운동하면 지적능력을 향상시키기에 충분하다고 North Carolina의 Duke University Medical Centre는 연구결과를 발표하였다.

육체적 운동은 심장이 혈액을 전신에 공급하도록 촉진한다. 전뇌의 특별한 영역에 혈액의 흐름이 왕성하면 기억력을 향상시키는 데 도움이 된다. 이 영역은 계획하고 조직화된 능력을 담당하는 부분으로 다양한 지적 작업의 복잡한 일을 정리하는 일을 한다.

6 껌 씹기

한 일본인의 연구에 따르면 껌을 씹는 동안 기억력을 담당하는 뇌의 중요한 부분인 해마가 활성을 보인다고 하였다. 최근 연구에서도 검을 씹는 것은 신체가 음식을 기다린다는 신호로 받아들여 인슐린이 분비되고 뇌의 인슐린 수용체가 관여한다고 보고하였다.

Northumbria 대학의 Andre Scholey 박사는 아주 단순한 이유로 껌을 씹는 것은 심장박동을 증가시켜 뇌로 가는 혈류의 양을 증가시켜 인식력을 높여준다고 하였다.

7 은행 섭취하기

은행은 세계에서 가장 오래 사는 나무 중의 하나이다. 수천 년 전부터 동양에서는 기억력을 향상시키기 위하여 은행을 먹었다. 영국의 부츠사에서 건강보조제 자문인 George Lewith 박사는 은행이 혈관을 확장시켜 뇌로 가는 혈류를 증가시키고 뇌에 산소공급을 원활히 한다고 하였다. 또 은행열매에는 살충·살균작용을 하는 플라보노이드 성분이 있어 벌레들이 싫어하며 벌레가 접하지 않는다. 은행에는 시안배당체와 가열해도 해독이 안 되는 메칠피리독신 독성물질이 함유되어 있다. 따라서 일반적으로 성인은 하루에 10알 이내로 섭취하기를 권장한다.

8 기름진 해산물 섭취하기

해산 어류에서 발견되는 오메가-3 지방산은 뇌세포막의 필수구성성분이다. 이런 뇌세포막의 역할은 기억력과 관계있다고 생각하고 있다. 뇌와 신경조직에서 오메가-3 지방산의 역할은 학습능력을 향상시킬 뿐 아니라 나이가 들어 기억력이 떨어지는 것도 막아주고 기분을 아주 상쾌하게 한다.

임신부가 오메가-3 지방산을 충분히 섭취하면 태아 발달에도 중요한 역할을 한다. 이러한 오메가-3 지방산이 풍부한 식품은 정어리, 연어, 청어, 고등어와 같은 해산 어류들이다. 특히 정어리에 풍부히 함유되어 있는 영양소인 콜린은 뇌에서 기억력과 관계있는 매우 중요한 화학물이다. 일주일에 이와 같은 생선 세 토막 정도를 섭취하도록 한다.

9 로즈마리와 세이지 정유 섭취하기

로즈마리와 세이지로부터 만들어진 정유는 기억력을 자극하고 명료성과 의식을 강화할 수 있다. Northumbria 대학의 심리학자들은 로즈마리로부터 얻은 정유를 기억력 집중과 기분에 어떤 영향을 주는지 연구하였다. 자원봉사자들을 대상을 한 연구에서 기억기간이 약 15%가량 향상되고 정신적인 느낌이 변하는 것을 느꼈다고 하였다. 또 다른 연구에서 세이지 정유 한 캡슐을 섭취하면 단어 기억력이 10% 이상 향상되는 것을 발견하였다.

10 비타민 B 섭취하기

비타민 B는 뇌에 산소를 공급하게 하고 유리기로부터 보호하도록 한다. 이들은 감각을 예민하게 하고 기억력을 향상시킨다. 나이아신이나 B_3는 뇌력을 향상시키는 데 매우 좋은 물질이다. 한편 B_6는 신경전달물질 특히 기분을 향상시키는 세로토닌의 합성에 필수적이다. B_{12}는 뇌세포의 전체적 건강에 중요하다. 비타민 B군은 신체에서 기억력에 필요한 화학물질인 아세틸콜린을 합성하도록 도와주며 뇌력을 향상하는 데 매우 중요한 물질이다.

11 기억력을 높여주는 천연물질

모든 사람들은 때때로 무엇인가를 잊어버리는 경우가 있다. 그렇지만 어떤 사람들은 기억력의 저하가 장기간 반복되는 문제점을 보인다. 그러나 뇌는 결코 기억을 잃어버리는 것이 아니다. 그것은 각자의 컴퓨터에 기록되는 것과 마찬가지이다. 기억에 관한 문제는 우리가 그런 정보를 뇌에서 꺼내오지 못하는 데 있으며 결국 기억을 잃게 된다. 뇌는 신체의 다른 부분과 마찬가지로 육체적 정신적 운동을 필요로 한다. 물론 이때 기억력을 향상시키기 위한 특별한 영양소를 필요로 한다. 기억력에 관해서는 아세틸콜린이 핵심적인 물질이지만 많은 신경전달물질도 이와 관련되어 있다. 어떤 것들은 정신적인 프로세스를 자극하는가 하면 또 다른 것들은 정보에 과도한 부하가 걸리는 것은 방지한다. 이들 사이의 균형이 잘 이루어져야 기억력 체계의 작동이 원활하게 된다. 예를 들어 아미노산인 글루타민으로부터 만들어지는 신경전달물질인 가바(GABA)는 기억력 사이의 연결을 돕고 과도하게 흥분된 신경 시스템을 진정시킨다. 그러나 글루타메이트라는 핵심 기억 분자 내의 작은 변화는 심각한 위험을 초래할 수도 있다. 이를테면 혈류 속에서 자유롭고 속박이 풀린 상태가 된 글루타메이트가 너무 많아질 경우 뉴런을 과도하게 자극하여 죽음에 이르게 할 수도 있다. 그것은 이 물질이 강력한 흥분성 신경전달물질이기 때문이다. 글루탐산나트륨이 입맛을 돋게 하는 이유가 바로 이러한 작용 때문이다.

아미노산의 다른 형태인 피로글루타메이트(pyroglutamate)는 학습능력을 크게 향상시키는 작용을 한다. 피로글루타메이트는 아세틸콜린의 생산을 증가시키고 좌뇌와 우뇌 간의 커뮤니케이션을 향상시킨다. 바꿔 말하면 말하고 듣는 뇌의 능력을 향상시키는 셈이다. 그 결과 학습능력을 비롯하여 기억력, 집중력, 반사신경 등에서 이득을 보게 된다. 피로글루타메이트는 생선, 유제품, 과일, 주스 등의 음식에서 많이 발견된다. 글루타민은 뇌 주변의 중추신경계에서 가장 풍부한 아미노산으로 대뇌의 연료로 직접 사용될 수 있다. 또 글루타민은 기분과 정신적 능력을 향상시키고 중독 경향을 줄인다는 것이 밝혀졌다.

(1) 포스파티딜콜린

기억력이 떨어지는 첫 번째 요인은 아세틸콜린의 부족이다. 그렇다면 아세틸콜린을 먹으면 기억력을 높일 수 있을까? 안타깝지만 그렇지는 않다. 혈액과 뇌 조직 사이에는 혈액뇌관문이라는 문이 있는데 이곳은 세포들 사이가 매우 조밀해서 아세틸콜린과 같은 약물이 통과하지 못한다. 뇌에 작용하려면 뇌에 들어가는 것이 절대조건인데 들어가지 못하는 것이다.

아세틸콜린은 콜린에 아세틸기가 붙어 만들어진 것이다. 콜린을 먹으면 몸속에서 아세틸콜린으로 변환될 것이라고 생각할 수도 있지만 장내 효소에 의하여 분해되기 때문에 아세틸콜린으로 변환되기 힘들다. 대신 인지질의 한 종류인 포스파티딜콜린을 먹으면 뇌 속의 효소가 이것을 아세틸콜린으로 바꾼다. 즉, 뇌에서 아세틸콜린이 만들어지는 것이다.

기억력을 최대한 높게 유지하려면 하루에 1 ~ 2g의 포스파티딜콜린을 섭취하는 것이 좋다. 플로리다 대학교의 플로렌스 새포드 교수는 영양보조제로 포스파티딜콜린을 섭취한 중고연령층의 기억력이 좋아졌다는 연구결과를 발표했다. 레시틴이라는 이름으로 시판되는 영양보조제는 포스파티딜콜린이 약 20% 함유되어 있다. 즉, 영양보조제만으로 포스파티딜콜린을 충당하려면 하루에 5 ~ 10 g의 레시틴을 먹어야 한다. 따라서 포스파티딜콜린의 주요 공급원인 달걀이나 콩식품, 어류를 섭취하고 부족할 경우에만 영양보조제로 보충하는 것이 좋다.

포스파티딜콜린이 뇌 속의 효소에 의하여 아세틸콜린으로 전환될 때는 판토텐산, 비타민 B_1, 비타민 B_{12}, 비타민 C가 필요하기 때문에 이들 영양소도 함께 섭취하는 것이 좋다.

(2) 포스파티딜세린

또 한 가지 인지질인 포스파티딜세린도 기억력을 높인다. 포스파티딜세린은 포스파티딜콜린과 마찬가지로 아세틸콜린의 원료지만 그보다는 신경세포의 수용체를 지탱해주는 세포막이 되어 기억력을 증강시킨다. 뇌에 들어온 정보는 신경세포에서 분비된 신경전달물질의 표적이 되는 신경세포의 수용체에 붙잡혀야 비로소 전달된다. 따라서 정보는 신경전달물질의 양뿐만 아니라 수용체를 지탱해주는 신경세포막의 유동성이 클수록 효율적으로 전달된다.

수용체를 지탱해주는 세포막의 성분은 인지질, 필수지방산, 단백질이다. 이 중에서 가장 많은 양을 차지하는 것은 인지질 중에서도 포스파티딜세린이다. 포스파티딜세린을 섭취하면 신경세포에서 분비된 신경정달물질을 다른 신경세포의 수용체가 더욱 능숙하게 잡게 되므로 기억력이 좋아진다. 포스파티딜세린 보조제를 복용하면 학습장애가 있는 어린이는 학습능력이 향상되고 나이가 들면서 기억력이 떨어진 사람은 기억력이 개선된다.

인지질의 분자구조를 살펴보면 중심은 글리세롤이며 세 개의 팔이 있다. 그중 두 개의 팔에 지방산이 붙어있고 나머지 하나에 인산을 다리로 해서 콜린이나 세린이 붙어 있다. 콜린이 붙어 있는 것이 포스파티딜콜린(레시틴이라고도 한다)이며 세린이 붙어있으면 포스파티딜세린이 된다. 이 두 가지가 인지질의 대표 격이다. 레시틴과 포스파티딜세린은 기억력을 향상시키는 아세틸콜린이라는 신경전달물질의 원료로 뇌에 아주 중요한 역할을 한다.

인지질은 기분을 고양시키고 의욕을 불러일으키며 활기를 줄뿐만 아니라 노화에 의한 기억력 감퇴나 알츠하이머병의 발병을 예방하는 효과도 있다. 포스파티딜세린(PS, phosphatidyl serine)은 기억력에 필수적인 또 다른 인지질의 하나이다. 이 물질은 포스파티딜콜린과 같이 달걀과 유기농 고기에서 주로 발견된다. 필수지방, 단백질과 함께 포스파티딜세린은 뉴런의 접합지점에서 사용되는 주요 물질 중의 하나이다. 포스파티딜세린은 아이들의 두뇌가 원활하고 매끄럽게 작동하는 데 매우 중요한 역할을 담당한다. 식사나 영양보조제로 섭취한 레시틴과 포스파티딜세린은 우리의 뇌에 좋은 영향을 미친다.

인지질은 체내에서 만들 수 있기 때문에 필수영양소는 아니다. 하지만 식품으로 섭취하면 뇌가 원활하게 활동하는 데 도움이 된다. 인지질은 대부분의 식품에 들어 있지만 특히 달걀이나 내장, 콩 식품은 인지질의 보고라 할 정도로 풍부하게 함유되어 있다. 이 중에서 두부나 된장 같은 콩 식품은 식탁에 자주 오르는 인기 식품이다.

(3) 콜레스테롤의 긍정적인 면

달걀은 콜레스테롤 함량이 높아서 피하게 된다는 사람이 많다. 그러나 필수지방산은 뇌와 신체의 기능을 강화한다. 달걀에 들어 있는 지방산의 종류는 닭이 먹는 먹이로 정해진다. 예를 들어 아마인유나 생선 기름이 많이 함유된 먹이를 먹고 자란 닭의 고기나 달걀은 오메가-3가 풍부하다. 게다가 달걀은 값싸고 손쉽게 구할 수 있으므로 '슈퍼브레인 푸드'라 할 수 있다.

콜레스테롤도 항상 부정적인 면만 강조되어 왔는데 사실 콜레스테롤은 뇌와 마음의 건강에 반드시 필요한 영양소이다. 콜레스테롤은 뇌에 대량으로 존재하며 신경세포막의 유연성을 적절하게 유지한다. 또한 콜레스테롤은 몸속에서 남성 호르몬인 테스토스테론, 여성 호르몬인 에스트로겐을 만들고, 스트레스와 맞서 싸우는 코르티솔도 만든다. 테스토스테론은 남성뿐만 아니라 여성에게도 의욕을 불러일으키며 에스트로겐은 여성의 기분을 고양시킨다. 따라서 콜레스테롤 수치가 떨어지면 남녀 모두 우울증에 빠지기 쉽다. 자살하는 사람 중에 콜레스테롤 수치가 낮은 것도 이것으로 설명이 된다.

달걀을 먹으면 콜레스테롤 때문에 심장병에 걸린다는 말은 잘못된 상식이다. 혈중 콜레스테롤 수치가 정상인 사람에게는 식사 시에 먹는 달걀이 콜레스테롤 수치가 올라가거나 심장병에 걸리는 일이 없다는 연구결과는 매우 많다.

(4) 디메틸아미노에타놀(DMAE)

정어리가 건강에 좋다고 하는 것은 DHA가 풍부하기 때문인데 정어리에는 또 한 가지 중요한 영양소가 들어 있다. 바로 디메틸아미노에타놀이다. 디메틸아미노에타놀은 포스파티딜콜린이나 포스파티딜세린과 마찬가지로 아세틸콜린의 원료지만 혈액뇌관문을 쉽게 통과하기 때문에 아세틸콜린을 생산하는 데 훨씬 유리하다.

디메틸아미노에타놀에는 불안함이나 초조함을 진정시키는 효과가 있고 아세틸콜린은 집중력을 높이고 학습능력을 향상시킨다. 디메틸아미노에타놀이 뇌 능력을 높이는 보조제로 인기가 높은 것은 이 때문이다. 리탈린은 주의력 결핍, 과잉행동장애의 치료에 사용되는 뇌 흥분제인데 디메틸아미노에타놀도 이러한 목적으로 이용되는 경우가 많고 효과도 꽤 좋은 편이다.

디메틸아미노에탄올(DMAE, dimethylaminoethanol) 역시 아세틸콜린을 만들기 위해 필요한 물질 중 하나로 아세틸콜린의 생산을 가속화시키는 특징이 있다. 디메틸아미노에탄올은 성급하고 산란한 마음을 진정시켜 주며 걱정을 줄여 준다. 또 집중력을 개선시켜 학습을 증진시키며 온건한 두뇌 자극제로서 작용한다. 디메틸아미노에탄올이 풍부한 대표적인 식품은 정어리이다.

(5) 피로글루탐산

피로글루탐산은 기억력이나 인지능력을 높이는 데 중요한 역할을 하는 아미노산으로 글루탐산의 형제라 할 수 있다. 피로글루탐산은 뇌와 뇌척수액에 대량으로 존재하는데 이 때문에 필수영양소의 가능성에 관심이 집중되면서 연구가 진행되었다. 그 결과 피로글루탐산에는 뇌 속의 아세틸콜린을 늘리고 좌뇌와 우뇌의 커뮤니케이션을 돕는 효과가 있는 것으로 밝혀졌다. 이처럼 피로글루탐산은 기억력을 높일 뿐 아니라 노화로 감소한 아세틸콜린 수용체를 늘려 신경 네트워크를 재활성화 하는 효과가 있다.

신경 네트워크에서 신경전달물질이 이동하는 것을 인간의 대화에 비유한다면 신경전달물질인 아세틸콜린을 늘리는 것은 '말하기', 아세틸콜린 수용체를 늘리는 것은 '듣기'를 강화하는 것이라 할 수 있다. 좌뇌와 우뇌이 커뮤니케이션을 원만히 하려면 좌뇌와 우뇌의 협력관계를 더욱 돈독히 해야 한다. 피로글루탐산은 어류, 유제품, 채소와 과일에 많이 함유되어 있다.

(6) 글루타민

어떤 신경전달물질은 뇌를 흥분시키는 가속 페달 역할을 하며, 어떤 신경전달물질은 흥분을 억제하는 브레이크 역할을 한다. 중요한 것은 이 두 물질의 균형이다. 가속 페달 역할을 하는 신경전달물질 가운데 하나인 글루탐산은 기억의 축적을 돕는데 이것이 지나치게 많아지면 신경전달물질의 흥분이 한계를 넘어 생명을 위협한다. 조미료로 사용되는 글루탐산나트륨이 적은 양일 때는 인체에 무해하지만 대량으로 섭취하면 뇌에 악영향을 미치는 것은 이 때문이다.

프로글루탐산은 기억력이나 학습능력을 크게 향상시키지만 친척이라 할 수 있는 가바(GABA)는 신경세포의 흥분을 억제하는 반대의 역할을 한다. 따라서 학습효과나 기억력, 맑은 정신을 유지하려면 신경전달물질의 균형이 중요하다.

글루타민은 뇌척수액에 가장 많이 들어 있는 아미노산이며 포도당과 마찬가지로 뇌가 이것을 에너지원으로 직접 이용할 수 있다. 글루타민을 섭취하면 기분이 좋아지고 기억력이 향상된다는 것은 이미 밝혀진 사실이다. 글루타민은 호밀빵, 밀, 캐슈너트, 깨, 해바라기씨, 땅콩, 콩에 풍부하다.

(7) 비타민 B군

비타민 B군은 당류를 분해해 에너지를 만들 때 중요한 역할을 한다. 따라서 뇌를 활성화하려면 비타민 B군을 충분히 섭취해야 한다. 비타민 B군은 서로 협력해서 뇌가 신경전달물질을 만드는 것을 돕는다. 따라서 B군은 같이 섭취하는 것이 합리적이다. 특정한 비타민 B를 섭취할 때는 B군 복합체를 섭취하거나 종합비타민을 섭취하는 것이 바람직하다.

• 판토텐산

기억물질인 아세틸콜린을 만드는 데 반드시 필요할 뿐만 아니라 스트레스호르몬인 코르티솔을 만들어 낼 때도 활약한다. 따라서 스트레스를 많이 받는 사람에게는 아주 중요한 영양소이다. 판토텐산의 적당한 섭취량은 하루 최대 200 mg이다.

• 비타민 B_6

아미노산을 다른 아미노산으로 전환하는 역할을 한다. 이 작용으로 세로토닌이나 멜라토닌이 만들어진다.

• 비타민 B_{12}

비타민 B_{12}를 충분히 섭취하면 학습능력이 높아지고 신경세포가 건강하게 성장하는 데 도움이 된다는 점이다. 또한 비타민 B_{12}는 메티오닌에 붙어 있는 디메틸아미노에타놀, 포스파티딜콜린, 포스파티딜세린으로 이동시켜 콜린을 만든다.

제 6 장

머리를 좋게 하는 생활 방식

1 아침식사

몸은 물론 뇌 역시 제 기능을 하려면 당연히 에너지가 필요하다. 아침식사를 하지 않는 것은 뇌에 필요한 에너지 공급을 중단하는 것을 의미한다. 더욱이 뇌는 저녁을 먹은 후 밤새도록 단식을 한 것과 같은 상태이다. 뇌는 잠을 자는 동안에도 활동을 하기 때문에 저녁 때 보충한 에너지를 밤새도록 써버리고 나면 아침에는 에너지가 바닥이 난다. 뇌는 에너지를 보관할 수 없어 혈액을 통해 계속 공급받아야 하는데 공급이 끊기니 정신력이 떨어지고 피곤을 느끼고 집중이 안 되고 머리가 무거워질 수밖에 없다. 이런 상태에서는 공부가 제대로 될 리가 없다. 그러므로 하루종일 머리를 써야 하는 수험생은 잠에 연연할게 아니라 아침식사를 꼬박꼬박 챙겨 먹는 것이 더 바람직하다고 할 수 있다.

뇌를 움직이는 에너지원은 포도당이다. 성인 남자의 뇌는 하루에 500 kcal의 에너지가 필요하고 그 에너지를 확보하기 위해서 약 120 g의 포도당이 필요하다. 청소년들은 어른보다 몸무게 단위당 2배 이상의 포도당을 소모하기 때문에 저혈당이 되기 쉽다. 저혈당이 되면 불안하여 안절부절 못하게 되고 두통과 현기증이 생기게 되며 참을성이 없어지고 스트레스 내성이 감소한다. 배가 고플 때 작은 일에도 화를 잘 내는 이유가 여기에 있다. 뇌에서는 전두엽이 저혈당에 가장 민감하다. 전두엽은 대뇌의 40%를 차지하면서 기억력, 사고력, 의욕, 창조력과 관계된 기능을 발휘한다. 그런데 저혈당으로 에너지 부족 상태가 되면 기억력이나 이해력이 떨어지고 의욕이 생기지 않아 공부에 집중할 수가 없다. 쥐 실험에서 해마세포막 근처의 포도당 함량이 감소되면 인지능력이 낮아지고 포도당을 주사하면 인지능력이 올라갔다는 결과가 있는데 이는 혈중 포도당의 양이 인지수행능력과 관련이 있음을 증명해준다.

지적 학습능력은 아침식사로 무엇을 먹느냐에 따라서도 달라질 수 있다. 학생들을 대상으로 한 실험에서 식사 후에 인지수행능력을 평가한 결과 탄수화물의 섭취가 단기 기억력을 증가시키고 일을 수행하는 데 정확도를 크게 높였다. 단백질은 주의력을 높였으며 지방 섭취에 의해서도 인지수행능력이 증가되었고 포도당의 대사도 보다 안정되었다. 결국 3대 영양소는 모두 인지능력에 특수한 기능을 한다는 것을 알 수 있다. 그래서 아침식사는 균형식으로 잘 갖추어 먹는 것이 머리를 좋아지게 하는 데 제일 가는 원칙이다.

(1) 어린이 뇌를 위한 가장 좋은 아침식사

아침식사는 학령기의 아동에게는 필수적이다. 한 연구보고서에서는 아침을 먹는 아이가 아침을 먹지 않는 아이보다 학업 성취도가 높고 행동문제도 적다고 하였다(Baylor University의 아동영양연구소의 보고에 따르면 미국 어린이의 37%는 거의 규칙적으로 아침을 먹지 않는다고 한다).

고당질 식품은 어린이들에게 아침나절 에너지 추락에 이르게 한다. 수학이나 읽기와 같이 에너지가 더 많이 요구되는 시간 중에는 더욱 그러하다. 이상적인 아침식사는 단백질과 복합탄수화물이 들어 있는 것으로 천천히 소화되는 것들이다. 그러한 아침식사는 오전 내내 아이들의 에너지 수준을 안정되게 유지하지 못할 뿐만 아니라 운동협응(motor coordination)도 적절치 못하다고 듀크 대학교 Steven Zeisel 교수의 연구보고서에서 말하였다.

• 달걀

달걀에 많이 들어 있는 비타민 같은 콜린은 기억줄기세포를 뇌 깊은 곳에서 생성하게 하는 데 필수적이다. 이런 세포를 더 많이 만들게 되면 기억력도 좋아진다. 영양전문가들도 임신부나 수유부에게 꼭 필요한 성분으로 오래전부터 알려져 왔는데 어린이의 두뇌 발육에 필요하기 때문이다.

• 오트밀

Tufts 대학 연구팀에서는 9세에서 11세 되는 아이들에게 오트밀과 찬 시리얼 혹은 아침을 굶는 것 중에서 선택하도록 실험하였다. 그리고 몇 주 후 학교가 끝나고 기억력 시험을 하였다. 오트밀을 먹은 아이들이 유의하게 공간기억시험에서 더 우수한 것으로 나타났다. 연구팀은 오트밀이 섬유소가 많아 소화 · 흡수가 느려 지속적인 에너지 흐름을 유지하였기 때문으로 추정하였다.

• 딸기와 블루베리

앞서 언급한 바와 같이 이 두 식품은 항산화물질이 풍부하기 때문에 아침식사에 곁들이면 좋다.

(2) 아침식사의 의미

아침에 조금 더 오래 잘 것인가? 조금 일찍 일어나 아침식사를 할 것인가? 대부분의 사람들은 이 두 가지의 선택 사이에서 고민을 한다. 그리고 대부분의 현대인들은 달콤한 아침잠을 선택한다.

아침에 늦잠을 잔 후 아침식사를 거르고 학교에 가는 것은 일찍 일어나 아침을 먹고 학교에 가는 것보다 더 피로할지도 모른다.

아침식사는 몸에 필요한 비타민이나 미네랄을 공급하는 일로 집중력과 정보를 받아들이는 능력을 향상시킨다. 만일 졸음으로 눈이 가물가물하고 수업에 집중할 수 없는 상태에서 미국의 남북전쟁에 대하여 공부했다고 생각해보자. 꿈속에서 헤매는 상태에서 그 시대를 이해하는 것은 매우 어렵다. 더구나 이런 상태에서 시험을 치른다면 좋은 성적을 얻기는 매우 힘들 것이다.

알림이 처음 울릴 때 얼른 일어나 아침식사를 하게 되면 학습효과도 올라갈 것이다. 규칙적인 아침식사는 수업에 좀 더 집중할 수 있게 하고, 기억력을 증진시켜 결국 시험에서도 바람직한 결과를 얻게 할 것이다.

2 균형 잡힌 점심

아침식사와 함께 점심을 바르게 먹는 것은 하루가 가기 전에 지치지 않도록 당신에게 활력을 주는 것이다. 바른 식사는 뇌에 영양을 공급하는 것이며 그럼으로써 당신의 뇌는 시험일을 앞두고 바른 정보를 제공하게 될 것이다.

물론 집에서 도시락으로 반찬을 싸가지고 가는 것 보다 식당에서 점심을 사먹는 것이 더 편리할 것이다. 어떤 때에는 당신의 점심 메뉴가 피자, 햄버거, 돈까스와 같은 식품일 수 있다. 그들은 고지방, 고당질로 당신의 뇌에 안 좋은 영향을 줄 수 있다. 좀 더 건강한 식사를 위하여 편의점에서 쉽게 살 수 있는 도시락에서 벗어나야 한다.

3 방과 후 충전

학교가 끝나면 아이들은 머리를 많이 써 지치게 된다. 방과 후 활동이나 숙제를 위하여 다시 충전해야 하며 이를 위해 물을 마시고 시리얼 스낵을 먹어 힘을 얻어야 한다.

• 물

대부분의 부모들은 학교에서 아이들이 물을 거의 먹지 않는다는 데 놀랄 것이다. 아이들은 거의 탈수 상태에서 뛰노는 경우가 많다.

심하지 않은 경우라도 탈수는 아이들을 무기력하고 둔하게 하고 화를 잘 내게 하여 무엇인가 쉬운 것이라도 기억해내는 데 어려움을 겪게 한다. 몸에 수분이 모자라면 아이들은 배고픔으로 착각을 하여 좋지 않은 식품을 마구 섭취하게 된다. 그래서 매 식사 때 물을 먹어야 하며 특히 활발히 움직여야 하는 날에는 더욱 물의 섭취가 중요하다.

• 곡류

만약 아침식사로 시리얼을 한 그릇 먹었다 하더라도 영양소를 강화시킨 곡류시리얼은 엽산, 복합탄수화물, 이용하기 쉬운 단백질을 함유하고 있기 때문에 필요하다. 강화된 곡류는 비타민 B_{12}의 훌륭한 급원이며 건포도나 땅콩을 함께 섞어 먹는 것이 좋다.

4 저녁을 위한 슈퍼푸드

대부분의 가정에서는 저녁식사에 음식을 집중적으로 먹기 때문에 어떻게 먹어야 할지를 아는 것이 중요하다. 저녁식사야말로 어린이들이 어른들의 식사하는 모습을 볼 수 있고 또 다양한 뇌에 좋은 식품을 즐길 수 있는 시간이기 때문이다. 영양학자들은 저녁식사 시간은 부모가 어린이에게 말하고 가르칠 수 있는 시간이며 결국 부모가 먹는 음식이 아이들이 먹는 음식이 되기에 주의를 기울여야 한다고 강조한다.

가능하다면 저녁식사를 무엇으로 할 것인지 결정하는 데 아이들이 참여하도록 하는 것이 좋다.

• 쇠고기

철분 결핍증은 미국의 어린이들 또 세계 여러 나라에서 볼 수 있는 영양 결핍 중 가장 보편적인 것이다. 학교생활이 성공적이지 못한 것도 이 결핍증의 일부라고 할 수 있다. 아주 경한 결핍증이라도 인지기능을 떨어뜨린다고 대비스의 서양인 영양연구센터의 연구원인 Mary J. Kretsch 박사는 말한다. 주로 주의력에 대한 어린이들의 능력에 영향을 준다.

지방이 적은 쇠고기는 흡수되기 쉬운 철 급원의 하나이다. 섭취하는 쇠고기의 양은 생각하는 것처럼 많지 않다. 쇠고기를 하루에 30 g 정도의 적은 양을 더하는 것이 철분을 흡수하는 다른 식품으로부터 섭취하는 것보다 신체능력에서 큰 차이를 보여준다고 Mary J. Kretsch 박사는 말했다. 아주 약간이라도 아연 결핍이 되면 기억력 손상을 가져온다.

5 설탕 및 가공식의 억제

뇌가 활동하기 위해서는 충분한 양의 포도당이 필요하지만 갑자기 너무 많은 양이 공급되는 것은 좋지 않다. 혈당치가 급속히 올라가면 뇌가 이상 반응으로 감지하고 이를 억제하기 위해 인슐린을 만들라고 명령을 내리기 때문이다. 인슐린은 혈관 속 포도당의 양을 일정하게 유지시키는 호르몬이다. 포도당이 너무 많을 경우 포도당을 세포로 흡수시킨 다음 저장하기 때문에 오히려 저혈당 상태로 만들어 버린다. 이것을 정상으로 되돌리려고 아드레날린이 분비되는데 아드레날린은 교감신경을 자극시켜 뇌를 흥분하게 만든다. 작은 일에도 화를 내며 참지 못하고 쉽게 폭발하게 만드는 것이다. 뇌가 차분한 상태가 되지 못하면 집중력이 생기기도 어렵다.

고혈당과 고인슐린, 아드레날린 분비 등 뇌가 곤란해 할 상태로 악순환이 되지 않도록 하기 위해서는 혈당치를 급속하게 올리는 음식을 절제해야 한다. 대표적으로 스낵이나 쿠키, 설탕, 콜라, 케이크, 설탕이 많이 들어간 주스류, 정제된 밀가루로 만든 빵, 화학첨가물이 들어 있는 가공식품 등이다. 특히 가공식품에 들어 있는 방부제, 인공색소, 인공감미료 등이 운동, 혈압, 호흡조절 등에 필수적인 도파민 신경원의 기능을 어렵게 하거나 파괴한다. 참고로 파킨슨병은 도파민 신경원의 변성에 의해 생긴 진행성 신경장애이다.

지방 함량이 너무 높은 음식을 먹는 것도 문제인데 해마신경의 발생을 감소시키는 원인이 되어 인지능력을 떨어뜨리기 때문이다. 쥐 실험결과를 보면 특별히 수컷 쥐에서 해마 신경세포의 재생성과 신경 발생률이 감소하는 것으로 나타났다.

6 규칙적인 운동

운동은 기억과 학습에 도움을 주는 뇌 영역에 새로운 뇌세포를 만든다고 한다. 잠깐 하는 운동이라도 학생들의 주의 집중을 도와주고 기분을 좋게 해준다고 한다. 초등학생을 대상으로 한 실험에서 운동을 가장 많이 한 학생 그룹이 시험을 가장 잘 치루었다고 한다. 농구, 축구, 수영 등을 하면서 운동의 법칙, 자세, 규칙 등에 집중하다보니 자연스럽게 집중력 훈련이 가능해지고, 이런 집중의 경험이 공부를 할 때도 적용된 것이다. 과학전문지 "네이쳐"에는 에어로빅 운동이 뇌 기능을 증가시키고 기억력 감퇴를 막아준다는 내용이 발표되기도 하였다. 특히 행정력을 조절하는 과정 즉, 계획을 세우거나 일의 순서를 정하는 능력 그리고 작업관련 기억력을 증가시켰다고 한다.

정기적인 운동은 신경전달물질의 활성화에 영향을 준다. 운동을 하면 즐거움, 혈압, 호흡조절 등에 관여하는 도파민과 신경전달작용을 하는 노르에피네프린을 증가시키고 뇌세포의 생존과 재생에 중요한 역할을 하는 BDNF, NGF, IGF-1 등을 발현시킨다. 이로 인해 학습력은 더욱 높아지게 된다.

또한 운동을 하면서 좋은 음식을 먹는 것은 인지능력을 증가시키는 데 시너지 효과를 낸다. 쥐 실험에서 보면 운동과 오메가-3 지방산인 DHA를 보충했을 때 BDNF로 중계된 시냅스 가소성이 크게 늘어나고 인지능력도 높아졌다. 비슷한 예로 플라보노이드 함유 음식과 운동은 신경가소성에 영향을 주어 여러 유전자의 발현을 증가시키고 염증이나 세포소멸과 관련된 유전자들의 발현은 감소시켰다. 또한 포화지방과 설탕으로 감소된 인지능력을 운동이 다시 높여주는 효과도 있었다.

이처럼 운동이 공부하는 데 큰 도움을 주는 데도 불구하고 틈틈이 운동을 하는 수험생은 그다지 많지 않다. 대부분의 학생들이 운동 대신에 게임을 하거나 TV를 시청하는 것으로 휴식시간을 보낸다. 통계에 의하면 하루 30분 이상 규칙적으로 운동을 하는 학생은 전체의 25% 이하라고 한다. 운동을 단순히 취미 활동이나 근육을 다지기 위한 수단으로 여겨서는 안 된다. 정신적 활동 능력을 높이는 아주 중요한 공부의 비결이기 때문이다.

7 적게 먹기

소식은 두뇌 활동에도 영향을 미친다. 음식을 너무 많이 먹으면 대사과정에서 활성산소가 많이 만들어져 뇌세포에 상해를 줄 수 있다. 그러나 열량을 제한해서 소식을 하면 뇌세포를 건강하게 유지시켜 주고 머리를 명석하게 하며 치매도 예방한다는 연구보고가 많다. 한 연구에 따르면 평소에 먹는 양의 40%를 절식하면 노화와 연결된 운동능력과 인지능력이 감소되는 것을 막을 수 있다고 한다.

소식은 뇌세포의 생존과 재생에 관여하는 BDNF를 증가시키고 소식에 의하여 유도된 BDNF는 해마의 신경 발생을 증가시켜 기억력을 높인다. 또한 산화성 스트레스를 감소시켜 신경세포의 건강을 유지시켜 주는 효과가 크다. 과도한 열량 섭취는 시냅스 가소성을 감소시키고 또한 활성산소가 생성되면 신경세포가 파괴되기 쉬워진다. 그러나 소식은 식사량을 무조건 줄이는 것이 아니라 영양소를 골고루 섭취하되 자신에게 필요한 열량만 섭취하는 것이다. 하루 세끼를 균형있게 적당량 섭취하면 비만도 예방되고 머리도 명석해진다.

8 스트레스의 극복

우리는 아침에 일어나서 잠자리에 들 때까지 늘 스트레스를 받는다. 어느 정도의 스트레스는 뇌가 신선한 자극으로 받아들여 공부나 일을 할 때 집중할 수 있도록 도와준다. 그러나 강도 높은 자극이 오랫동안 계속되면 몸이 적응하지 못하고 스트레스를 유해한 자극으로 받아들이게 되는데 유해한 자극은 우리의 몸과 마음을 평상시와는 다른 상태가 되게 한다. 스트레스를 받으면 제일 먼저 스트레스호르몬인 글루코코르티코이드가 분비된다. 스트레스를 방어해 몸을 보호하기 위한 것으로 우리 몸에 고마운 호르몬이다. 그런데 장기간 또는 강도 높은 스트레스로 인해 이 호르몬이 다량 분비되면 여러 가지 부작용이 생긴다. 혈압이 올라가고 면역력이 떨어지고 당뇨병이 생기기도 한다. 또한 공간 기억능력이 감소하고 해마에 의존하는 인지능력이 파괴된다. 실험에 의하면 하루에 6시간씩 21일간 스트레스를 받을 경우 이 호르몬으로 인해 기억력이 현저하게 감퇴된다고 한다.

스트레스가 뇌에 미치는 영향은 태아의 경우에서도 찾아볼 수가 있다. 태아 때 스트레스를 많이 받으면 뇌세포의 GABA수용체가 없어지는데 신경이 너무 흥분되어 있는 경우 이를 억제하는 기능을 지닌 GABA가 사라짐으로써 두려움과 과민성을 나타내게 된다. 스트레스를 지속적으로 받는 경우에는 해마를 손상시켜 기억력을 떨어뜨리는데 이런 변형은 어른이 된 후 까지 영향을 주는 것으로 나타났다.

이처럼 스트레스는 신체는 물론 뇌의 가장 큰 적이므로 방치해서는 안 된다. 스트레스 상태를 가볍게 하거나 개선하는 방법을 찾아야 한다. 우선 숙면을 통한 휴식이 필요하다. 숙면을 함으로써 충분히 휴식을 취하게 되면 스트레스에 대한 조절, 예측, 발산 능력이 생겨 만성 스트레스에서 오는 각종 부작용과 질병을 예방할 수 있다.

집중 상태가 너무 오랫동안 지속될 경우에도 뇌가 지치기 쉽다. 보편적으로 집중력이 유지되는 시간은 30분~1시간 정도로 이 시간이 지나면 눈을 감고 복잡한 생각에서 해방된 상태가 되어 보는 것이 좋다.

스트레스를 받으면 활성산소가 만들어지고 활성산소는 세포를 공격한다. 활성산소를 없애기 위해서는 비타민 C와 비타민 E같은 항산화제가 필요하다. 고추, 딸기, 키위, 시금치, 양배추, 아보카도 등의 식품들은 항산화제 역할을 하여 스트레스를 이겨내는 데 도움이 된다. 또한 달걀과 살코기처럼 필수아미노산이 많은 단백질 식품을 섭취하면 스트레스와 싸울 수 있는 뇌신경전달물질을 만들 수 있다. 한편 스트레스를 예방하기 위해 몸에 해로운 음식을 멀리하는 지혜도 필요하다. 스트레스는 음식을 통해서도 생길 수 있기 때문이다. 예를 들어 커피나 콜라에 많은 카페인은 교감신경을 자극하는 스트레스 유발자이다. 카페인 양이 과다할 경우 혈압이 높아지고 소화기계 활성이 감소할 뿐만 아니라 소변 분비가 줄어들고 흥분 상태가 지속되며 경계심이 증가하게 된다.

체내에 비타민이 고갈되면 스트레스가 생기기도 하므로 비타민 공급에 신경 써야 한다. 우리 몸은 스트레스를 받으면 비타민 C와 비타민 B복합체와 같은 특정 비타민을 소모하게 되는데 그 양이 꽤 많다. 비타민 C와 비타민 B복합체가 부족하면 정서가 불안해지고 우울증, 불면증이 생기며 심장 혈관이 약해진다. 특히 비타민 B_1, B_2와 나이아신은 탄수화물 대사와 포도당 생성과정에서 많은 양이 소모되기 때문에 더욱 결핍되기 쉽다. 평소 이들 비타민 함유 식품을 가까이 하는 것이 좋다. 그 밖에도 혈중 포도당 양이 60 mg/dl 이하로 떨어지는 저혈당 상태가 되거나 염분을 과도하게 섭취하는 습관 역시 스트레스를 유발할 수 있으니 이를 예방하기 위해 올바를 식습관을 갖도록 노력해야 한다.

뇌에 나쁜 영향을 미치는 요소 가운데 가장 대표적인 것은 스트레스다. 스트레스는 영양소를 소비한다. 예를 들어 흡연이나 꽃가루로 우리 몸이 스트레스를 받으면 평소보다 많은 비타민 C가 소비된다. 이것은 스트레스에 대처하기 위해 우리 뇌나 몸이 노르아드레날린, 코르티솔, 세로토닌 등의 신경전달물질이나 호르몬을 대량으로 만들어내기 때문이다. 그러면 이러한 신경전달물질이나 호르몬의 원료인 트립토판이나 티로신 같은 아미노산이 소비되고 아미노산이 대사할 때 비타민 C, 나이아신, 엽산, 비타민 B_6, 마그네슘, 망간, 아연, 철 등도 손실된다. 스트레스가 많을수록 영양소는 더 많이 소모된다. 우리의 뇌가 최적의 영양 상태를 유지하지 못하는 것은 영양면에서 부실한 식사를 하기 때문이기도 하지만 스트레스로 영양소가 더 많이 필요해진 것도 한 원인이라 할 수 있다.

우리가 어떤 상황을 스트레스로 여기면 우리 몸은 즉각 스트레스 대응 모드로 전환한다. 어쩌다 한번 극심한 스트레스를 받는다고 우리 몸의 생리 기능이 손상되지는 않는다. 문제는 만성 스트레스이다. 만성 스트레스는 뇌 건강을 위협하는 몇 가지 문제를 일으킨다. 먼저 고된 업무, 출퇴근길 교통 체증, 발 디딜 틈 없는 만원 버스, 가족들의 불화 등으로 늘 스트레스에 시달리면 우리 몸의 방어체계가 약해진다.

스트레스를 항상 달고 살면 스트레스 대응 체계가 과열 상태가 되어 심각한 질환을 일으킬 수 있다. 연구결과에 따르면 만성 스트레스는 우울증과 기억력 감퇴, 심장혈관 질환과 같은 심각한 병을 일으킬 수 있으며 뇌 기능에도 해로운 영향을 미칠 수 있는 것으로 드러났다. 하지만 스트레스를 적절히 관리하면 뇌 화학물질의 균형을 이루고 우리 몸을 튼튼하게 하는 데 도움이 된다.

스트레스를 처리한다는 것은 스트레스를 무시하거나 스트레스를 안 받는 척하는 게 아니다. 살다보면 스트레스를 받을 일이 한두 가지가 아니고, 어쩌면 하루하루 스트레스가 더 늘어가는 것만 같다. 하지만 스트레스를 적절히 처리해서 스트레스로 인한 폭발을 억제할 방법이 있다. 심호흡 하기 같은 쉽고 간단한 방법도 도움이 될 수 있다. 골치 아픈 상황에 처했을 때 상황을 긴 안목으로 보는 것도 스트레스 반응을 완화시킬 수 있는 좋은 방법이다.

많은 사람들이 스트레스를 받으면 쉽게 폭식을 한다. 도대체 왜 그럴까? 여러 가지 이유가 있겠지만 그중 한 가지는 체내에서 분비되는 스트레스호르몬에 대한 일종의 생존반응이라고 한다. 스트레스를 받으면 에피네프린과 노리에피네프린, 코르티솔이 혈관으로 쏟아져 들어온다. 만성 스트레스에 시달리게 되면 코르티솔 수치가 증가하고 그로 인해 식습관 장애가 발생한다. 과학자들은 늘 스트레스에 시달리는 사람들이 당분과 지방이 많은 식품을 먹는 경향이 있으며 그 결과 살이 찐다는 사실을 발견했다.

9 쓸수록 좋아지는 뇌

아이들은 자라면서 장난감을 사달라고 자주 조른다. 아이들 방 전체가 장난감으로 가득차서 이렇게 낭비해도 될까 걱정스럽기도 하다. 그러나 아이들은 놀면서 머리가 좋아질 수 있다. 장난감은 놀이의 재료가 되는 셈인데 장난감을 가지고 놀든 게임을 하든, 스포츠를 즐기든 아이가 논다는 것은 아이의 머리가 점점 좋아지는 것을 의미한다. 놀거리가 많아 머리 쓸 일이 많아지면 해마에서 신경 발생이 일어나게 되고 새로운 뇌세포의 생존력을 높여 학습력을 높이기 때문이다. 머리는 쓸수록 시냅스가 많아지는데 시냅스의 수가 많아질수록 기억력이 높아지고 그만큼 머리가 좋아지는 것이다.

10 공격적 태도와 영양소의 관계

우리 주변에서 통제 불능인데다가 공격적인 태도를 지닌 아이들을 보곤 한다. 문제는 이를 방치할 경우 어른으로 성장하면서 공격성이 더욱 강화된다는 점이다. 따라서 어릴 때부터 공격성을 야기하는 원인을 찾아 다스리는 것이 중요하다. 자녀가 당신이나 다른 사람에게 통제 불능으로 난폭하게 덤벼든 적이 있는가? 부모에게 그것은 당황스러운 일이자 커다란 충격일 것이다. 난폭한 자신의 행동에 대하여 어떤 후회도 하지 않는 어린이들을 많이 볼 수 있다. 애석하게도 이러한 문제는 시간이 지날수록 점점 커진다. 따라서 제때 적절한 처방이 이루어지지 않는다면 아이들의 공격성은 어른이 되어 감에 따라 더욱 강화될 것이다.

이러한 시나리오를 결코 피할 수 없는 것은 아니다. 오늘날의 식사는 영양소의 균형을 잃었고 건강에 좋지 않다. 그런 식사가 아이들의 두뇌에 나쁜 영향을 미친다. 또 우리는 공격적 태도를 야기하는 중요한 요인이 바로 일상적인 주의가 요구되는 것들에서 비롯된다는 것을 발견한다. 가령 너무 많은 설탕, 충분하지 않은 필수지방, 식품알레르기, 그리고 두뇌오염 등이 그것이다.

모든 사고와 그에 따른 행동들은 두뇌와 신경시스템을 통해 처리되는데 그것은 몸의 다른 부분과 마찬가지로 그것들을 가능하도록 유지시키는 영양에 전적으로 의존한다. 혈당의 거의 절반이 두뇌에 동력을 공급하는데 그것은 또한 매초마다 비타민, 미네랄, 필수지방 등 미량 영양소의 공급에 의존한다. 한편으론 아이들의 몸속에 존재하는 카드뮴이나 납과 같은 안티 영양소들도 근본적으로 뇌 기능에 영향을 미칠 것이다.

• 공격적인 태도 다스리기

태도와 혈당의 등락은 아주 밀접한 관련이 있다. 아이들이 설탕이나 정제 탄수화물 또는 자극적인 음료를 섭취하게 되면 혈당 수치는 급속히 상승한 뒤 급격한 하락을 동반하면서 극도의 피곤함과 짜증, 그리고 우울증과 공격성을 초래할 수 있다. 그것은 피곤함이 욕구 조절을 잘 하지 못하도록 유도하기 때문이다. 만일 자녀의 태도가 변덕스럽고 통제가 안 된다면 먼저 혈당 문제를 이해하는 것이 필수적이다.

정도를 벗어난 행동을 유발하는 실질적인 원인은 필수지방의 부족으로 보인다. 현대적 식사로 식생활이 변하면서 확실히 필수지방의 섭취가 줄어들었다. 만일 임신 중인 산모에게 필수지방이 부족하다면 그것은 아이들의 정신 발달과 태도에 오랫동안 영향을 미칠 수 있다.

스트레스가 있는 상태에서 일정 정도의 공격성은 생존 가치를 가질 수 있지만 진화적 관점에서 보면 지나친 공격성은 반대효과를 초래할 것이다. 여러 실험결과에 따르면 오메가-3 지방은 스트레스가 많은 상태에서 어린이들의 이성적 판단을 돕는 것으로 나타났다.

필수지방이 조용한 태도를 유지하는 데 기여하는 유일한 열쇠가 아니라고 할지라도 칼슘, 마그네슘, 아연, 셀레늄의 부족이 모두 폭력의 증가와 관계가 있는 것으로 보인다. 심각한 알레르기 반응은 태도에 극적인 변화를 줄 수 있다. 이것은 젊은 범죄자들뿐 아니라 화학물질이나 식품불관용을 가진 과잉행동을 하는 어린이들에게서도 충분히 보고된 바 있다.

11 뇌를 생동감 있게 하기

올바른 식품을 선택하여 먹는 것은 기억력을 향상시키고, 기분을 좋게 하고, 오랫동안 집중할 수 있게 해준다. 정크푸드(junk food)는 헤로인(heroin)처럼 습관성을 가지고 있다고 하는 최근 연구보고가 있다. 지방이 많고 당분이 많은 식품은 약처럼 뇌의 기쁨을 관장하는 부위에 자극을 준다. 그래서 많은 사람들이 특정 식품에 몰입하는 자신을 통제할 수 없는 이유를 설명할 수 있다. 결국 비만률이 높아지는 근거가 된다.

그러나 그것이 건강이나 행동에 유의한 영향을 주는 불건전한 식품이라는 뜻은 아니다.

지방이 많은 생선, 호두, 호박씨와 아마씨에서 발견되는 오메가-3 지방은 뇌에 좋은 식품이다.

뇌는 1.5 kg을 넘지 않는 정도로 신체의 작은 부분이지만 하루에 섭취하는 열량의 20%를 먹어치운다. 뇌에 좋은 식품은 기억력을 유지하고 지적으로 영리하게 하고 기분을 자신감에 차게 한다. 여기에서 영양과 뇌에 관한 최근의 의견을 검토해보자.

(1) 집중력 강화

집중력이 좋다는 것은 뇌세포 사이에 정보가 자유롭게 흐른다는 것을 말한다. 뇌세포들이 정보를 전달하도록 작동하는 데는 산소를 필요로 하며 이 산소에 의하여 대사과정에 들어가는 영양소는 혈당으로부터 얻는다. 하루 종일 열량 섭취를 적절하고 지속적으로 확보하는 것이 하루를 활기차고 집중력 있데 살아가는 첫걸음이다. 만일 이런 열량이 부족하면 세포와 세포 사이에 신경섬유에 의하여 신호가 전달된다. 전선과 같이 이 신경섬유는 정보가 흐르도록 주변과 절연 상태를 유지한다. 이런 신경수초를 만들기 위하여 뇌는 미엘린이라는 지방물질을 필요로 한다. 오메가

-3 지방은 미엘린을 만들고 유지하는 데 도움이 된다. 그래서 생선유는 어린이들의 정신적 수행을 증진시켜준다.

(2) 기분을 좋게 하기

정신적 행동과 같이 우리의 감정은 뇌세포 사이를 부산하게 전달하는 전기적 신호에 의한다. 정보는 신경전달물질이라는 화학물질에 의하여 세포 사이에 이루어지며 이것이 우리의 기분을 좌우하는 중요한 역할을 한다. 신경전달물질 중 가장 중요한 것의 하나는 도파민으로 좋은 감정을 느끼게 하는 전달자이다. 도파민 수준이 올라가면 우리는 열정적이게 되고, 추진력이 있게 되고 기쁨을 느끼게 된다. 그러나 도파민 수준이 떨어지면 공허함, 슬픔, 분노, 권태감을 느끼게 된다.

설탕이나 지방이 많은 식품은 도파민을 급격히 증가시킨다. 그러나 급등한 도파민은 언제나 급격한 하강을 가져오기 때문에 하루 종일 기쁜 감정을 갖기 위하여 단백질이 풍부한 식품처럼 도파민을 천천히 올려주는 식품이 좋다. 도파민을 꾸준히 올려주어 기쁜 마음을 계속되게 하는 다른 방법은 뇌에 도파민 전구체를 공급하는 것이다. 이 전구체는 뇌에서 도파민을 만드는 데 사용하는 분자구조를 가지고 있다. 하나의 중요한 전구체는 페닐알라닌이며 비트, 대구, 아몬드, 계란, 육류, 곡류에 들어 있다.

그러나 만일 기분을 빨리 좋게 하고 싶으면 초콜릿이 효과적이다. 초콜릿은 도파민을 생산하는 데 아주 효과적인 식품이다. 초콜릿은 아난다마이드(anandamide)를 함유하고 있는데 이 지용성 분자는 마리화나에서 발견되는 활성물질과 아주 비슷하기 때문이다.

세로토닌이라는 또 다른 신경전달물질은 평화롭고, 만족감을 느끼고 걱정을 없애도록 도와주는 물질이다. 탄수화물 스낵식품은 세로토닌 수준을 급격히 올려주지만 잠이 오게 만들기 때문에 세로토닌 수준을 꾸준히 유지하도록 하는 것이 좋다. 뇌에서 세로토닌을 만들기 위하여 트립토판이라는 아미노산이 필요한데 달걀이나 육류에서 주로 발견된다. 베이컨과 달걀이 준비된 아침은 우리 몸에서 하루 종일 세로토닌을 만드는 재료를 공급하기 때문에 좋은 식사라고 할 수 있다.

알코올 역시 소량으로 기분을 좋게 만드는데 부분적으로 도파민의 생산을 촉진하기도 한다. 그러나 많은 양을 섭취하면 숙취에 이르고 기분이 나빠지게 된다. 장기간 알코올을 과음하면 뇌세포가 파괴되는데 결국 기억과 관련된 부분이 손상을 받게 된다.

(3) 기민한 정신유지

카페인이 들어 있는 커피는 전통적으로 졸음을 쫓는 물질이지만 적절하게 사용하는 것은 기술이다. 카페인은 뇌의 어떤 수용세포와 결합하여 안정화되는 것으로 보인다. 이것은 전기적 활성을 끄고 잠이 오게 하는 물질을 정상적으로 빨아들인다. 카페인은 이 물질들을 효과적으로 차단하여 뇌세포가 좀 더 활성화하고 에너지를 분출하게 한다.

그러나 너무 많은 카페인을 섭취하면 뇌에 있는 뇌하수체가 응급상황 경고 행동이 일어나도록 촉구하는데 이것이 신경질적인 모습으로 나타난다. 결국 몸에서 '투쟁 혹은 도피 반응(fight or flight)'을 가져오게 하는 호르몬인 아드레날린을 분비한다. 그래서 처음에는 더 활발해지고 뇌는 성능이 좋아지고 빨라지게 된다. 그러나 과다한 카페인 섭취는 분명히 사고하는 능력을 상쇄하게 하므로 에스프레소 한잔 정도가 적절하다.

탄수화물은 포도당을 생산하기 때문에 에너지공급원으로 섭취할 수 있지만 그 다음으로 우리 몸에서는 인슐린호르몬이 나와서 졸음이 오게 된다.

(4) 기억

무엇인가를 기억하는 능력은 뇌세포가 새로운 연결을 하도록 새롭게 만들어 지느냐에 달려있다. 그들은 가장 활성화되었을 때 기억력도 가장 좋게 마련이다. 그 이유는 우리가 정서적으로 지적으로 자극을 크게 받았을 때 일어나는 일을 더 기억하고자 하는 경향이 있기 때문이다.

뇌세포를 활성화시키는 데는 아세틸콜린이라는 주요 전달체가 있다. 배추, 브로콜리, 콜리플라워와 같은 채소에서 많이 발견되는 물질이다. 사실 이런 화학물질의 기능을 흉내 내어 만들어진 약품이 있는데 알츠하이머병 환자들의 기억을 증진시켜준다고 하는 약품이다.

이 화합물은 콜린으로부터 만들어지는데 콜린은 달걀, 간, 대두에 많이 들어 있다. 이들 식품을 먹은 사람들이 먹지 않은 사람들보다 기억력 시험에서 우수한 결과를 보였다는 보고도 있다.

*간단한 지혜 : 달걀은 기억력을 증진시킬 수 있기 때문에 규칙적으로 섭취하는 것이 좋다.

(5) 욕망의 조절

우리가 불안할 때 우리 몸에서는 글루코코르티코이드(glucocorticoid)라는 스트레스호르몬을 생산한다. 이 호르몬은 뇌가 이런 고통을 제거해줄 방법을 찾게 된다. 그래서 당분이 많은 식품이나 지방이 많은 식품을 찾게 된다. 스트레스호르몬 수준이 높은 쥐에 대한 연구에서 당분이 많은 음료나 라드(lard, 돼지기름)를 마구 먹어대는 것과 같은 강박적인 행동이 나타나는 것을 발견하였다.

고당분, 고지방의 식품을 섭취하면 잠깐 동안의 효과가 있어 스트레스 호르몬의 수준이 떨어지고 평안을 얻게 된다. 그러나 이런 평안을 가져오는 식품을 먹는 것은 체중 증가를 가져온다. 장기간에 걸쳐 당분을 반복하여 섭취하면 뇌의 반응이 달라지게 된다. 몸은 즐거움을 얻기 위하여 더 당분을 요구하게 되고 결국은 마약에 중독되는 것처럼 당분에 중독되게 된다. 이런 욕망을 예방하는 단 하나의 방법은 이런 상태를 초래하는 물질의 섭취를 피하는 것이다. 만약 이런 상황에 처해있다면 당신은 계속 먹든가 먹지 않도록 노력하든가의 선택을 하여야 한다.

(6) 편안함을 원하면 탄수화물을 먹는다.

어떤 식품은 뇌신경전달물질에 작용하여 편안함을 도와주는 강력한 힘을 가지고 있다. 신경전달물질은 식품에 들어 있는 영양소로부터 만들어지는 화학전달물질이다. 신경전달물질을 만들고 방출하는 것은 먹은 음식의 종류에 따라 영향을 받는다. 그런 까닭에 식이가 어느 정도 행동에 영향을 줄 수는 있지만 환경, 나이, 성, 약물과 같은 다른 요인들도 중요하다. 고기, 우유, 달걀 등에 들어 있는 아미노산인 트립토판은 세로토닌(좋은 느낌을 주는 신경전달물질)의 구성성분이다. 세로토닌은 정상적인 수면을 위하여 필요하다. 그래서 예부터 잠을 청하고 싶으면 따듯한 우유를 한잔 마시라고 하였다.

탄수화물이 많이 든 음식은 세로토닌의 수준을 상승시켜 평온함과 나른함을 가져오게 한다. 많은 사람들은 설탕이 어린이들에게 과잉행동증을 초래한다고 잘못 알고 있다. 사실 하나의 탄수화물로서 설탕은 오히려 그 반대의 효과를 보이고 있다.

FAO/WHO 인간영양에서 탄수화물에 관한 전문가협의회에서는 설탕과 과잉행동증과의 관계에 대하여 다음과 같이 의견을 제시하였다. 이 분야에 대한 광범위한 문헌자료를 조사한 바 정제 설탕이 어린이의 행동이나 인지수행에 어떤 유의한 영향을 준다는 증거를 발견치 못하였다고 하였다. 계절적 영향을 주는 장애에 대한 연구에서 북반구의 어둡고 긴 겨울철에 우울증이 증가하고 겨울에 햇빛을 적게 쏘이면 세로토닌의 생성이 감소된다고 하였다. 이를 대응하기 위하여 사람들은 위안식이 되는 고탄수화물식을 먹어 세로토닌의 생성을 촉진시킨다. 이런 연구와 함께 다른 연구결과를 종합하여 보면 과잉의 탄수화물의 섭취는 사람들을 무기력하게 만들 수 있다고 하였다.

뇌에서 사용하는 에너지원은 오로지 포도당으로 우리가 섭취하는 거의 모든 당류나 곡류는 궁극적으로 포도당으로 변한다. 기억을 도와주는 호르몬도 포도당 함량을 올려주면 활성화된다. 버지니아 대학 심리학과 교수인 Paul Gold 박사는 쥐와 사람을 이용하여 굶는 경우와 식후, 뇌에 직접 포도당을 주입하는 경우와 식품으로 섭취하는 경우에 대하여 장기간 기억력을 조사하였다. 최근 연구에서 골드 박사와 연구진들은 대학생들에게 포도당 50 g이 들어 있는 레모네이드 음료를 제공하였다. 당만으로 계산하면 200 kcal였으며 그 후 인식시험을 시행하였다. 골드 박사는 포도당의 섭취를 증가시켰더니 읽고 기억하기 시험(reading retention task)에서 어느 정도 향상되는 것을 발견하였다.

가장 적절한 포도당의 양은 몇 가지 원인에 의하여 영향을 받는다. 현재의 혈당량, 육체적 정신적 스트레스, 이전의 식사 패턴, 개인적 대사력, 그리고 개인의 의학적인 관점에서도 다양한 변수를 즉시 평가할 수 없다.

더 복잡한 것은 섭취한 양과 몸에서 필요로 하는 양과는 늘 잘 맞는 것이 아니라는 것이다. 너무 많은 포도당을 섭취하면 저혈당 반응을 보이기 쉽다. 혈당이 상승하면 다음엔 급격한 하강이 일어난다. 갑자기 혈당이 상승하면 혈액 속으로 인슐린이 다량 분비되어 과잉의 혈당을 치워버린다. 이런 일은 정신적 업무 수행을 더욱 나쁘게 한다.

아직 포도당 음료는 육체적 수행능력보다는 뇌를 활발하게 움직이게 하는 데 더 적합한 것으로 보인다. 이는 영국에서는 이미 응용이 되고 있으며 수년 내에 미국에도 진출할 것으로 골드 박사는 추정하고 있다. 이런 것들은 대부분 노인층, 알츠하이머병을 앓고 있는 사람, 다운증후군환자 또 뇌 손상환자들을 대상으로 추진되며 포도당을 투여했을 때 인지시험에서 좋은 결과를 얻은데 따른 것이다. 그러면 포도당을 어떻게 뇌에 공급하느냐하는 문제가 있다. 우리의 뇌는 균형 잡힌 식사에서 섭취할 수 있는 다양한 탄수화물 식품에서 필요한 에너지를 자연적으로 취하게 된다. 우선은 혈액 속의 포도당을 먼저 취하고 이것이 부족하면 다른 영양소를 포도당으로 전환시킨다.

12 근력운동 20분의 힘

유산소운동을 하면 뇌 건강에 도움이 된다는 연구는 있었다. 달리기나 조깅이 뇌혈관 염증이나 뇌세포 노화를 막는다는 것이다. 꾸준한 운동이 알츠하이머 치매를 예방한다는 것은 잘 알려져 있다.

최근에는 한 번만 근력운동을 해도 즉각적으로 기억력을 높일 수 있다는 연구결과가 나왔다. 꾸준히 운동을 하지 않아도 틈틈이 근력운동을 하는 것이 뇌 기억력에 도움을 줄 수 있다는 뜻이다.

미국 조지아공대 리자 와인버그 교수팀은 젊은 사람 46명을 모아 90장의 사진을 보여준 후 이 중 절반은 근력운동을 하게 하고 나머지는 운동을 시키지 않았다. 이틀 후 이들에게 이전에 보여준 90장의 사진을 찾아내게 했는데 근력운동을 한 사람들이 10%p 더 잘 사진을 기억해냈다.

이처럼 단 한 차례 20분 동안의 근력운동에 바로 기억력이 향상되는 이유는 근력운동을 하면서 근육과 뼈 등에 걸린 힘의 부하가 뇌에 스트레스를 주기 때문이다. 스트레스를 받은 뇌는 각성돼 아드레날린, 코르티솔 등 스트레스호르몬을 분비하는데 호르몬이 기억중추인 해마를 활성화시켜 기억력을 높이기 때문이다.

특히 근력운동은 자기 체중을 이용해 언제 어디서든지 손쉽게 할 수 있다. 밖에서 운동하기 어려운 날씨에도 유용하다. 대표적인 근력운동은 스쿼트(허벅지와 무릎이 수평이 되도록 앉았다 섰다하는 반복운동)나 덤벨운동, 윗몸일으키기다. 전문가들은 "많은 시간을 할애하지 않아도 뇌 건강에 도움을 줄 수 있다"며 "처음부터 과하게 하면 부상을 입기 쉬우니 조금 힘들다 싶을 정도의 강도를 견디다 쉬기를 반복하는 것이 좋다"고 조언했다.

13 지능과 기억력의 개선

우리는 흔히 지능이나 기억력, 기질은 타고난 것으로 유전적 소인에 의하여 결정된다고 생각한다. 하지만 이것은 착각일 수도 있다. 나이를 먹어도 개선의 여지가 있기 때문이다. 뇌가 최적의 상태에서 활동하면 두뇌가 명석해지고 지능이 높아진다. 머리가 상쾌하고 기분이 좋아지면 생활이나 성격도 더 좋게 바뀔 수 있다.

그렇다면 모든 사람의 지능이나 기억력이 영양소의 섭취로 더 좋아질까? 안타깝게도 그렇지는 않다. 비타민이나 미네랄을 대량으로 섭취해 극적인 효과가 나타나는 것은 평소에 적절한 영양소를 섭취하지 않은 사람들에 한해서다. 다른 말로 표현하면 이미 질 좋은 영양소를 균형 있게 섭취하고 있는 사람은 영양소를 더 섭취한다고 해서 머리가 좋아지는 것은 아니다. 반대로 최적의 영양 상태를 확보하지 못한 사람은 적절한 영양소를 공급하면 지능이나 기억력, 심리 상태가 더 나아질 수 있다는 뜻이다.

많은 연구자들의 연구결과를 보면 두뇌의 회전 속도나 기억력과 집중력의 유지시간은 최적의 영양소를 섭취함으로써 크게 개선할 수 있다고 하였다. 연구결과 언어를 통해 표현되는 능력인 언어적 지능지수는 높아지지 않았지만 감각적, 공간적, 창조적, 시각적 능력을 나타내는 비언어적 지능지수는 높아졌다. 위 연구결과에서 비타민이나 미네랄의 효과는 신경전달물질이 뇌의 신경네트워크를 이동하는 속도를 높인 것으로 추측할 수 있다.

어렵게 높인 지능을 지속적으로 유지하려면 반드시 집중력이 필요하다. 그러기 위해서는 혈당치를 안정시키는 것이 중요하다. 설탕이 많이 든 쿠키나 케이크, 콜라, 주스 같은 것을 즐겨 먹으면 혈당치가 치솟아 인슐린이 대량으로 분비되고 그 결과 혈당치가 급격하게 떨어진다. 그러면 뇌가 연료 부족 상태가 되어 집중할 수 없게 된다. 게다가 혈당치를 높이기 위해 분비된 아드레날린 때문에 안절부절 못하고 공격적이 된다.

제 7 장

뇌력에 나쁜 식품과 행동・습관

뇌 연구자 크래포드 교수는 음식이 뇌의 진화를 이끄는 힘이라는 것은 명백한 사실이라고 믿는다. 먹는 것이 너무나 당연한 일로 여겨지다 보니 지금까지 그 중요한 의미가 간과된 것이다.

영양은 뇌의 발달에 근본적으로 중요하다. 지능과 감정에도 중요할 뿐 아니라 우리 몸에서 건강한 상태와 기분을 결정하는 고유한 물질들을 만들어내는 데에도 매우 중요하다.

과거의 연구자들은 뇌가 유년기 이후로는 변하지 않는다고 생각했다. 그러나 뉴욕 록펠러 대학 뇌 연구의 권위자인 브루스 맥웬(Bruce McEwen)에 따르면 21세기의 가장 충격적인 인식은 우리의 뇌가 변할 수 있고 고쳐질 수 있고 심지어 더 자랄 수 있다는 것이다.

미국 노스캐롤리나 주에 위치한 듀트 대학 어린이과잉행동장애연구소의 키스 코너스(Keith Conners) 소장은 어린이들의 지능지수와 성취능력, 심리적 균형감이 영양 섭취를 통해 5%나 상승될 수 있다고 주장한다.

앞에서 우리는 뇌를 위하여 가장 좋은 식품을 살펴보았지만 동시에 피해야할 식품을 아는 것도 중요하다. 미국에서 가장 유명한 자연신경의학자인 대비드 펄뮤터 박사는 중요한 식사방법을 사용하여 뇌 기능을 보호하는 방법, 알츠하이머병을 예방하는 방법에 대하여 이야기하면서 설탕, 탄수화물, 글루텐을 피해야 할 식품으로 들었다.

지난 50년간 3,500개가 넘는 새로운 화학물질이 식품에 첨가되었다. 이 중 300개 이상의 화학물질이 식생활을 통하여 가정에 유입되었다. 또 채소와 과일에는 살충제와 제초제가 뿌려져 이들로부터 자유로운 식생활은 점차 기대하기 어려워졌다. 식품첨가물로 허가된 것도 수백 개가 되지만 이들이 모두 안전하다고 확신하기 어렵다. 산업은 개별 화학물질에 대한 일정한 안전기준과 자료를 요구하지만 이 화학물질들이 조합되어 사용될 경우 어떤 영향을 미치는지에 대한 자료는 없다. 이러한 화학물질의 대부분은 필수영양소의 흡수와 그것을 사용하는 우리의 능력을 방해한다. 어떤 경우에는 몸으로부터 필수영양소의 상실을 촉진시키는 물질이 되기도 한다.

이러한 안티 영양소의 과다 섭취는 천식, 습진, 피부염, 잦은 기분 변화, 공격적인 태도, 우울증과 무신경, 충동조절장애, 수면장애, 집중력 부족, 기억력 저하, 지적 장애 등과 같은 수많은 문제를 유발한다. 치료를 포함하여 이러한 증상을 예방하는 최고의 방법은 가능하면 아이들의 주변에서 이러한 화학물질을 떼어놓는 것이다.

영국의 한 연구에서 청량음료에 많이 사용되는 식용색소 황색4호(tartrazine)를 함유한 음료를 마셨을 때 미네랄의 영향을 조사하였다. 실험결과에서 음료수에 타트라진을 첨가할 경우 소변에서 배출되는 아연의 양이 증가한다는 사실을 발견하였다. 그것은 혈액 속에서 아연이 타트라진과 결합되고 인체에서 아연이 사용되는 것을 방해하는 것이 아닌가하고 추정하였다. 또한 타트라진을 섭취한 실험 대상 모든 아이들에게서 감정과 태도의 변화를 발견하였다. 다른 임상 증세로 습진, 천식 발작을 나타내는 아이들도 있었다.

식품에 화학물질을 첨가하는 주된 이유는 인위적으로 색깔을 바꿈으로서 미각을 돋우기 위해서 이며 식품을 보전하고 안정시키기 위한 목적도 있다. 대부분의 첨가물들은 합성 화합물로서 건강에 부정적 영향을 주는 것으로 알려진 것도 있으며 더 중요한 것은 많은 양의 첨가물을 장기간 섭취했을 때 어떤 결과가 일어날지 우리가 알지 못한다는 사실이다. 이것은 특히 두뇌와 몸이 계속 발달하고 있는 아이들에게는 더욱 심각한 문제이다. 그래서 가능하면 식품첨가물을 피하는 것이 최선의 방법이다.

농약과 같은 화학물질이 농산물에 얼마나 잔류하는지를 정확히 아는 것은 거의 불가능하다. 농약을 피하는 가장 좋은 방법은 유기농 제품을 선택하는 것이다. 땅에는 자연적인 영양소가 풍부하므로 유기농 식품은 건강에 이로운 성분들이 자연적으로 함유된다. 유기농 식품은 관행농법으로 재배한 농산물보다 훨씬 비싸다고 알려져 있기 때문에 예산 범위 내에서 구입토록 한다. 유기농 식품은 빨리 자라도록 강요하지 않기 때문에 수분이 적은 경우가 많다. 그래서 비록 가격이 비싸 적은 양을 구입하더라도 영양면에서 보면 같은 양의 영양소를 섭취하는 것이 된다. 더구나 살충제나 제초제 등의 농약에 대한 걱정을 하지 않기 때문에 더 효과적이라 할 수 있다.

먼 외국에서 수입하여 장시간 유통과정을 거친 식품이 농약으로부터 완전히 자유로울지는 의문이 든다. 그래서 살고 있는 지역과 가까운 곳에서 제철에 유기농으로 재배한 식품을 먹을 수 있다면 그것이 가장 좋은 방법이다.

1 감미성분

1) 아스파탐

아스파탐에는 아스파탐산나트륨이라는 물질이 포함되어 있는데 이는 글루탐산나트륨과 화학적으로 유사한 신경전달물질이다. 아스파탐은 글루탐산나트륨과 마찬가지로 일정한 양을 넘어서면서 뇌세포에 손상을 줄 수 있다. 즉, 뇌에 독성으로 작용하는 것이다. 그 때문에 글루탐산나트륨처럼 파킨슨병이나 다발성경화증, 우울증, 간질발작 등의 위험요인으로 간주된다.

아스파탐은 뇌에 공급되는 포도당의 흡수를 방해한다. 뇌 활동에 필요한 가장 중요한 영양소를 막는 셈이다. 그럼에도 어린이들은 아스파탐을 더 자주 섭취하는데 이는 부모들이 설탕으로부터 아이들의 치아를 보호하려는 까닭이다.

대부분 아스파탐의 부작용은 뇌에서 일어난다. 이 신경전달물질의 수치가 높아지면 뇌의 조절과정에 변화를 초래할 수 있는데 이를 통하여 아이들의 눈에 띄는 행동을 설명할 수 있다. 때에 따라서는 지속적인 뇌 손상과 알츠하이머와 파킨슨병, 다발성경화증을 초래할 수 있다. 영국에서는 다년간 설탕 대신 '뉴트라스위트'란 상표의 아스파탐을 섭취한 16세 소녀가 뇌종양으로 죽은 직후인 1999년에 킹스칼리지 런던의 신경학자 피터 넌 교수의 주도 하에 연구가 시작되었다.

아스파탐 같은 흥분독소가 지나치게 많으면 뇌하수체의 발달에 변화를 일으키거나 생식기관의 기형적 발달을 가져올 수 있으며 몇 년 후에나 영향이 드러나는 내분비 기능장애를 유발할 수 있기 때문이다. 뇌하수체의 전형적 후유증으로는 비만, 골격발달장애, 생식장애 등이 손꼽힌다.

아스파탐은 뇌의 영양으로 불리는 포도당 섭취를 방해한다. 거의 모든 레모네이드(lemonade)와 인스턴트 식품에서 발견되는 구연산에서도 똑같은 작용이 관찰되었다.

2) 설탕

설탕의 과다 섭취는 이상행동, 과잉행동, 학습장애 등을 유발할 수 있다. 설탕 섭취량이 매우 많은 아이는 지능지수가 좋지 않았고, 학교성적도 나빴고, 정서적으로도 불안정했다.

탄산음료, 초콜릿, 잼 등에 들어 있는 순설탕은 혈당 수치를 일정하지 않게 하며 이는 지능과 정서에 바람직하지 못하다. 혈당 수치의 급격한 상승은 처음에는 주의력과 경계력을 높이고 머리를 맑게 해준다. 그러나 지속적으로 초콜릿이나 과자가 주입되지 않으면 인슐린이 혈당을 떨어뜨린다. 그러면 뇌는 효율성이 낮아지고 주의력이 떨어진다. 설탕이나 탄수화물을 너무 많이 섭취하면 세로토닌 수치가 높아져서 피곤하고 무기력해지며 세부적인 내용을 기억하는 능력이 떨어진다.

설탕은 마약처럼 쉽게 중독될 수 있다. 이러한 사실은 매일 12시간동안 일반 사료와 함께 포도당을 마음껏 섭취하게 한 쥐 실험으로 밝혀졌다. 쥐들이 섭취하는 포도당은 열흘 만에 2배로 증가했다. 이어서 12시간 동안 포도당을 먹지 못하게 하다가 나중에 다시 먹게 하자 쥐들은 그만큼 더 탐욕스럽게 달려들었다.

한 달이 지난 뒤 여러 신경전달물질의 접합부 검사가 진행되었다. 그 결과 단맛을 내는 물질이 아편 같은 마약이 영향을 주는 뇌 부위에 작용한다는 사실이 드러났다. 즉, 설탕은 마약과 유사하게 뇌의 보상 시스템을 활성화하는 것으로 보인다고 생각하게 되었다.

단맛의 유혹에서 빠져나오기란 무척 어렵다. 게다가 많은 가정에서 단맛을 함유한 제품들 외에 다른 식품을 구매하지 못하는 상황에서는 더욱 그렇다.

설탕이 흥분 독소로 과잉장애를 일으킨다는 주장이 많다. 설탕의 섭취와 과잉행동과의 관계를 실험한 결과 그 어떤 경우에도 주의력 결핍이나 과잉행동장애와의 연관성을 발견할 수 없었다고 한다.

설탕과 함께 MSG(monosodium glutamate)도 뇌를 파괴하는 흥분독소로 지목되었다. 글루탐산이 동물의 뇌에서 흥분성 신경전달물질인 것은 사실이다. 우리가 깨어 있는 것의 50%는 글루탐산 덕분이다. 글루탐산이 없으면 의식불명 상태가 되고 인지, 기억, 학습이 불가능하다. 특히 글루탐산은 뇌의 해마나 신피질에서 장기 기억 기능 강화에 중요한 역할을 한다.

우리가 먹는 글루탐산은 뇌로 가지 못한다. 뇌는 차단성이 강해서 콜레스테롤과 같이 자체적으로 합성하여 사용하지 섭취한 식품으로부터 공급받지 않는다. 치매의 상당부분은 뇌의 글루탐산이 부족하기 때문이다. 하지만 학습능력 향상과 치매 예방을 위하여 MSG를 먹어도 소용없다. 전달이 차단되기 때문이다.

우리는 활성산소의 해악만 많이 들어왔다. 하지만 활성산소는 세포의 성장에 필수적이다. 또 활성산소는 인간을 비롯한 동식물의 체내에서 세균, 바이러스, 곰팡이 등의 이물질이 침입했을 경우에 이를 녹여 없애는 아주 중요한 역할을 한다. 간에서 활성산소가 해독작용을 하기도 하고 어떤 활성산소는 암세포를 죽이기도 한다.

*백설탕 과다 섭취는 뇌에 나쁘다

뇌에 공급되는 포도당의 양이 부족하면 피로나 불안증세, 현기증, 불면, 집중력 저하, 건망증, 갈증 등의 양상이 나타난다. 그렇다면 대량의 당류를 자주 섭취하면 뇌의 활동이 활발해질까? 꼭 그렇다고는 할 수 없다. 어떤 종류의 당류는 다른 당류보다 뇌와 몸에 나쁜 영향을 미치기 때문이다. 그중에서도 대표적인 것이 백설탕이다.

한 연구결과에 따르면 백설탕 소비량이 가장 많은 그룹은 소비량이 가장 적은 그룹보다 지능지수가 25p나 낮았다고 하였다. 또한 지적능력을 높이려면 뇌에 공급되는 포도당의 양을 일정하게 유지하여야 한다. 영국 스완지 대학교의 데이비드 벤튼 교수는 혈당치가 급격히 떨어지면 주의가 산만해지거나 기억력이 떨어지고 공격적인 행동을 할 수 있다고 하였다. 이러한 점은 아이들뿐만 아니라 어른에게도 그대로 적용되지만 아이들의 뇌가 어른보다 혈당치 변화에 민감하다.

*뇌에 치명적인 백설탕

당류는 뇌의 연료 역할을 하는데 이 중에서 가장 뛰어난 것은 포도당을 혈액 속에 서서히 방출하는 정제되지 않은 녹말이며 가장 나쁜 것은 백설탕이다. 백설탕이나 정제된 녹말의 섭취량이 늘수록 혈당치를 안정적으로 유지하는 것이 어려워진다. 혈당치가 제대로 조절되지 않는 상황, 다른 말로 표현하면 혈당치 기복이 극심한 상황을 혈당대사이상(저혈당증)이라고 한다. 혈당대사이상의 주된 증상은 아침에 잘 일어나지 못하거나 피로감을 심하게 느끼고, 기분조절이 안되거나 우울증, 집중력 결여, 심각한 건망증, 불안감, 격렬한 분노, 현기증, 경련, 악몽, 심각한 잠꼬대, 공포감등을 호소한다. 우울증이나 정신분열증 등 마음의 병을 앓고 있는 환자들의 절반 이상이 혈당조절에 문제를 겪고 있다는 보고도 있다.

백설탕의 소비가 많을수록 뇌의 활동이 저하되는데 바로 이 점이 백설탕의 섭취가 뇌에 나쁜 결정적인 이유이다. 실제로 백설탕을 많이 섭취한 사람은 섭취량이 적은 사람보다 지능지수가 현저히 떨어진다고 한다.

백설탕이나 정제된 녹말은 모두 효소에 의해 분해된 후 뇌에 에너지를 공급하는 포도당으로 변환된다. 포도당으로 분해되는 것이 맹렬한 속도로 이루어지기 때문에 혈당치의 급격한 상승이 일어나게 된다.

건강한 사람은 혈당치가 올라가면 췌장에서 적절한 양의 인슐린이 분비되어 혈당치는 원래 상태로 돌아온다. 그러나 혈당대사이상의 경우 혈당치가 급격하게 올라가면 췌장은 과민하게 반응해서 대량의 인슐린을 분비한다. 인슐린은 혈액 속에서 포도당을 급속도로 제거하기 때문에 혈당치는 정상 수치보다 훨씬 낮아진다. 이로 인해 뇌는 연료가 떨어진 상태가 되어 두통, 불안, 피로, 초조, 현기증, 건망증, 집중력 결여, 우울증 등이 발생한다.

연료가 떨어지는 것은 뇌에 심각한 일이므로 뇌는 이것을 스트레스로 받아들인다. 그러면 즉시 부신이 반응하여 아드레날린을 분비한다. 이 호르몬이 간에 작용하여 간에 축적해놓은 글리코겐을 포도당으로 분해하여 혈액 속으로 방출하므로 혈당치가 올라가고 뇌는 인슐린 쇼크 상태에서 회복된다. 하지만 아드레날린은 분노를 일으키는 호르몬이기도 하다. 아드레날린이 분비되면 안절부절못하거나 불안해지고 몸이 떨리거나 땀을 흘리며 심장이 심히 두근거린다. 또한 뇌의 연료인 포도당의 공급이 불안정하여 뇌가 쾌적하게 활동하기 힘들고 결국 마음이 흐트러질 수밖에 없다.

혈당치가 정상범위를 넘으면 포도당은 뇌와 몸에 해로운 상태로 바뀐다. 당뇨병은 혈당대사이상의 심각한 상태로 당뇨병에 걸리면 신경세포나 눈이 가장 크게 손상된다. 고혈당이 되면 남아도는 포도당이 뇌 속의 단백질과 화학반응을 일으켜 서로 달라붙는데 이것을 '당화반응'이라고 한다. 당과 결합한 단백질은 점성이 높기 때문에 자유롭게 이동할 수 없다. 신경세포를 감싸는 막은 두꺼워지고 단백질은 달라붙기 때문에 신경전달물질을 주고받는 속도는 자연히 느려진다. 게다가 남아도는 포도당은 뇌 속에서 염증을 일으킨다.

2 아미노산 및 단백질

1) 글루텐

글루텐 민감성은 많은 만성 질환과 관련되어 있다. 글루텐은 면역시스템에 영향을 주기 때문에 뇌 기능에도 영향을 받는다. 불행히도 의사들을 포함하여 많은 사람들은 만약 셀리악병(celiac disease, 소아지방변증)을 앓고 있지 않다면 글루텐은 아무 문제가 되지 않기 때문에 먹고 싶을 때는 얼마든지 먹어도 된다고 믿고 있다. 그러나 실제로 우리 모두는 어느 정도 영향을 받고 있다. 우리 몸은 글루텐에 대응하여 장내에 조눌린(zonulin)이라는 어떤 물질을 만들기 때문이다. 밀, 보리, 귀리에 들어 있는 글루텐 단백질은 장의 침투성을 크게 만들기 때문에 소화되지 않은 단백질이나 세균 등 버려야 할 것을 혈액 속으로 들어오게 한다. 그래서 면역계를 자극하고 염증과 자가면역 반응을 일어나게 한다.

펄뮤터 박사에 따르면 뇌질환을 포함하여 우리에게 질병을 초래하게 하는 많은 원인이 면역계에서 인류역사상 한 번도 접해보지 못하던 단백질에 의하여 오염되는 것이라고 추정하였다.

2) 글루탐산나트륨

글루탐산나트륨이 체내에 있는 전달물질들의 체계를 침범해 몸의 기능을 엉망으로 만들고, 그 때문에 비만이나 또 다른 질병을 유발할 수도 있다. 더 나아가 글루탐산나트륨은 뇌세포에도 치명적이다. 이 물질은 신경세포를 죽일 수도 있다. 하이델베르크 대학의 신경과학자이자 알츠하이머 전문가 콘라트 바이로이터 교수는 글루탐산나트륨이 신경세포의 독 같아서 매우 우려스럽다고 하였다. 이 물질은 오늘날 거의 모든 신경유전학적인 질병에서 관찰되며 특히 알츠하이머와 파킨슨병, 다발성경화증처럼 뇌가 서서히 죽어가는 질환의 발병을 촉진할 수 있다고 한다.

지금까지 글루탐산나트륨의 영향은 전반적으로 과소평가 되었다. 그래서 여전히 해롭지 않다고 여겨져 공식적인 식품첨가물로 허용되고 있다. 그러나 그 허용과정에서 신경유독성에 대하여는 검토하지 않는다. 식품첨가물로 허용된 이후 글루탐산나트륨의 소비량은 계속 증가했고 글루탐산나트륨은 산업화된 식품 생산에서 가장 중요한 첨가물로 자리를 잡았다.

향미증진제인 글루탐산나트륨은 신경전달물질이다. 뇌와 장에서 신호의 전달을 가능하게 해주는 전달물질의 하나이다. 따라서 인간은 글루탐산나트륨 없이는 살 수 없다.

글루탐산나트륨은 통증 전달, 신체의 성장 조절, 체중 조절, 식욕 조절 등을 비롯해 생식과정에도 중요한 역할을 한다. 머릿속 깊은 곳에서 중앙조정실의 역할을 하는 시상하부에서 가장 중요한 전달물질 중 하나이다. 시상하부는 중요한 신체기능을 조절하고, 감정과 신체의 반응이 서로 조화를 이루게 하며, 감각을 조절해 의식의 경계에 도달하기 훨씬 전에 몸이 어느 정도 반응하게 한다.

글루탐산나트륨이 시상하부에 있는 신경전달물질로 중요한 역할을 한다는 사실은 1990년에 비로소 확인되었다. 그 후 학자들은 식품첨가물을 통해 글루탐산나트륨을 과다 섭취했을 때 발생할 수 있는 유해성을 밝혀냈다. 그러나 FDA는 1959년부터 글루탐산나트륨을 GRAS(generally recognized as safe)로 인정했다. 이는 일반적으로 안전한 물질로 간주되어 특별한 안전 검증이 필요 없음을 의미한다. 유럽연합도 1991년에 글루탐산나트륨을 식품첨가물들 중 가장 안전한 범주로 분류했다.

인간이 글루탐산나트륨의 맛을 구분해낸다는 사실은 매우 중요하다. 우리의 몸은 맛과 식욕을 통해 자기에게 부족한 영양 공급을 조절하기 때문이다. 글루탐산나트륨은 뇌와 주요 신체 기능 조절에 중요한 물질이기 때문에 적당량을 공급해주어야 한다. 그러나 중요한 점은 너무 많이 유입되어서는 안 된다는 것이다.

글루탐산나트륨이 들어간 음식을 통해 그 섭취량도 증가한다. 대량 생산되는 식품에 포함된 글루탐산나트륨의 기준치는 0.1 ~ 0.8%, 즉 100g당 100 ~ 800 mg이다. 그런데 인스턴트 수프에는 1인분에 1,500 mg까지 들어가 있다. 수프와 고기에 들어가는 기준치가 1인당 1,250 mg이고 볶음면이나 볶음밥에는 무려 2,500 mg이 들어간다. 결국 한 끼 식사를 하면서 수프와 주요리를 포함해 거의 5 g에 육박하는 글루탐산나트륨을 섭취하는 셈이다. 이는 글루탐산나트륨이 포함된 양으로 따지면 1인당 시금치 12 kg, 달걀 400개를 먹는 양에 해당한다.

혈액뇌장벽이 언제나 뇌세포를 보호할 수 있는 것은 아니다. 그중에서도 글루탐산나트륨이 특히 효력을 발휘하는 몇몇 곳에서는 장벽이 전혀 없다. 예를 들면 뇌의 중요한 조절 중추인 시상하부가 있는 곳이 그렇다. 그곳은 글루탐산나트륨이 가장 중요한 전달물질 중의 하나이다. 뇌의 이 주변에는 소위 순화뇌실기관들이 몰려있다. 이 기관이 모든 물질에 방어벽을 형성하는 것이 아닌 까닭에 글루탐산나트륨이 침투하는 입구가 될 수 있다. 이 영역이 실제로 어느 정도 침투성이 있는가에 대하여는 학자들마다 의견이 다르다.

그러나 한 가지 사실은 시상하부에서는 글루탐산나트륨의 과다 섭취가 특히 중대한 영향을 끼칠 수 있다는 점인데, 이는 시상하부가 수많은 기능을 조절하기 때문이다. 시상하부는 감정중추를 지각 영역과 결합할 뿐 아니라 호흡, 심장박동, 소화 등의 신체기능과 결합한다. 또한 근육운동과 감정, 기억에서 핵심적인 역할을 담당한다. 무엇보다 우리 몸 안에서 분비되는 호르몬 체계의 중요한 조절 중추이다. 그래서 뇌 속의 뇌라고 불리기도 한다.

시상하부에서 조절되는 호르몬은 체내에서 매우 다양하고 중요한 과제를 수행한다. 갑상선과 성장, 성행위 등을 조절하며, 기분 상태와 주의력, 학습능력도 담당한다.

글루탐산나트륨은 뇌가 손상되는 소위 신경퇴화성 장애에서도 그와 비슷하게 재앙을 일으키는 작용을 한다. 그러한 병들이 오늘날까지 불치병으로 간주된다. 신경세포들이 돌이킬 수 없게 파괴되기 때문이다. 신경세포의 죽음은 매우 늦게 나타나는 현상인 동시에 일단 한번 나타나면 돌이킬 수 없다.

하얀 가루인 글루탐산나트륨은 다발성 경화증에도 영향을 준다. 이 질환에서는 세포 위에 있는 얇은 지방질(미엘린)이 파괴된다. 미엘린은 전선을 덮어씌운 플라스틱 막처럼 전기 신호가 누출되지 않도록 보호하는 역할을 한다. 따라서 미엘린의 파괴는 뇌 속에 합선을 일으키는 것과 마찬가지다.

다발성경화증에서는 미엘린 층만 파괴되는 것이 아니라 이 절연층을 생산하는 데 필요한 많은 세포까지 파괴된다.

3 유지식품

1) 튀김식품

보스턴 의과대학의 시구엘 박사는 오메가-3가 결핍되면 두뇌활동이 손상된다고 하였다. DHA는 두뇌활동을 증진시켜 공부 잘하게 하고, 집중력을 높여주며, 어떤 일에 침착하게 대응하게 한다. 튀김을 먹으면 오메가

-3와 오메가-6가 다 파괴되어 버린다. 기름을 잘 먹으면 건강을 유지하는 데 크게 유익하지만 열에 의해, 공기 중의 산소에 의해, 튀겨 먹으면 필수지방산이 변질된다. 간단히 말하자면 튀김 속의 모든 기름은 변질된 기름이다. 튀김 속의 기름은 칼로리는 제공해주지만 생리활성은 나타낼 수 없는 기름으로 되어 버린다. 과잉의 칼로리만 제공해주면 그것으로 그치지 않고 변질된 기름이 비만을 일으키고 각종 질병의 원인을 제공한다는 데 문제의 심각성이 있다.

2) 정크푸드

오늘날 어린이들이 즐겨 먹는 정크푸드는 어린이들의 뇌에 나쁜 영향을 준다. 기름진 패스트푸드 식사는 단순히 영양 결핍을 야기하는데 그치는 것이 아니며 뇌에는 독이나 다름없다. 가공식품들은 지능을 손상시킬 뿐 아니라 행동에도 영향을 끼칠 수 있으며, 과잉행동 같은 장애를 유발할 수도 있다.

농업을 경영측면에서 관리하는 것은 동물의 몸에서 오메가-3 지방을 감소시킨다. 높은 생산량을 추구하기 때문에 식품의 성분에 대하여는 관심사항이 아니다. 그로 말미암아 고기와 우유, 달걀, 채소, 심지어 생선에서도 오메가-3 성분이 현저히 줄어들었다. 현대의 양식장에서 키우는 물고기에는 자연산에 비해 오메가-3 지방이 30%가량 적다고 한다.

전문용어로 다중불포화지방산(PUFA, polyunsaturated fatty acid) 이라고 불리는 오메가-3 지방은 변질에 매우 민감하게 작용하여 쉽게 상하기 때문에 판매점에서 오래 보관할 수가 없다.

3) 트랜스지방

트랜스지방을 많이 먹으면 두뇌의 정보처리 속도가 늦어진다. 보스턴 의과대학의 시구엘 박사는 오메가-3가 결핍되면 두뇌활동이 손상된다고 하였다. DHA는 두뇌활동을 증진시켜 공부 잘 하게 하고, 집중력을 높여주며, 어떤 일에 침착하게 대응하게 한다.

튀김 속의 기름은 칼로리는 제공해주지만 생리활성은 나타낼 수 없는 기름으로 되어 버린다. 과잉의 칼로리만 제공해주면 그것으로 그치지 않고 변질된 기름이 비만을 일으키고 각종 질병의 원인을 제공한다는 데 문제의 심각성이 있다.

고지방식이나 고콜레스테롤 식단은 학습장애나 기억장애를 일으키는데 이 중에서도 가장 치명적인 것은 트랜스지방이다. 트랜스지방산은 상온에서 액체 상태인 불포화지방산에 수소를 첨가해 고형으로 만드는 과정에서 생성되는 부산물이다. 즉, 비정상적인 지방산이다. 이러한 트랜스지방산은 수소경화유를 튀김유로 사용하는 거의 모든 식품에서 발견되었다.

이런 트랜스지방산이 뇌에 치명적인 이유는 무엇일까? 우리가 섭취한 트랜스지방산은 뇌로 운반될 뿐만 아니라 DHA 바로 옆으로 끼어들어가 뇌의 사고 과정을 혼란시키기 때문이다. 게다가 트랜스지방산은 효소의 작용도 방해하므로 필수지방산인 감마리놀렌산, DHA, 프로스타글란딘처럼 뇌에 반드시 필요한 물질이 생성되는 데에도 지장을 준다. 참고로 오메가-3 지방산이 몸속에서 부족하면 혈중 트랜스지방산 농도는 2배나 높아진다. 케이크, 감자칩, 피자 등을 많이 먹는 현대인은 보통 오메가-3 지방산이 부족하고 트랜스지방산의 농도는 높다. 뇌와 마음의 건강에는 바람직하지 않은 상황이다.

이처럼 트랜스지방산은 뇌와 신체에 나쁜 영향을 미치는 물질이기 때문에 가능한 한 식품에 함유되지 않도록 하여야 한다. 세계보건기구(WHO)와 유엔식량농업기구(FAO)는 트랜스지방산의 섭취량을 하루 총 섭취 에너지의 1% 이하로 할 것을 권고하고 있다. 트랜스지방산을 다량 섭취하는 식생활 때문에 심장병과 알츠하이머병의 발생률이 높아지는 요인 중의 하나라고 지적하고 있기 때문이다. 그래서 식품업계에서는 소비자의 움직임에 민감하게 대응하여 트랜스지방산이 전혀 함유되지 않은 튀김유로 교체하고 있으며 대부분의 식품업체들도 같은 조치를 취하고 있고 식품 포장에도 트랜스지방산 함량을 표시하도록 규정하고 있다.

4) 콜레스테롤

콜레스테롤은 사람의 뇌세포에도 필수적인 성분이다. 뇌의 신경세포들 사이의 신호는 전기를 통하여 전달되는데 이러한 전달을 더 빠르게 하려면 신경섬유를 미엘린 수초라는 절연체로 감싸주어야 하고 이 절연체는 콜레스테롤을 필요로 한다.

뇌는 인체에서 세균 감염에 가장 취약한 부위여서 뇌혈관장벽이라는 방어막 뒤에 숨겨져 있다. 덩치가 커다란 분자는 이 장벽을 통과할 수 없는데 콜레스테롤은 우리 몸속에서 LDL이라는 단백질과 결합해 있다. 흔히 나쁜 콜레스테롤이라고 불리는 게 LDL과 콜레스테롤의 결합체, 즉 LDL 콜레스테롤이다. LDL 콜레스테롤은 사이즈가 너무 커서 뇌혈관장벽을 통과할 수 없다. 뇌신경세포에는 콜레스테롤이 꼭 필요한데 이를 다른 곳에서 가져다 쓸 수 없으니 뇌 스스로 만들면 된다. 뇌에는 별처럼 생긴 세포(astrocyte)가 있어서 신경세포에 필요한 콜레스테롤을 공급해준다.

뇌와 콜레스테롤의 이러한 관계를 고려하면 혈중 콜레스테롤의 수치를 떨어뜨리는 스타틴이라는 약을 먹고서 드물게 기억력이 저하되거나 학습장애가 나타나는 사례도 쉽게 이해할 수 있다. 최근에는 콜레스테롤 수치가 낮으면 우울증에 걸릴 위험이 높아진다는 연구결과도 발표되었다. 또 콜레스테롤 수치가 지나치게 낮으면 암 발생 위험이 증가한다는 사실도 드러났다.

4 유해 중금속과 유해물질

1) 납

납은 고대부터 화장품이나 도료 등의 재료에 사용되었으며 지금도 전지의 전극, 합금성분, 전선 피복재 등 여러 방면에서 이용되고 있다. 즉, 납은 우리 주변에 항상 존재하며 우리 생활에 깊숙이 들어와 있는 금속이다. 납이 우리 몸에 나쁜 영향을 미치는 이유는 화학적으로 칼슘, 철, 아연과 아주 비슷하기 때문이다. 비슷한 것끼리는 라이벌 관계가 되기 쉽다. 즉, 납은 이러한 미네랄을 보인자로 하는 효소의 작용을 방해하는 것이다. 예를 들어 아연이 있어야 제 기능을 발휘하는 아미노레블린산 탈수소효소는 적혈구에 있는 헤모글로빈의 색소 성분으로 산소를 운반하는 햄을 만드는 데 반드시 필요하다. 하지만 몸속에 납이 있을 경우는 아연을 밀어내고 납이 이 효소와 결합하기 때문에 효소는 제 역할을 하지 못하고 햄이 만들어지지 않는다. 납 중독에 의한 빈혈이 발생하는 것이다.

납은 전지구적인 오염물질로 세계 각지의 토양, 해양 등에 광범위하게 분포되어 있고 우리 뼈에 들어 있는 납 농도는 1,600년 전에 살던 사람에 비하여 700 ~ 1,200배나 증가했다고 한다. 특히 납에 의한 신경장애는 성인보다 12세 이전의 아이들에게서 발생하는 경우가 많다. 아이들에게 가장 많이 나타나는 증상은 집중력 결여, 불규칙적인 수면, 폭력 행동, 심한 편식, 비염, 두통 등이다.

납은 아이들에게 학습장애를 일으키는 것으로 알려져 있는데 최근에 그 과정이 밝혀졌다. 정보를 확실한 기억으로 저장하려면 해마의 신경세포 표면에 있는 NMDA 수용체가 신경전달물질인 글루탐산을 붙잡아야 한다. 하지만 납이 몸속에 있을 때는 NMDA 수용체에 우선적으로 달라붙어 글루탐산을 붙잡지 못하도록 하기 때문에 기억장애가 발생하고 이것이 학습장애로 이어진다.

납의 농도와 아이들의 나쁜 태도나 행동 사이에는 엄청난 상관관계가 존재한다는 것이 밝혀졌다. 납 농도가 높을수록 산만함, 지속성 결여, 의존심 강함, 정리정돈 불가능, 주의력 결핍, 충동적 행동을 할 가능성이 높다는 뜻이다.

납의 독성이 가장 나타나기 쉬운 곳은 뇌다. 하지만 안타깝게도 일단 뇌에 들어온 납은 제거하기가 힘들다. 페니실라민이나 EDTA 같은 킬레이트제는 혈액 속의 납을 제거할 수 있지만 뇌 속의 납을 제거하는 데는 적합지 않다. 이러한 킬레이트제는 혈액뇌관문을 통과하기 어렵기 때문이다.

영양소 중에서 비타민 C만 가능하다. 비타민 C는 혈액 속에 함유된 중금속을 제거할 수 있기 때문에 중금속 해독 시 비타민 C가 손실된다. 또한 비타민 C는 납뿐만 아니라 비소, 카드뮴을 제거하는 데에도 효과가 있다고 알려져 있다.

납을 해독하는 것으로 알려진 또 한 가지 영양소는 아연이다. 아연의 화학적 성질은 납과 아주 비슷하다. 납은 장에서 흡수되어 혈액 속으로 유입되는데 이때 아연은 납과의 경쟁을 통해 납이 흡수되는 것을 막는다. 또 칼슘의 농도가 낮아지면 이때를 틈타 납이 뼈에 축적된다. 특히 여성은 갱년기부터 칼슘이 급격히 빠져나가는 경향이 있으므로 특별히 주의해야 한다. 칼슘의 소실을 막지 않으면 갱년기부터 뼈에 함유된 중금속이 증가하며 뼈 조직이 부서지면 이 중금속이 혈액 속으로 방출된다. 반대로 칼슘 농도가 높게 유지되면 납이 체내에 축적되는 것을 억제할 수 있다.

아이들의 모발이나 유치에서 납이 높게 나온 경우 낮은 IQ를 보인다는 연구결과가 있다. 피츠버그 의과대학 소아정신과의 허버트 니들맨 교수는 납 수치가 높은 어린이들에 대한 추적조사 결과 고등학교를 졸업하는 데 실패한 비율이 일반 학생에 비해 7배나 더 높은 것을 발견하였다. 그들은 결석 횟수가 많았고 학교성적이 훨씬 낮았다. 빈약한 어휘력과 읽기능력은 물론 운동기능과 반응시간이 떨어졌으며 눈과 손의 조장기술도 떨어졌다. 납도 구리와 마찬가지로 생활환경이 문제가 된다.

2) 카드뮴

뇌와 마음의 건강을 해치고 행동의 공격성을 높이는 또 한 가지 중금속은 카드뮴이다. 카드뮴도 납과 같이 아연과 성질이 비슷해 생체가 아연으로 착각하고 흡수한다. 특히 아연 농도가 낮을 때는 흡수가 더 쉽게 이루어진다. 게다가 카드뮴은 단백질과 쉽게 결합하기 때문에 일단 축적되면 좀처럼 배설되지 않는다. 몸속에 들어온 카드뮴의 3분의 1은 신장에, 6분의 1은 간에 축적된다. 카드뮴을 대량으로 섭취하면 뼈를 구성하는 성분인 칼슘이 빠져나가 뼈가 부러지기 쉽다. 흡연은 왜곡된 지적 행동과 과도한 공격 성향을 유발하는 중금속인 카드뮴으로 가득하다. 카드뮴은 자동차 배기가스는 물론 식품에도 숨어있다. 약간이긴 하지만 정제된 식품에도 함유되어 있다. 이는 셀레늄과 아연처럼 카드뮴 예방자 역할을 하는 유익한 미네랄들이 정제과정에서 상실되기 때문이다. 또한 카드뮴은 아연을 고갈시키므로 직간접 흡연자들은 더 많은 아연을 필요로 한다.

3) 수은

수은은 세균뿐만 아니라 인체에도 아주 위험한 물질로 특히 신경 독성이 강하다. 또한 수은은 알츠하이머병을 일으키는 요인일 가능성도 있다. 알츠하이머병으로 사망한 환자의 뇌를 해부해보면 수은 농도가 동년배의 다른 사망자에 비하여 높게 나타나기 때문이다. 그러나 아직은 수은이 알츠하이머병을 일으키는 요인인지 결과인지 결론을 내리기 어렵다. 그럼에도 수은이 뇌에 나쁜 영향을 미치는 것만은 확실하므로 최대한 섭취를 피해야 한다.

수은은 우울증, 자극예민성, 운동실조 등의 증상을 일으킬 수 있는데 두뇌체계에 혼란을 가져와 정신착란에 이르게 한다. 수은은 매우 유독하여 소량이라도 인체에 치명적인 영향을 줄 수 있다.

수은은 주로 식품과 치과용 아말감 충진제를 통해 인체에 들어온다. 특히 산업폐기물이나 공장폐수로 오염된 바다에서 잡힌 어패류를 주의해야 한다(또한 수은은 수은 전구와 온도계 등에도 들어 있으므로 파손될 경우 조심해서 다루어야 한다). 치과용 아말감은 수은과 다른 금속과의 합금이다. 시간이 지나면서 수은이 조금씩 떨어져나가기 때문에 독성이 문제가 된다. 아말감으로 치과치료를 받은 사람은 그렇지 않은 사람보다 6배나 많은 수은이 혈액에서 검출된다고 한다.

회나 초밥을 좋아하는 사람들 가운데는 생선 중에서 참치를 으뜸으로 꼽는 경우가 많다. 요즘은 보호정책과 어획량 감소로 고래 고기를 즐겨 먹기가 힘들지만 참치와 고래 속에는 수은이 많이 함유되어 있는 것이 밝혀졌다. 참치는 정어리의 20배, 고래는 정어리의 28배나 많은 수은을 함유하고 있다. 참치나 고래는 먹이 연쇄에서 가장 위에 있는 단계이므로 그만큼 유해물질도 많이 농축된다.

요즘은 서양에서도 회나 초밥을 즐겨 먹는 사람이 많은데 이들은 참치에 함유된 수은을 염려하고 있다. 하지만 다행히 참치에는 수은의 작용을 막아주는 셀레늄이 많이 함유되어 있다는 사실이 밝혀졌다. 이는 수은의 독성을 어느 정도 완화시켜 줄 것이라는 생각은 하지만 결코 안심할 수는 없다.

특히 걱정되는 것은 임산부의 수은 섭취다. 임산부가 수은을 섭취하면 수은이 배 속의 태아로 옮겨가 태아의 뇌 발달에 장애를 일으킬 수 있다. 최근에 자폐증 아동이 늘어난 것은 임산부의 참치 섭취가 원인의 한 가지일 수도 있다. 임산부에게는 참치보다 삼치, 고등어, 정어리, 연어 등 DHA와 EPA가 풍부한 등푸른 생선이 좋다. 수은을 제거하는 영양소는 셀레늄이다. 셀레늄은 수은의 천적인 셈이다. 셀레늄은 육류의 내장, 해산물, 효모 등에 많이 함유되어 있으므로 이러한 식품을 자주 먹는 것이 좋다.

4) 구리

구리는 우리가 살아가는 데 없어서는 안 되는 미네랄이지만 지나치게 섭취하면 오히려 몸에 해롭다. 우리 몸에 구리가 필요한 것은 아스코르브산의 산화효소, 시토크롬C의 산화효소, 항산화효소의 작용을 돕는 보인자가 되기 때문이다. 구리는 인체의 필요량에 부족할 걱정보다 과다 섭취가 문제가 될 수 있다. 생활환경으로부터 구리가 들어올 수 있는 기회가 아주 많기 때문이다. 또한 구리는 아연과 라이벌 관계에 있기 때문에 구리를 많이 섭취할수록 아연은 적게 흡수된다. 구리를 과다 섭취하면 공포,

편집증, 환각을 일으키기도 한다.

구리는 필수미네랄이자 독성 미네랄이기도 하다. 식품 중에는 많이 함유되어 있지 않지만 음용수의 수질이나 환경에 의하여 많은 양에 노출될 수 있다. 아연은 인체에 침투한 과량의 구리를 제거하도록 돕지만 만일 아연이 부족하다면 이러한 해독작용이 제대로 이루어지지 않을 수도 있다.

우리 몸은 과다하게 섭취한 중금속이나 스트레스로부터 우리를 지켜주는 장치를 갖추고 있다. 예를 들어 중금속을 붙잡아 독성을 없애주는 것으로 메탈로티오네인이라는 단백질이 있다. 메탈로티오네인은 61개의 아미노산으로 엮여 있는데 이 중 약 3분의 1에 해당하는 21개는 황을 함유한 시스테인이라는 아미노산이다. 이 시스테인은 구성원소인 메르캅토기(-SH)가 구리, 납, 수은, 카드뮴 등의 중금속을 붙잡는다. 이것을 킬레이션(chelation)이라고 한다. 이 작용 덕분에 중금속은 우리 몸속에서 나쁜 영향을 끼치지 못한다. 중금속과 결합한 메탈로티오네인은 곧 체외로 배출된다. 이처럼 메탈로티오네인은 우리 몸의 중금속의 피해로부터 지켜주고 있다. 메탈로티오네인은 체내에 중금속이 축적되거나 스트레스를 받을 때 주로 간에서 만들어지며 조금이긴 하지만 뇌에서도 만들어진다. 이때 아연은 메탈로티오네인과 결합하기 위해 간이나 뇌로 이동하게 되는데 그 결과 혈중 아연 농도가 낮아진다.

한편 스트레스를 받을 때는 간에서 세룰로플라스민(ceruloplasmin)이라는 물질이 만들어진다. 세룰로플라스민은 거대한 단백질로 스트레스로 발생한 활성산소를 분해하는 역할을 한다. 하지만 세룰로플라스민은 구리를 함유하고 있기 때문에 스트레스를 받으면 혈중 구리 농도가 높아진다. 이처럼 우리가 중금속을 섭취하거나 스트레스를 받으면 혈중 아연은 부족해지고 구리는 많아진다.

5) 알루미늄

알루미늄은 상품 진열대에서 많이 발견된다. 알루미늄 쟁반과 호일은 수퍼마켓과 패스트푸드점, 기타 식품점 등에서 음식 포장용으로 널리 사용되며 그 재료는 수많은 가정용품에서도 쉽게 발견된다. 알루미늄은 제산제, 일부 가공치즈, 치약튜브, 발한억제제, 그릇과 냄비 심지어 물에도 들어 있다.

모든 알루미늄이 몸 속으로 들어가지는 않지만 특정 환경에서 알루미늄은 냄비로부터 용해되어 들어간다. 만일 옛날식 알루미늄 조리기구가 차나 토마토, 대황 뿌리와 같은 산성 식품을 덥히기 위하여 사용된다면 알루미늄 분자를 물속으로 용해시키는 원인이 될 것이다. 또 아연이 부족한 사람일수록 더 많은 알루미늄을 흡수할 것이다. 따라서 안전을 위하여 식품을 알루미늄 호일에 싸서 직접 굽지 않는 것이 최상이다. 대신 석쇠 선반을 이용하고 호일을 선반 아래에 놓는다. 참고로 비타민 C를 적당히 먹으면 인체가 알루미늄을 조절하는 데 도움이 된다.

6) 비스페놀A(BPA)

포장재에서 나오는 화학물질인 비스페놀 A(BPA, bisphenol A)는 소량만 섭취해도 젊은 뇌에 손상을 준다고 최근 과학연구에서 보고하였다. 신시내티 대학 연구팀은 식품에 직접 접촉시켜서는 안 되는 물질로 BPA를 추가하였다. BPA는 뇌가 발육하는 데 에스트로겐의 중요한 효과를 방해한다고 신시내티 대학 연구팀의 Scott Belcher는 보고하였다. BPA는 뇌에서 놀라울 정도로 적은 양으로 부정적 효과를 나타낸다고 학술지 “Endocrinology”에 보고하였다.

사실 BPA의 부정적 영향을 연구한 보고는 100편 이상으로 학술지에 게재되어 있다. 식품이나 음류의 포장지로서 사용되는 플라스틱에서 BPA 사용을 금지하자는 데 대하여 화학산업체나 연방규제기관에서 반대하고 있다. BPA를 쓰지 않은 플라스틱도 있는 데도 BPA 규제를 반대하고 있다.

BPA는 에폭시 레진이나 폴리카보네이트 플라스틱을 만드는 데 사용한다. 이 플라스틱들은 많은 식품포장이나 음료 포장에 이용되고 있다. 레진은 통상적으로 금속 식품 캔의 내부를 도장하는 데 쓰이며 유제품 용기의 내부, 병마개, 급수파이프나 치과밀봉제로도 쓰인다. 일반적으로 플라스틱은 안정성이 있다고 생각되지만 BPA 분자는 분자사이 화학결합이 불안정하여 이 플라스틱을 용기나 포장으로 식품에 사용하면 식품 속으로 침입하게 된다고 한다.

과학자들은 BPA가 질병과 관련되어 있고 개별적 문제를 가지고 있다고 하였다. 이 화학물질은 오랫동안 여성의 성 발현에 관계된 호르몬인 에스트로겐의 작용을 방해하는 인공 에스트로겐물질처럼 작용한다고 알려져 왔다. BPA는 유방암세포를 증가시키는 것으로 이미 알려져 있다. 2005년 1월에 발행된 "Cancer Research"에서 신시내티 대학의 연구진들은 전립선암세포의 성장을 촉진하는 것으로 보고하였다. BPA에 태아가 노출되면 장기적으로 건강이 위험하다는 경고가 최근의 연구에서도 토론되었다.

벨처와 그의 연구진들은 인간의 태아발육 후반기부터 출생 후 2, 3년간과 같은 시기에 쥐를 가지고 실험하였다. BPA가 여성호르몬으로 작용한다는 것이 이미 알려져 있지만 벨처 박사는 에스트로겐이 남자나 여자나 뇌 발육에 아주 중요한 역할을 한다고 설명하였다.

에스트로겐이 결핍되면 BPA 단독으로 뉴론 발육에 에스트로겐의 역할을 흉내 내는 것이 밝혀졌다. BPA가 아주 적은 양만 있어도 에스트로겐의 기능을 완전히 억제한다. 에스트로겐은 뉴론의 발육을 촉진하고 생육력을 조절하기 때문이라고 하였다. 그 결과 BPA가 뇌세포의 발육을 저해한다는 결과를 뒷받침하는 것이라고 하였다.

한편 많은 양이 들어오면 오히려 영향이 적게 나타나는데 이는 에스트로겐을 알려주는 세포나 분자표시물이 쥐의 뇌신경세포에서 BPA가 거의 최고 효과에 도달했다고 인식되기 때문이며 0.23%p정도의 놀랍도록 적은 양에서 억제 효과가 일어나는데 이런 작용은 단지 수분 내에 일어난다고 벨처 박사는 설명하고 있다. 다른 연구에서도 이렇게 적은 농도라도 태아가 노출되면 피해를 받을 수 있으며 심지어 급수시설에서도 작은 농도가 발견되기도 하였다.

BPA가 낮은 농도에서 문제를 일으키고 고농도에서 유해성이 감추어지기 때문에 인간의 노출한계를 설정할 때 화학물질의 위험도 결정원칙에 따라 접근하면 인간의 유해농도를 정하는 데 착오를 일으킬 수 있다. 이런 것이 환경에서 BPA가 낮은 농도로 넓게 분포된 것이 중요한 고려사항이라고 하였다.

초기 연구에서 에스트로겐은 뇌의 운동과 조정에 관련된 뇌 조직의 성숙된 신경세포의 생존을 조절한다고 하였으며 남성과 여성에 똑같이 작용한다고 벨처 박사와 동료연구진이 발견하였다. 신경세포에 대한 에스트로겐의 작용은 양날의 칼과 같다. 발육의 어떤 시기에는 에스트로겐이 신경세포의 일부를 죽일 수 있지만 발육 후반기에 들어서면 생존력을 증가시키는 것으로 나타났다. 이와 같은 두 가지 작용 중 한 가지가 방해를 받으면 신경세포는 해로운 작용을 받게 된다고 하였다.

성장 중에 있는 신경세포에 에스트로겐이 끼치는 영향은 뇌 발육에 매우 중요하며 성인 뇌의 정상적 기능을 위하여도 중요한 역할을 한다. 아직까지 분명치 않은 것은 신경세포의 발육단계의 어떤 시점에서 에스트로겐에 의한 부적절한 호르몬의 신호체계나 정상적인 신호체계를 차단하는 것이 인간의 후반기에 어떤 영향을 주느냐 하는 것이다. 이와 같은 새로운 연구는 에스트로겐의 빠른 신호전달체계가 어떤 지역의 뇌를 성장, 발육시키는 데 활성을 나타낸다는 것을 처음으로 보여주는 것이며 성의 차이나 재생산기능과 관계된 것이라고는 생각하지 않는다고 벨처 박사는 말하였다.

BPA는 1938년에 처음으로 에스트로겐과 비슷한 작용을 한다는 것이 밝혀지고 1993년 실험 쥐를 가지고 한 연구에서 인간의 유방암세포에도 에스트로겐의 작용을 한다고 알려졌다. 1995년의 또 다른 연구에서 일부 채소통조림의 액상에서 GBPA와 또 비슷한 화합물인 디메틸 비스페놀 A(dimethyl bisphenol-A)가 검출되었다고 하였다. BPA가 가장 많이 나온 제품은 완두콩 통조림이었다. BPA는 아타초크, 콩, 채소류, 옥수수, 버섯통조림에서 액상으로 발견되었다. BPA가 함유된 모든 제품의 액상은 인간의 유방암세포에 에스트로겐처럼 작용한다고 하였다.

1997년에 Missouri-Columbia 대학의 연구진들은 BPA가 인간에게 해롭기 때문에 사용을 금지시켜야 한다고 결론지었다. 그들은 BPA를 용기를 제조할 때 사용하므로 용기의 수명을 연장하는 데 쓰고 있다고 하였다. BPA는 1930년대에 처음으로 확인되었다. 1950년대에는 폴리카보네이트를 만들 때 BPA의 사용을 시도하였고 회사들은 플라스틱을 생산할 때 이 화학물질을 널리 사용하기 시작하였다. 독일 연구진들은 유럽에서 BPA에 사람들이 노출된 것은 매우 낮으며 세계의 다른 나라에서 보고된 것과 비슷하다고 하였다.

7) 중금속과 싸우는 식품들

신선한 과실과 채소에 들어 있는 항산화제, 콩과 통곡물, 채소에 들어 있는 섬유소를 많은 양의 물과 함께 섭취하면 중금속 과다 섭취로 인해 발생하는 문제를 상당히 개선할 수 있다. 아이들의 몸을 깨끗하게 만드는 데 도움이 되는 몇 가지 특별한 식품은 다음과 같다. 마늘, 양파, 그리고 달걀은 황이 풍부한 아미노산을 제공한다. 특히 이들은 카드뮴, 수은, 납의 독성으로부터 몸을 보호하는 메티오닌과 시스틴을 함유하고 있다. 사과와 당근, 그리고 감귤류에 들어 있는 펙틴도 중금속을 제거하는 데 도움이 된다.

제 8 장

똑똑한 자녀로 키우기

1 아기를 위한 뇌에 좋은 식품

아이들이 태어나서 청년이 될 때까지 먹는 음식이 그 후 50년 이상 섭취하는 음식보다 건강에 미치는 영향이 더 크다. 자궁이나 모유에 콜린을 충분히 공급한다는 것은 어린이가 생활하는 데 뇌를 위하여 충분히 공급되는 것과 같다고 최근 연구에서 밝혔다. 새로운 연구는 어린이의 뇌세포가 커질 수 있고 어린이가 생활을 통하여 배우고 기억하는 것을 쉽게 할 수 있다고 하였으며 심지어 나이를 먹은 후에도 동일하게 이루어질 수 있다고 하였다. 노스캐롤리나 더햄 듀크 대학 의학센터 신경의학자이며 연구의 원로책임자인 Scott Swartzwelder 박사는 태아기에 단일한 영양보충제를 공급하는 것이 평생 뇌에 긍정적 영향을 줄 수 있는 몇 가지 중의 하나라고 하였다.

콜린의 강력한 효과가 거의 쥐를 통한 실험으로 이루어졌지만 인간에게도 큰 영향을 줄 수 있다. 임산부가 임신 중이나 모유 공급시 먹은 콜린의 양이 아이가 기억하고 새로운 것을 배우는 데 크게 영향을 줄 것이다. 해마로 알려진 뇌의 한 부분은 신경이 실제로 더 크게 더 빨리 반응하도록 한다. 그들은 서로 잘 연락하도록 한다고 Swartzwelder는 말한다.

콜린은 비타민 B 복합체의 하나이며 달걀, 육류, 생선, 견과류, 두류 등과 같은 식품 중에 들어 있으며 모유를 통하여 아기에게 공급된다. 콜린은 아세틸콜린을 만드는 데 필요하며 아세틸콜린은 많은 신경세포가 정보를 전달할 때 필요한 화학통신원이다. 콜린은 태아의 세포막 형성에 필수적인 건축용 벽돌인 셈이다. 이 세포막들이 우리의 세포를 완전하게 보호해준다.

Swartzwelder의 연구에서 연구자들은 뇌에서 학습과 기억의 중요한 중추가 되는 해마에서 신경세포에 끼치는 효과에 대하여 연구하였다. 그들은 임신한 쥐에게 잠시 동안이지만 임신의 결정적인 시간대에 별도의 콜린을 공급하였다. 이것은 인간으로 보면 대략 임신 6개월 경으로 생각할 수 있다. 그때 그들은 콜린을 주지 않은 쥐와 신경세포가 어떻게 다른지 연구하였다.

신경세포는 자란 후에 콜린을 공급한 쥐의 새끼가 더 컸고 옆의 세포에게 신호를 전달하고 받는 오징어 다리같은 수상돌기가 더 많았다고 말했다.

신경세포는 정보 전달자다. 그들은 뇌의 다른 부위 사이에 정보를 전달하기 위하여 전기충격과 화학적 신호를 쓴다. 인생에서 성공한 사람을 생각해보자. 그들은 새로운 것을 배우고 기억하는 능력 때문에 더 많은 기회를 얻었을 것이다. 그들은 사회적으로 그들의 생애에서 삶에서 더 성공을 거둔 것은 그들이 큰 장점을 가지고 있기 때문이라고 Swartzwelder는 말했다.

다른 연구보고서에서도 태아 시 콜린의 공급은 큰 이점을 보인다. 태아 때 공급한 것이 나이를 먹어도 그 효능이 유지될 수 있다는 것이 쥐를 통한 실험에서도 밝혀졌다. Swartzwelder의 연구에서 콜린의 공급이 자궁에 있을 때와 출생 후 잠시 동안은 뇌의 발달에 영향을 줄 수 있다는 증거를 제시하였다.

보스톤 대학교 의과대학의 정신과 연구교수이며 병리학과 실험의학 교수인 Jan Krzysztof Blusztajn 박사에 따르면 콜린이 인간의 발육에 필수적 요소라는 한 증거는 발육 시 인간의 모유에 이 영양소의 함량이 높아진다는 것이라고 하였다.

캘리포니아 대학교 서양인 영양연구소의 Davis는 간단한 연구에서 엽산과 콜린의 부족은 흡수능력에 영향을 받는 것 같다고 의견을 제시하였다. 엽산이 저수준이면 뇌, 척수의 발육이 불완전하거나 이 기관들을 보호 장치가 불실하게 된다. 그러나 이 연구는 임신부에서 이루어진 것은 아니었다. 이런 연구들은 콜린의 부족은 간 손상의 원인이 될 수 있기 때문에 사람들이 얼마 정도의 콜린을 매일 섭취해야 하는지 1998년 미국 국립과학원 식품영양분과에서 처음으로 추천양을 정하기에 이르렀다. 대부분 성인 여성은 하루 425 mg을, 성인 남자는 550 mg을 추천하였으며 임신 중인 여성은 450 mg, 수유 중인 여성은 550 mg을 추천양으로 정하였다.

이런 영양소를 권장하는 것은 사실이지만 특히 임신부는 보조제로서 섭취를 권하는 것은 아니다. 만일 약으로 섭취하고자하면 반드시 의사와 상의하여야 하며 많은 양을 섭취할 때 어떤 위험이 있는지에 대한 연구결과는 밝혀지지 않았다고 하였다.

가장 좋은 섭취방법은 음식물로 섭취하는 것으로 달걀과 같은 식품을 권하며 달걀은 한 개에 콜린이 200 mg 정도 들어 있는 최고의 급원이다.

이어서 자녀의 뇌를 기름지게 하는 식품의 선택을 위한 기본적인 방법을 소개하고자 한다.

① 가능한 모든 식품을 섭취하기

어린이들은 음식 먹는 것을 자라는 과정으로 볼 수 있다. 그들의 뇌는 기능을 잘 발휘하기 위하여 필요한 것을 찾아 먹는다는 뜻이다. 그들은 자연이 그들에게 가장 좋은 음식을 만들어 주었다고 배운다. 그들의 뇌는 마치 공장과 같아서 전체 식품으로부터 얻은 성분을 뇌가 필요로 하는 화학물질을 만든다. 이 물질들은 정서를 느끼게 하고, 생각하고, 배우고, 놀기를 하고, 춤을 추고, 노래를 기억하고 그들이 하고 싶어 하는 모든 것을 하게 한다. 단 것을 너무 많이 먹은 아이가 심한 피로로 몸을 가누지 못하는 경우나 끼니를 거르고 짜증을 내는 경우를 보면 음식이 무엇을 하는 것인지 잘 가르쳐주고 있다.

② 다양한 색깔 음식 먹기

강력한 식물성 영양소는 붉은색 고추, 자색 포도, 짙은 녹엽에 들어 있다. 식물성 영양소는 각기 다른 특성을 가지고 있으며 뇌를 건강하게 하고, 산화적 스트레스로부터 보호하고, 환경 독소로부터 세포의 손상을 막아준다. 이러한 독소는 분자 내의 연소물 같아서 항산화제에 의해서만 진화시킬 수 있으므로 매일 식물성 영양소가 풍부한 음식을 섭취하면 좋다.

③ 알레르기를 확인한다

일반적으로 알레르기가 있는 식품은 우유, 달걀, 옥수수, 밀 등이 포함된다. 알레르기의 증상은 피부가 부푸는 피부문제, 행동문제, 생각이 불명료해지는 것, 우울증 등 여러 형태로 나타난다. 식품알레르기가 있는지 알아보기 위하여 몇 주 동안 그 음식을 빼버리거나 다시 제공하며 반응을 확인해야 한다. 알레르기 시험은 전문가와 함께 하여도 좋다. 항생제나 진통제, 고당질음식은 식품알레르기를 일으키는 장내의 반응기전을 불완전하게 한다는 것을 주의해야 한다.

④ 물을 마시자

물은 뇌세포에 적당히 가득하게 하고 가장 기능을 잘 발휘하게 한다. 뇌세포는 물을 저장하기 위하여 저장고를 가지고 있다. 뇌에서 물이 빠지면 몸은 힘이 빠져 제 기능을 못하고 생각의 기능도 떨어진다.

음식으로 뇌 영양을 풍부하게 해주면 뇌는 균형을 적절하게 유지하고 우리의 삶을 균형있게 만든다. 잠은 세포가 손상을 회복할 수 있는 시간을 주며 성장하는 시간이기도 하다. 놀이는 엔돌핀을 나오게 하며 창의력을 길러준다. 햇빛은 비타민 D의 생성을 촉진하며 우리의 능력을 최대한 발휘할 수 있도록 생체 리듬을 조절하는 데 도움을 주기도 한다.

2 식품의 구매와 저장

생선 구매의 기본 규칙은 매우 유동적이다. 만일 참치요리를 하려고 참치를 구매하러 갔다가 연어가 더 신선해보이면 연어를 사야한다. 만일 홍합, 조개, 굴, 바다가재를 구입하고자 하면 살아있는지 신선한지를 확인한다. 그럼 이들을 살 때 어떻게 하면 좋을까? 조개, 홍합, 굴은 살짝 껍질을 열어 보았을 때 바로 닫혀야 한다. 바닷가재는 생선장수가 탱크에서 가재를 들어 올려 보았을 때 활발하다면 살아있는 것이다. 그렇지 않고 움직이지 않는다면 거의 죽은 것으로 보고 구매하지 않는 것이 좋다. 진공 포장된 바닷가재라면 값이 싸더라도 사지 말아야 한다.

생선은 눈알이 깨끗하고, 비늘이 완전하고, 냄새가 좋아야 한다. 다른 신선도 확인법은 냄새를 맡아 보는 것이다. 신선한 것은 비린내가 거의 나지 않아야 하며 바닷가라면 바다 공기의 냄새가 생선에서 나면 신선한 것이다.

그러나 생선이 이미 포장되 있다면 생선의 눈을 확인할 수 없으므로 포장의 밑을 살펴야 한다.

또한 변질의 흔적을 가까이 찾아본다. 색깔, 생선의 테두리 등이 탄력을 잃고 거칠거나 탈색이 된 것으로 생각되면 구매를 하지 않는다.

통째로 되어 있는 생선이 부위별로 나눈 것보다 더 신선하다. 생선장수가 포장된 황새치 부위를 팔려고 하면 고기 부위가 큰 것이 좋으며 포장을 열지 말고 신선한 채로 냉장고에 저장한다. 필요하면 큰 조각을 작은 조각으로 나누되 직접 하는 것이 좋다. 또한 생선이 어느 지역에서 왔는지도 물어야 한다.

가공된 것(염장이나 훈제 생선 같은 경우)을 취급하지 않는 한 생선을 집으로 가져오면 그것이 전체 생선이든 살코기만 저민 것이든 24시간 내에 요리하여야 한다. 생선을 구매 후 집에 와서 생선을 냉장고의 가장 찬 곳에 넣어두면 24시간 이상 둘 수 있다. 만일 생선을 할인점이나 수축포장된 상태로 구입하였다면 집에 가져와 즉시 플라스틱 포장을 열어야 한다. 이때 생선이 신선하다고 판단될 때는 접시(냉장시킨 것이 좋다)에 생선을 크게 도막내어 담고 재포장을 한다.

＊ 장보기 시 알아야 할 12가지 황금 법칙

① 가공된 지방이 포함된 음식을 피하자

라벨에 '가공'이나 '식물성 기름'이라고 쓰여 있는지 확인하자. 만약 제품에 식물성 기름이 들어 있고 보존기간이 길면 그 기름은 가공된 것이다. 가공된 기름은 두뇌에 필요한 필수지방을 방해하고 궁극적으로 뇌 기능을 저하시킨다.

② 설탕이 포함된 음식을 피하자

라벨에서 설탕의 첨가 유무를 확인하자. 설탕뿐 아니라 꿀, 시럽, 자당, 포도당, 우선당, 엿당 등 "－당"이 들어간 제품에 대하여 주의를 기울이자.

③ 가공된 음료를 피하자

가공된 과일 주스는 설탕물과 거의 차이가 없다. 비타민과 미네랄이 강화되었다는 판매자의 말에 속지말라. 강화되었다는 말의 숨은 뜻은 자연적인 본래의 영양은 가공과정 중 파괴되었다는 것이다. 유통기간이 짧은 주스가 가장 좋은 것이다. 사과는 과당이 풍부하기 때문에 주스로는 사과주스를 추천한다.

④ 소량의 치즈와 우유를 사자

유제품을 많이 소비하는 것은 유제품에 대한 예민성으로 이어질 가능성이 있다. 무엇보다 우유는 알레르기를 유발하는 물질 중의 하나이다. 대부분의 치즈 또한 많은 포화지방을 가지고 있다. 유제품을 구입한다면 큰 사이즈 유제품이나 대용량 우유를 사지 않도록 한다. 가루치즈나 체다치즈(cheddar cheese) 같이 조미료가 많이 첨가된 치즈는 식용보다는 장식용으로 추천한다.

⑤ 자연 방목한 유기농 달걀을 고른다

달걀은 훌륭한 식품이지만 건강한 닭에서 나온 것이라는 전제가 따른다. 가능하다면 오메가-3가 풍부하고 유기농이나 최소한 방목한 닭의 달걀을 구입한다.

⑥ 화학첨가물, 방부제를 피한다

식품의 라벨에 표시된 식품성분표는 내용을 잘 읽어볼 필요가 있으며 가능한 화학첨가물이나 방부제가 적게 들어간 식품을 선택한다.

⑦ 장보기 목록을 만들고 반드시 지킨다

아이와 함께 슈퍼마켓에 갈 경우에는 특히 더 중요하다. 장보기 목록을 '과일과 채소'와 같이 포괄적 명칭으로 적어가면 보기 좋은 식품은 사게 될 가능성이 높다. 목록은 구체화하고 목록에 없는 것은 사지 않는다. 아이의 요구에 끌려 다니거나 떼쓰는 것을 두려워하지 말자. 부모가 단호한 모습을 보인다면 아이들도 받아들일 것이다.

⑧ 배고픈 상태에서 쇼핑하지 않는다

아이와 함께 쇼핑을 갈 때는 미리 간식을 준다. 무엇인가를 먹으면 아무래도 단 음식에 대한 욕구가 줄어 보채는 정도가 낮아질 것이다. 슈퍼마켓에 갈 때는 물을 가져가는 것도 잊지 말자.

⑨ 유기농 식품을 구입하자

유기농 가공식품은 경계의 대상이다. 사용된 재료가 품질이 좋을 것으로 생각되나 가공품에는 정제된 탄수화물이 많이 함유하고 있다.

⑩ 정제, 가공된 것보다 식품을 통째로 산다

채소를 산다면 먹기 쉽게 준비된 것이 아니라 통째로 된 것을 구입한다. 사람의 손이 닿은 것은 신선함이 떨어지고 영양소의 손실이 있을 것이다.

⑪ 다양성이 양념이다

시도해보지 않은 다양한 실험이 필요하다. 다양성은 좋은 영양의 핵심이고 또한 식사시간을 즐겁게 만들어 준다.

⑫ 저지방 제품을 조심하자

지방을 낮추었다는 대부분의 제품은 맛을 좋게 하기 위해 설탕을 첨가하여 원래의 것보다 나을 것이 없다. 고지방 제품의 지방을 줄였다고 선전하는 것을 조심한다. 지방을 빼면 맛이 떨어져 다른 식품성분이나 첨가물로 보완하였을 것이다.

3 맛과 행동은 그 기능이 뇌에 내장되어 있다

다양한 맛은 다양한 행동과 관련되어 있다. 그것은 뇌에 있는 특별한 세포에 의하여 모두 조정되고 있다고 UC Berkeley의 새로운 연구결과를 발표했으며 이는 식품산업에 영향을 줄 수 있는 연구결과이다.

연구는 하등동물인 과일파리를 가지고 진행되었다. 과일파리의 미각신경의 활성화가 행동에 어떤 영향을 주는지를 조사하였다. 동물이 어떤 것을 먹어야 할 지 먹지 말아야 할지는 동물의 생존에 직결된 문제이지만 어떤 조직에서 맛을 수용하고 거부하는지에 대한 신경조직의 움직임에 대하여는 거의 알려진 것이 없다고 대표저자인 Sunanda Marella는 'Neuron'지 49권 2호에서 언급하였다.

과일파리는 조직이 아주 간단하기 때문에 선택되었다. 초기 연구에서 Kristin Scott 교수는 단것에 관계된 특별한 신경세포(Gr5a)와 쓴맛에 관여하는 특별세포(Gr66a)가 있다고 하였다. 연구진들은 Gr5a와 Gr66a가 활성화되는 것을 알기 위하여 형광라벨을 표시하였다.

한 실험에서 과일파리를 하룻밤 굶기고 맛이 없는 물질과 맛이 있는 물질(단맛과 쓴맛)을 놓고 선택하게 하였다. 과일파리들은 단맛에 관여하는 Gr5a신경세포를 활성화시키는 물질에 모여 들었고 쓴맛과 관련된 Gr66a 세포를 활성화시키는 물질에는 모여들지 않았다. Gr5a를 인위적으로 활성화시키는 것은 수용적 행동을 일으키기에 적합하였으며 Gr66a 세포의 활성화는 거부반응을 유도한 것으로 연구진은 추정하였다. 이런 가정을 확인하기 위한 실험에서 특별한 파리를 고추의 성분인 capsaicin에 Gr5a나 Gr66a가 활성화되도록 조작하였다. 정상적인 파리는 고추의 매운맛에 반응하지 않았다. 연구자들은 Gr5a세포를 활성화시킨 파리는 고추에 이끌렸으나 Gr66a세포를 활성화시키면 고추를 피하게 된다고 하였다. 맛 행동은 포유동물의 혀에, 파리와 같은 곤충은 주둥이에 세포의 활성화 여부를 선택하는 프로그램이 이미 들어 있는 것으로 볼 수 있다.

• 다양한 식품이 한 팀을 이룬다

우리는 하나의 식품만 아는 것은 아니다. 식품 섭취의 다양성이 어린이에게 다양한 영양소를 제공한다. 부모는 어떤 식품이 건강에 또 뇌에 좋다고 하면 그것만을 어린이에게 주려고 하는 경향이 있다. 전에 즐기던 다른 음식들을 잊어버리는 경향이 있다. 그러나 식생활은 기호성을 무시할 수 없기 때문에 여러 식품이 서로 어울려 하나의 아름다운 오케스트라처럼 완성되어야 한다.

• 아이 식생활 8 : 2의 법칙

식생활에서 8 : 2의 법칙은 대부분의 아이들에게 적용된다. 이 법칙은 식생활의 80%가 권장하는 음식들로 채워졌다면 나머지 20%는 어느 정도 안심해도 된다는 것이다. 기본적으로 집에서 아이들에게 건강에 좋은 음식을 먹인다면 친구 집에 놀러가거나 기념일에 가끔 가족끼리 외식을 하는 것까지 너무 따질 필요는 없다. 다만 이러한 경우는 20%로 제한해야 하며 아이들에게는 반드시 '예외적인 특별한' 상황이라는 것을 인식시키는 것이 중요하다. 또 지나치게 강조하여서는 아니 된다. 어떤 행위든 막으면 막을수록 아이들에게는 이 '금지된', '예외적인' 음식에 대한 욕구가 증가할 것이다. 예를 들어 아이스크림을 먹으면서 아이들에게 "몸에 좋지 않으니 먹으면 안 된다"라고 하는 일은 더욱 없어야 한다.

8 : 2 법칙이 적용되지 않는 경우는 자폐증이나 생명을 위협할 수준의 음식 알레르기가 있는 아이에게 해당한다. 이러한 아이들은 최소한 1년 내지 2년, 심하면 평생 동안 엄격한 식단관리가 필요하다.

4 뇌 기능을 향상시키는 영양관련 조언

• 물을 많이 섭취

뇌는 약 80%가 물로 되어 있으며 뇌 영양소의 이용은 뇌가 수화되어 있어야 기능을 발휘한다. 작은 탈수현상만 있어도 시간이 가면서 뇌를 손상시킬 수 있는 스트레스호르몬이 활성화된다. 물을 하루에 적어도 2,400 ml를 섭취해야 한다. 그 물은 인공감미료, 당, 카페인이나 알코올로 오염되지 않은 것이라야 한다. 향미 식물차나 카페인이 들어 있지 않은 차도 좋으며 라스베리나 딸기향을 넣은 것도 좋다. 녹차는 뇌를 정신적으로 편안하게 하며 각성도를 증진시키는 화학물질이 들어 있어 권고할만하다.

• 열량의 제한

동물연구는 물론 인간을 대상으로 한 연구에서도 열량 제한 식이가 뇌와 장수에 도움이 된다고 한다. 체중을 줄이는 것은 심장질환, 암, 발작과 같은 비만으로부터 오는 질병의 위험을 감소시킨다. 체중을 줄이는 것은 뇌에 도움이 되는 신경성장 요소들의 생성을 증가하도록 우리 몸의 어떤 작용을 촉진시키는 역할을 하는 것으로 보인다.

• 생선의 섭취

생선에 들어 있는 오메가-3 지방산의 한 지방은 뇌의 회백질부의 상당 부분을 차지하고 있다. 뇌에서 지방은 세포막을 형성하고 세포의 기능을 적절하게 하는 데 매우 중요한 역할을 하고 있다. 신경세포 역시 오메가-3 지방산을 많이 가지고 있다. DHA는 눈의 감광부위인 망막에 많이 들어 있다. 최근 수년 동안의 연구에서 오메가-3 지방산이 풍부한 식이는 노년기에 정서적 균형을 잘 유지하게 하고 긍정적인 기분을 갖게 한다. DHA가 뇌의 시냅스의 주요한 구성성분이기 때문이다.

• 식품에서 많은 항산화제의 섭취

수많은 연구에서 과실이나 채소로부터 항산화물질을 섭취하는 것은 인지장애의 발전 위험을 유의하게 감소시켜준다고 하였다. 이 연구에서 유리기의 생성은 나이를 먹으면서 뇌의 퇴화에 주요한 역할을 한다고 한다. 한 세포에서 에너지를 만들려고 산소를 쓴다. 이때 유리기라는 작은 분자들이 만들어진다. 정상적인 양 정도가 생성되면 유리기는 해로운 독소를 제거하는 일을 하기 때문에 건강을 지켜주는 역할을 한다. 독성을 나타낼 만큼 다량이 생성되면 유리기는 체세포기관을 손상시켜 결과적으로 세포를 죽이고 조직을 손상시킨다. 이런 과정이 산화적 스트레스이다. 비타민 E와 비타민 C 그리고 베타카로틴은 유리기의 생성을 억제한다. 미국 농무성에서 발표한 가장 항산화물질이 많이 들어 있는 과실과 채소는 블루베리, 블랙베리, 크랜베리, 라즈베리, 딸기, 시금치, 브루셀 스프라우트,

자두, 브로콜리, 비트, 아보카도, 오렌지, 적포도, 붉은 고추, 체리, 키위 등이다.

• 단백질 · 좋은 지방 · 탄수화물의 균형

여러 학자나 의사들이 주장하는 식이요법의 기본원리는 균형이다. 특히 단백질, 좋은 지방, 좋은 탄수화물의 균형이 필요하다. 매 식사에서 단백질을 섭취하는 것은 혈당 수준의 균형을 위하여 도움이 된다. 지방이 적은 실코기, 달걀, 치즈, 대두, 견과류를 식사에 포함시키는 것은 탄수화물의 빠른 흡수를 억제하고 뇌가 혼탁하여지는 것을 예방한다. 매 식사나 간식을 먹을 때 단백질, 고섬유 탄수화물, 지방의 균형이 맞도록 노력해야 한다.

아이들의 뇌는 매우 빠르게 발육하기 때문에 올바른 영양 공급으로 아이들의 기능을 최대한 발휘토록 하면 훌륭한 아이가 될 것이다. 좋은 식습관을 기르도록 하여 그 후의 삶에서 식품의 맛과 풍미를 즐기도록 가르쳐야 한다. 당신의 자녀가 훌륭하게 자라길 원한다면 아이들의 식사가 건강한지에 대하여 대답해야 한다.

*** 그렇다면 건강한 뇌를 어떻게 만들 것인가?**

① 건강한 뇌 만들기

혈당의 균형, 필수지방의 섭취, 비타민과 무기질의 확보, 항영양물질 및 알레르기물질의 제거 다음의 네 가지 규칙에 따라 지적이고 행복한 아이로 자라도록 식품을 넣어봅시다.

② 균형 있는 혈당

균형이 왜 중요한가? 설탕은 뇌의 연료이다. 그러나 당신은 자녀들에게 이 연료를 올바른 종류, 올바른 양, 올바른 시간에 주어야 한다. 빨리 흡수되는 당을 너무 많이 먹으면 혈당이 높아지고 과잉행동을 하게 되어 집중하기 어렵게 된다. 혈액 중 과잉의 당은 복부지방으로 저장하게 된다.

당을 적게 섭취하는 것이 종종 아이의 에너지를 유지시키고 집중력을 유지할 수 있다. 그러나 너무 적게 먹으면 피곤을 느끼고, 짜증을 내고 집중하기 어렵게 된다. 그러면 어떻게 하면 혈당의 균형 있게 할까?

천천히 흡수 소화되는 당을 섭취해야 한다. 그러한 식품에는 귀리, 현미, 호밀빵, 통밀국수, 채소(감자와 파스닙은 제외)가 있다. 하루에 세 끼를 먹고 간식은 2회 정도로 한다. 또한 탄수화물과 함께 단백질을 섭취하여야 한다. 단백질은 당의 흡수를 지연시키기 때문에 종자가 들어 있는 시리얼을 요구르트나 우유와 함께 먹거나, 요구르트와 함께 과일을 먹어도 좋다. 또 달걀 토스트 혹은 생선과 함께 토스트를 먹는 것도 좋다.

③ 필수지방의 확보

지방은 왜 두뇌를 명석하게 하는가? 수분을 제외한 뇌 무게의 60%는 지방이다. 특수한 지방이 결핍된다면 지능이나 행위에 커다란 나쁜 영향을 받는 것은 놀라운 일이 아니다.

만약 당신의 자녀가 지방이 많은 생선이나 종실류, 견과류를 충분히 섭취한다면 뇌 발육에 도움이 될 것이며 지능도 향상될 것이다. 종실류와 견과류를 시리얼이나 수프, 샐러드에 갈아서 뿌려 먹으면 좋다. 필수지방이 많이 들어 있는 식품으로는 고등어, 아마씨, 해바라기씨, 정어리, 청어, 호박씨, 참깨씨, 호두, 멸치, 오메가-3가 풍부한 달걀, 연어, 참치 등이 있다. 육식 냉수어류를 일주일에 2 ~ 3회 섭취하자. 단, 튀김 생선, 갈변 식품이나 가공식품은 피하자.

④ 비타민과 미네랄

아이들에게 비타민과 미네랄은 왜 필요한가? 비타민과 미네랄은 뇌를 조화롭게 유지시키는 지능 영양소이다. 그들은 뇌를 만들고 재건하는 열쇠역할을 한다. 이 영양소들은 주로 과실, 채소, 전곡에서 오며 뇌가 가장 좋은 상태로 작용하는 역할은 한다. 아이들에게 이 영양소의 보충제를 공급하였더니 IQ가 개선되었다고 한다.

그렇다면 비타민과 미네랄을 어떻게 하면 아이들에게 충분하게 공급할 수 있을까? 적어도 하루에 한 번 과실이나 채소를 충분히 공급하여야 한다. 곡류는 전곡을 주고 정제된 것은 피한다. 종합비타민과 미네랄을 보조제로 공급하도록 한다.

⑤ 항영양물질을 피하고 알레르기물질을 제거하자

어떤 식품이 아이들의 뇌에서 영양소를 빼앗아갈까? 항영양물질이란 뇌에서 필수적이고 뇌에 친근한 영양소를 무력화시키는 물질이다. 어떤 아이들은 특정한 식품에 알레르기를 갖거나 과민증을 보인다.

⋆ 피하거나 최소화해야 하는 것

정제설탕 – 필수 영양소를 빼앗아가는 식품
변질된 지방 – 튀김이나 수소경화에 따라 형성된 것
화학 식품첨가물 – 특히 인공색소

⋆ 감춰진 설탕은 어디에 있는가?

설탕은 가정이나 유아원에서 공급하는 음식에 들어 있다. 한 예를 들어보면 아주 어린아이가 먹는 프로마쥬 프레(요구르트 비슷한, 아주 연한 치즈)에는 설탕이 한 스푼(5그램) 들어 있다. 이것만으로도 하루 추천양의 1/3에 해당한다. 설탕은 뇌 기능, 혈당, 체중, 에너지 수준에 영향을 준다. 설탕은 마약과 같아서 처음에 설탕이 많이 든 음식으로 시작하면 그런 나쁜 습관이 정착된다. 그러면 어린이에게 적정한 설탕양은 얼마인가? 2살 이하 어린이는 설탕을 전혀 먹을 필요가 없다. 초기에 설탕이 든 가공식품에 입맛을 들여놓으면 포기할 수 없기 때문에 초기의 식습관 형성이 매우 중요하다. 그래서 천천히 설탕을 줄여나가야 한다. 시간이 지나면 어린이들이 설탕이 줄어든 것을 눈치채지 못하는 상태에서 익숙하게 되어야 한다.

*** 영양 많은 식사를 준비하기 위한 간단한 규칙**

*** 피해야 할 식품**

① 설탕이 들어 있는 식품이나 음료
: 식품성분 중 설탕, 포도당, 시럽, 꿀이 든 것

② 정제 가공 식품
: 흰빵, 비스킷, 케이크, 시리얼

③ 인공 첨가물 및 보존료
: 달콤한 음료, 크림스프, 비스킷, 미리 준비한 음식, 청량음료

④ 카페인
: 차, 커피, 콜라, 에너지음료

*** 늘려야 할 식품**

① 신선한 과실과 채소
: 매일 다양한 색깔을 선택

② 전곡
: 통밀빵, 귀리, 현미, 통밀 파스타

③ 식품 전체
: 다른 성분을 첨가하지 않은 식품

④ 지방이 적은 단백질 공급원
: 생선, 가금육, 두류

• 스낵

아침나절이나 한나절에 먹는 스낵류는 혈당을 일정 수준으로 유지시켜 생활을 활발하게 할 수 있다. 단백질이나 늦게 분해 흡수되는 탄수화물을 가진 저당 스낵을 선택하면 과잉행동이나 너무 혈당이 낮아 무기력증에 빠지는 일이 없을 것이다.

• 과실

말린 과실보다 신선한 과실을 선택한다. 바나나, 포도, 열대과실처럼 자연 상태에서 당분이 이미 많이 함유된 과실을 피하고 사과, 배, 딸기류, 자두, 살구, 오렌지, 복숭아처럼 당분이 적은 과실을 택한다. 견과류나 종실류, 요구르트를 한 줌 정도씩 먹는 것이 좋으며 과실에 들어 있는 당분의 섭취를 서서히 하게 하기 위하여 단백질을 함께 섭취한다.

• 견과류

아이에게 단백질, 필수지방, 미네랄이 풍부한 편리하고 영양만점인 스낵을 만들어 주면 아이는 에너지 넘치게 공부에 집중할 수 있을 것이다. 견과류는 날 것, 소금으로 가공하지 않은 것을 택하되 아몬드, 호두, 브라질넛, 헤즐넛, 캐슈넛, 피칸 등으로 바꾸어 다양하게 만들어주고 해를 넘긴 땅콩은 적절치 않다.

• 귀리 케이크

귀리는 밀보다 글루텐이 적게 들어 귀리 케이크는 빵보다 소화하기 쉽다. 귀리는 섬유소를 많이 함유하고 있어 소화를 돕고, 더 오래 만복감을 느끼게 한다. 귀리는 거칠게 갈아야 소화시키는 데 시간이 걸리고 GL(당화지수)이 낮다. 귀리 케이크에 코티지치즈, 크림치즈나 후무스(병아리콩으깬 것과 오일, 마늘을 섞은 중동 지방 음식) 혹은 견과버터를 두세쪽 넣으면 혈당을 균형 있게 조절해주는 단백질을 함유하고 있어 추천할만하다. 견과버터나 바나나 조각을 얹은 무당 잼(당의 첨가 없이 만들어진 잼)은 귀리 케이크를 더욱 맛있게 한다.

5 똑똑한 아이로 키우기 위한 영양보충제

우리아이에게 영양보충제를 먹여야 하나? 이런 질문은 모든 부모들이 묻고 싶은 질문이다. 한편 균형 잡힌 식사만하면 필요로 하는 모든 영양소를 별도로 먹지 않아도 된다는 의견이 있고 다른 한편에서는 영양보충제가 IQ를 높여준다는 연구결과가 신문에 자주 게재되는 것을 본다. 비타민이나 미네랄 또 필수지방을 섭취하도록 권고하고 있는 것을 보면 도대체 어느 것을 믿어야 하나 하고 갈등을 하게 되는 경우가 많다.

균형이 잘 잡힌 식사란 현대적인 정의로 국가에서 정한 영양권장량을 충족시키는 것이라는 것은 알지만 그럼 그런 영양권장량이 아이들의 정신적 활동을 최대한 발휘할 수 있는 적정량까지 계산된 것일까? 아이들이 섭취해야 하는 영양권장량은 수많은 과학적 연구에 따른 것이지만 그 대부분은 각기병이나 괴혈병과 같은 여러 가지 신체적 영양결핍증을 막고자 시작된 것이다.

(1) 비타민과 미네랄

정신적 기능을 향상시키는 비타민과 미네랄에 대한 훌륭한 연구가 있지만 그들의 대부분은 지능지수(IQ)를 높이는 데 대한 것이다. 아직도 비타민이나 미네랄을 얼마나 섭취해야 가장 적절한 양인지에 대한 결론은 명확하지 않다. 그렇지만 대부분의 연구는 더 많은 양을 섭취해야 더 좋은 결과를 얻을 수 있다고 말한다.

아이들에 대한 비타민과 미네랄의 섭취는 영양권장량에서 최적량이나 최고량으로 하는 것이 좋다는 쪽으로 많은 사람들이 생각하고 있다. 어떤 사람은 12개의 필수비타민을 광범위하게 섭취시키고 미네랄은 최소 열 개 정도를 섭취해야 한다고 제안한다. 여기에는 아연, 마그네슘, 크롬이 포함되어 있다. 한두 개의 영양소가 아니라 많은 영양소를 폭넓게 섭취하는 것이 좋다는 의견이 많다.

특히 아연, 마그네슘, 비타민 C의 공급량을 점검해야 한다. 종합영양제 한 알에 적어도 아연 2 mg, 마그네슘 20 mg, 비타민 C 80 mg이 함유되어 있는 것이 좋다. 물론 아이의 연령에 따라 섭취하는 영양제의 수효가 다르게 된다. 씹어 먹는 영양제는 들어 있는 아연의 양에 따라 금속성 맛을 느낄 수 있으며, 비타민 C는 시큼털털한 맛, 칼슘과 마그네슘은 단단한 느낌을 줄 수 있다. 매일 섭취하는 종자류에서는 아연, 칼슘, 마그네슘을 공급받을 수 있고 비타민 C는 신선한 과실이나 채소를 통하여 섭취할 수 있다.

(2) 필수지방

필수지방에는 오메가-3 지방과 오메가-6 지방이 있다. 이들 중 오메가-3 지방이 뇌 기능에 더 중요한 역할을 한다. 수많은 연구에서도 아이들이 매일 이 영양소를 섭취하는 것이 분명히 유익하다고 밝히고 있다. 일주일에 두 번 지방이 많은 생선을 먹는 것이 매일 먹는 것과 차이가 없다는 것은 과학적으로 명백히 증명된 것은 아니다.

지방은 얼마나 필요한가?

우리 식단에서 지방이 차지하는 비율은 전체 칼로리의 20% 이하를 섭취하는 것이 좋다고 권고하고 있다. 심장질환이나 기타 지방관련 질병 비율이 낮은 나라에서는 전체 칼로리 섭취 중 지방을 15% 이하로 섭취하고 있다. 또 전체 지방 섭취에서 포화지방은 1/3 이하로 제한해야 하고 또 적어도 1/3은 오메가-3 지방과 오메가-6 지방을 제공하는 다가불포화지방을 권하고 있다. 이 두 필수지방군의 섭취는 1 : 1로 균형을 잡아주는 것이 필요한데 현재는 1 : 20 정도이나 산업혁명 전에는 거의 1 : 1이었다. 그때의 식생활은 많은 양의 씨앗류를 먹었는데 산업화 과정에서 점차 정제 가공식품을 많이 섭취하면서 이 비율의 편중화가 발생하였다.

왜 오늘날 현대인의 식단에서 오메가-6 지방보다 오메가-3 지방이 부족하게 된 것일까?

그것은 오메가-3 지방의 할머니격인 알파리놀렌산과 그것의 대사산물인 EPA(eicosapentaenoic acid) 및 DHA(docosahexaenoic acid)가 요리, 열, 식품가공에서 더 잘 손상되기 때문이다. 오메가-3 지방을 적게 섭취하는 것은 식품 선택의 문제도 있지만 주요인은 식품의 가공 때문이다.

알파리놀렌산은 아마씨처럼 한대 지역에서 자라는 씨앗류와 플랑크톤에 풍부하다. 알파리놀렌산은 몸 속에서 EPA와 DHA로 전환되는데 오메가-3 지방을 충분히 섭취하기 위해서는 등푸른 생선을 섭취하는 것이 좋다. EPA와 DHA는 고등어, 청어, 연어, 참치와 같이 차가운 물에서 사는 생선, 특히 생선을 먹고 사는 생선에 많이 들어 있다. 주의할 점이라면 통조림 참치의 경우 오메가-3 지방이 훨씬 적게 들어 있기 때문에 신선한 참치를 택하는 것이 좋다. 또 참치와 같은 큰 생선은 수은에 오염될 수 있기 때문에 한 달에 두 번 이상 참치를 먹이는 것을 권하지 않는다. 양식 생선은 자연산에 비하여 EPA와 DHA의 함유량이 떨어지나 사료의 종류에 따라 영향을 크게 받는다.

학습과 태도에 장애가 있는 아이들은 알파리놀렌산이 EPA와 DHA로 전환되는 데 정상적인 아이들보다 훨씬 비효율적이다. 그래서 과잉행동증후군(ADHD)이나 난독증 상태의 아이들을 돕기 위해서는 이에 대한 섭취를 2～3배 늘릴 필요가 있다.

6 똑똑하고 건강한 뇌를 위한 운동

우리가 성장하면서 새로운 지식과 정보를 습득하게 되면 우리의 뇌는 그것을 수용하기 위해 뇌의 전달체계를 다시 조절한다. 새로운 신경회로를 생성할 수 있는 것은 뇌의 가소성(유연성) 덕분이다. 나이가 들면 가소성은 점차 떨어지게 된다. 새로운 회로를 형성하고 새로운 지식을 습득하는 능력이 점점 퇴화되는 것이다. 이렇듯 가소성이 떨어지면 학습능력, 사고력, 기억력도 함께 떨어진다. 서른 살이 되면 세포 조직이 파괴되기 시작하고 그 결과 인지능력이 저하되기 시작한다. 뇌세포의 파괴를 막기 위한 방법 중의 하나가 운동이다. 운동을 하면 심장이 튼튼해지고 혈액 순환이 개선되며 암 발생률이 낮아진다. 몸에 비축된 체지방이 소모되어 기분이 좋아지며 걱정이나 불안도 줄어든다. 또 운동은 뇌세포의 파괴 속도를 늦추는 데에도 큰 공헌을 한다고 알려져 있다.

뇌에 관한 각종 권고와 영양처방은 뇌 가소성을 유지하고 산화스트레스로 인한 세포 손상을 줄이는 데 도움이 되는 것들이다. 유산소 운동을 꾸준히 하면 뇌 가소성을 향상시키고 노화로 인한 인지능력 저하를 줄일 수 있다. 과학자들은 운동을 규칙적으로 하면 노화로 감퇴한 뇌의 기능을 향상시키고 손상된 뇌세포를 치료할 수 있으며, 인지력과 기억력을 높일 수 있다고 주장하였다.

뇌유래 신경영양인자는 우리를 한층 똑똑하게 만들어준다. 뇌유래 신경영양인자는 자연적으로 생성되는 화합물로 시냅스 활동을 촉진시키고, 뉴런의 성장과 생존을 돕는 기능을 한다. 심장이 뛰는 운동을 하면 뇌유래 신경영양인자가 다량 생성되고 그 결과 지능, 학습능력, 기억력이 향상된다. 운동이 나이를 막론하고 인간의 뇌에 긍정적인 영향을 미치는 원인에 대하여 정확히 밝히지는 못하였으나 운동이 뇌유래 신경영양인자와 카테콜아민의 혈중 농도가 높아지고 뇌의 혈액 순환이 촉진되기 때문일 것으로 추측할 뿐이다.

운동을 하지 않고 텔레비전 앞에 오랜 시간 앉아 있으면 뚱뚱해지거나 비만이 될 확률이 높다. 과체중인 아이는 성인이 되어도 과체중이나 비만일 확률이 70% 이상 된다. 악순환은 계속되어 과체중이나 비만이 되면 심장병, 당뇨병, 암에 걸리거나 인지기능이 저하될 위험이 연령에 관계없이 높아진다.

또한 과체중에 배가 나온 사람들이 정상 체중에 배가 나오지 않은 사람들보다 치매에 걸릴 확률이 2.3배나 높다는 사실을 발견하였다. 치매 발병률도 3.6배가 높았다. 복부 지방은 다른 부위의 지방과는 전혀 다른 작용을 한다. 염증과 산화스트레스를 더 많이 야기하고 각종 질병의 큰 위험인자이다. 과학자들은 지방세포가 호르몬 같은 물질을 분비한다는 놀라운 사실을 발견하였다. 소염 작용을 하는 아디포넥틴 같은 물질도 있고, 염증을 증가시키는 아디포사이토카인도 있다. 복부 주변에 쌓인 지방은 다른 지방세포에 비하여 많은 염증성 화합물을 분비한다. 남녀노소를 막론하고 복부 비만은 인슐린 저항, 당뇨병, 심장혈관 질환, 고혈압, 뇌졸중, 암 등 만성 질환의 발병률과 사망률을 크게 높인다.

7 어린이에게 필요한 두뇌식품

아이들이 태어나서 청년이 될 때까지 먹는 음식이 그 후 50년 이상 섭취하는 음식보다 건강에 미치는 영향이 더 크다.

영양학자들은 어떤 강력한 식품이 신체를 튼튼히 성장하게 하는지 항시 연구하고 있다. 이러한 훌륭한 영양소들은 뇌가 더 좋아지게 도와줄 뿐 아니라 학생들이 시간표에 맞게 집중할 수 있게 하고 서술시간에는 집중하면서 앉아 있게 하고 충분한 에너지를 준다.

아침식사는 학동기 어린이에게 꼭 필요하다. 연구보고에 따르면 아침식사를 하는 사람은 아침식사를 하지 않는 사람에 비하여 학업성적도 좋았고 문제행동도 적었다고 하였다.

그러나 설탕이 많이 든 식품을 먹은 아이들은 아침나절에 에너지의 급격한 감소를 가져와 수학이나 독서와 같은 과목은 추가 학습을 하여야 하는 반에 속하게 되었다. 이상적인 아침식사는 단백질이나 복합탄수화물처럼 천천히 소화되는 식품들이다. 한 연구에 따르면 이런 이상적인 식사를 하는 학생들은 아침 내내 안정된 에너지 수준을 보일 뿐 아니라 운동 협응도 좋아졌다고 듀크 대학의 스티븐 제이셀(Steven Zeisel)박사는 말하였다.

• 점심의 영향력

어린이들이 먹은 점심이 오후 내내 그들이 에너지를 어떻게 유지할지를 정하는 데 매우 중요하다. 점심은 하루에 필요한 열량, 비타민, 무기질의 1/3을 차지하도록 준비해주어야 하며 끼니를 때우는 식의 식사가 되어서는 안 된다.

• 달걀

달걀의 효능에 대해서는 앞서 나온 내용을 참고하길 바란다.

• 딸기와 블루베리

딸기와 블루베리에 효능에 대해서는 앞서 나온 내용을 참고하길 바란다.

• 오트밀

오트밀은 섬유소가 많기 때문에 천천히 소화되고 에너지를 꾸준히 공급하게 된다. 물론 단백질의 공급도 고려사항이다.

만일 전통적인 방법으로 천천히 요리한 오트밀을 주면 아이들이 매력을 느낄 것이다. 물론 여기에 건포도, 말린 살구, 크랜베리를 함께 넣으면 좋고 씹는 느낌을 좋게 하기 위하여 호두를 함께 넣어도 좋다. 아이들에게는 갈색 설탕이나 단풍당으로 감미를 높인 음식을 먹여도 좋다.

• 통밀빵 샌드위치

통밀빵은 심유소가 많을 뿐 아니라 시중에서 사용되고 있는 밀가루도 대부분 엽산, 비타민이 강화되어 있어 뇌에서 기억세포를 만드는 데 도움이 된다.

엽산은 임신초기의 여성과 아기들의 신경기관 발육을 위하여 중요한 레이더 역할을 오랫동안 해왔다. 이 영양소에 의한 영향은 기억센터가 형성

됨으로 완전한 임신기간 내내 뇌형성 효과가 계속되는 것으로 생각된다. 더구나 통밀은 비타민 B의 훌륭한 급원으로 각성 수준을 개선해주는 것으로 보인다. 많은 가정에서는 저탄수화물 식이를 따르다보니 빵, 시리얼, 오렌지주스와 같은 어린이들에게 훌륭한 엽산의 급원을 너무 아끼게 되는 것이다.

• 우유

무지방 우유는 단백질, 비타민 D, 인의 훌륭한 급원으로 잘 알려져 있다. 칼슘 역시 우리 몸의 에너지 흐름을 조절하는 데 영향을 준다. 칼슘은 인슐린의 생산에 중요한 역할을 하기 때문이다. 유당불내증이 없다면 우유는 어린이 식사에 아주 좋은 식품이다. 저지방 유제품을 먹는 것은 어린이를 비만으로부터 보호하는 것이다.

대부분의 과실이 뇌에 좋은 식품이라고 할 수는 없을 지라도 그 자체로 어린이들의 학습에 도움을 준다. 미국소아과학회에서는 변비문제가 일반적이라고 하였다. 결과적으로 어린이들은 학교생활에서 부진하고 무기력하게 보내기 쉽다. 더 심한 경우에는 불안하고 산만해지는 경우도 있다.

8 엽산의 강화가 신경관 결손 영아의 감소

엽산의 소비를 증가시키면 신경관 손상으로 태어나는 어린이의 수를 줄이는 데 도움이 된다는 새로운 연구가 칠레에서 이루어졌다. 2005년에 발행된 미국의 잡지인 'Medical Genetics'에 따르면 칠레에서 밀가루에 엽산을 강화시켰더니 신경관 결손으로 태어나는 영아가 최근 감소하기 시작했다고 보고하였다.

최근 칠레에서 발행된 자료를 보면 미분척추와 무뇌증과 같은 뇌 형성의 부진으로 치명적인 결과를 가져오는 질병이 2000년 이래 밀가루에 엽산을 강화시킨 후에 유의하게 감소하기 시작하였다고 하였다. 칠레에서는 이 기간 동안에 식품에 미국에 비하여 2배가량을 첨가하였다.

브라질 리우데자네이루에 있는 Instituto Oswaldo Cruz의 유전학과 Eduardo Castilla에 의하여 진행된 연구에서 1982년과 2000년 사이 엽산을 강화시키기 전과 후를 칠레 산부인과의 자료를 조사하였다. 그들은 엽산을 강화시킨 전후의 신경관 결손은 유의한 차이를 보이지 않았지만 미분척추는 51%가 감소하였고 무뇌아 발생률은 46% 감소한 것을 발견하였다.

연구자들에 따르면 연구의 가장 강점의 하나는 칠레에서 임신중절은 불법이기 때문에 사실상 신경관 결손의 거의 모든 건이 포함된다는 것이라고 하였다. 엽산의 강화 전후의 비교를 근거로 저자들은 신경관 결손 발생율은 엽산을 강화하기 전에는 감소현상을 볼 수 없었다고 결론을 내렸다.

엽산이 신경관 결손의 발생을 감소시키고 미분척추와 같은 것은 거의 절반 정도 감소시킨다는 것이 알려진지 10년 정도 지났다. 이것은 미국, 캐나다, 칠레와 같은 나라에서 밀가루에 엽산의 강화를 의무화하도록 촉진하였다. 그런 계획은 이미 성과를 거두었다. 캐나다에서 1998년에 엽산 강화제도가 소개되고 미출생아와 신생아의 신경관 결손의 발생률은 반으로 줄었으며 사망에 이르게 하는 어린이 암 신경아세포종의 발생에도 비슷한 이점을 주고 있다.

혈액 속에 아미노산의 일종인 호모시스테인 함량이 높으면 지각력이 감소하는 것을 비롯해 다양한 신체 질환이 생기기 쉽다. 이때 호모시스테인 함량을 효과적으로 낮춰주는 것이 바로 엽산이다. 혈중에 저엽산, 고호모시스테인 농도 상태에서 엽산을 보충한 사람은 혈청 엽산량이 높아지고 혈장 중 호모시스테인 농도는 현저히 감소하였다. 또한 기억력과 정보처리 속도, 감각운동 속도가 현저히 증가되었다. 따라서 충분한 엽산 섭취량을 유지하는 것은 뇌 기능을 위해 매우 중요하다. 엽산이 결핍될 경우 우울증, 인지능력 감소증과 같은 신경성 질환이 생길 수도 있다. 연구에 의하면 3년간 엽산 보충제를 섭취하면 노화로 인한 인지능력 감소를 예방하는 효과가 있다고 한다. 치매 환자의 죽은 뇌세포에는 엽산과 비타민 B_{12}가 거의 없다고 하는데 이는 엽산이 인지능력에 영향을 주고 치매 예방에도 효과가 있음을 알 수 있는 결과이다. 엽산은 간, 버섯, 녹색 채소(특히 시금치, 아스파라거스, 브로콜리, 배추, 양배추), 소 살코기, 감자, 통밀빵, 오렌지주스, 콩 등에 많이 들어 있다.

제 9 장

뇌와 학습

1 뇌는 에너지 다소비 기관

뇌의 무게는 체중의 약 2%이며 뇌 건조물의 60%가 지방이다. 예를 들어 체중이 70 kg인 사람은 1.4 kg 정도의 뇌의 무게를 갖는다. 그러나 뇌에서 사용하는 에너지는 몸에서 사용하는 열량의 약 20%에 달하여 크기에 비하여 다른 기관보다 10배나 많은 열량을 쓴다. 결국 성인이 하루에 2,500 kcal의 열량을 섭취한다면 그중 500 kcal는 뇌에서 사용한다는 것을 뜻한다. 구체적으로 말하면 하루 중 간단히 먹은 점심식사의 음식물이 생성하는 에너지는 뇌에서 쓴다는 이야기가 된다.

이와 같이 뇌는 비교적 작은 장기이지만 대식가이기 때문에 많은 열량을 필요로 하게 된다. 더구나 수험 중에는 말할 필요도 없다. 그 때문에 수험공부 중에 무리한 다이어트나 영양부족 상태가 되면 뇌에 영양이 부족하게 되어 뇌 기능이 저하하게 된다. 그래서 결국 공부에 지장을 주게 된다.

학생시절이나 수험공부 중에 끼니를 거르거나 너무 적은 열량을 섭취하는 사람이 있지만 뇌를 위하여서는 바람직하지 않은 생활이다. 더구나 뇌는 피하지방으로 저장되어 있는 묵은 열량원은 사용하지 않고 어디까지나 신선한 열량원인 포도당을 필요로 한다.

1일 1식이나 2식의 식생활을 하면 혈액 중 포도당의 수준이 늘 낮은 상태가 되어 결국 저혈당 시간대가 자주 있게 된다. 그 기간에 뇌는 열량이 부족하게 되기 때문에 사고능력이 저하하게 된다. 더구나 뇌의 네트워크는 매우 섬세하고 복잡하다. 신경의 극미한 전달이 속히 이루어지지 않기 때문에 뇌에 들어온 지식이 쉽게 기억되지 않는다. 이렇게 미묘한 뇌의 컨디션을 조정하기 위하여 식사에서 취하는 영양소가 깊이 관계되어 영향을 주게 된다.

2 탄수화물을 좋아하는 뇌

뇌에는 혈액뇌관문이라는 시스템이 있다. 혈액이 뇌로 들어갈 때 관문과 같은 역할을 하고 있기 때문에 입구에서 뇌에 에너지가 필요하다고 인정될 때 열어준다. 피하지방을 분해해서 얻는 묵은 에너지는 이 혈액관문을 통과할 수 없다. 결국 먹은 음식이 포도당이 되어 지방으로 저장하기 전의 신선한 상태의 에너지만 뇌로 들어갈 수 있다.

이 때문에 뇌에는 쉽게 포도당으로 변하는 밥이 필요하다. 아침을 먹지 않는 다이어트나 주식을 빵으로 하는 균형이 맞지 않는 식생활은 뇌를 굶기는 행위이다. 더구나 밥은 기억력을 좋게 하는 데 유효한 포스파티딜콜린을 다량 함유하고 있다. 포스파티딜콜린은 혈중에 콜린을 증가시키고 콜린은 포도당과 짝을 지어 기억력을 증가시키는 것으로 보인다. 물론 백미 뿐 아니라 배아미나 발아현미도 같은 효과가 있다.

뇌의 에너지원으로 밥이 적절한 또 다른 이유는 쌀에는 탄수화물이 다량 함유되어 있고 이것은 포도당으로 변하여 뇌에 필요한 영양을 공급하기 때문이다. 밥의 탄수화물은 그 형상이 한 개씩 낱알모양으로 되어 있기 때문에 소화에 시간이 걸린다. 이를테면 천천히 소화 · 흡수되어 포도당이 서서히 혈액 중으로 들어가 이상적인 속도로 혈당을 올려주기 때문이다.

더구나 그 외의 가공곡류(빵, 면류, 시리얼 등)에 비하여 혈당치의 상승이 안정 상태로 오래 계속된다. 이렇게 혈당치가 유지되는 기간은 뇌에도 충분한 포도당이 공급되어 쓸 수 있는 열량이 풍부하기 때문에 뇌는 효율성 있게 작용을 유지할 수 있다.

또 저혈당에 따른 불안, 초조감을 방지하고 집중력을 유지할 수 있기 때문에 뇌가 과로하기 쉬운 수험공부에 좋은 결과를 얻게 할 수 있다. 뇌에 좋은 열량을 주기 위하여 일일 최저 3회, 사람에 따라서는 4회의 식사(야식, 간식)로 뇌에 충분한 열량을 공급할 필요가 있다.

밥은 영양분이 부족하다고 오해하거나 다이어트 때문에 당질이 적은 식사를 선호하는 경우가 있다. 뇌를 공부에 적합한 상태로 만들기 위하여 섭취한 열량의 약 반은 밥을 중심으로 한 당질에서 취하여야 한다. 밥을 주식으로 먹는 나라의 마라톤 선수가 강하다고 알려진 것처럼 밥은 스태미나식이라고 할 수 있다. 또 쌀에 함유된 포스파티딜콜린(phosphatidyl choline)이라고 부르는 물질은 기억력을 유지시켜 주는 물질로 알려져 최근 주목을 받고 있다. 막 지어서 따끈따끈한 밥은 맛이 있을 뿐 아니라 보기에도 식감을 자극한다. 식탁에 이런 밥이 올라온다면 수험공부 중에도 불안감, 피로, 긴장감을 잊게 해줄 수 있다.

3 저작과 뇌의 관계

음식을 씹을 때마다 뇌에 자극이 되기 때문에 식사 시에 꼭꼭 씹는 것이 뇌의 활동성을 좋게 한다. 머리를 좋게 하기 위하여 치아를 자극하는 음식물 특히 섬유소가 많이 함유된 식품을 취하는 것이 좋다. 식물섬유는 셀러리나 당근, 사과, 무 등에 많이 함유되어 있다. 이들을 특별한 조리가공과정을 거치는 것보다 그냥 베어 먹는 것이 좋다.

또 참깨나 견과류 등도 씹을 때 감각을 확실히 느끼게 하기 때문에 뇌를 자극한다고 볼 수 있다. 식사 시에 꼭꼭 씹어 먹으면 맛도 음미할 수 있고 더구나 뇌의 만복중추에서의 지령과 먹은 양과의 균형도 잘 지킬 수 있기 때문에 과식을 방지하는 일도 한다.

어쨌든 시간이 부족한 수험생이지만 적어도 식사시간만은 넉넉히 확보하여 꼭꼭 씹어 먹고 맛을 느끼는 식습관을 몸에 익혀야 한다. 한층 더 나가서 매일의 습관이 기분을 침착하게 하는 데 영향을 주기 때문에 안정된 식습관은 안정된 생활로 이어질 것을 기대하여도 좋다.

한편 저작을 원활히 하기 위해서는 매일 식사 후에 치아를 닦고 정기적으로 치아 건강을 살펴보며 치아 건강에 주의를 기울여야 한다.

4 음식물 소화시키기

먼저 음식은 입에서 씹는 동작을 통해 효소를 함유하고 있는 침과 함께 섞이면서 잘게 분해된다. 이 효소는 식품을 더 작은 분자로 분해하도록 돕는 천연 화학물질이다. 그런 다음에 위장으로 들어가는데 그곳에서 더 많은 효소들과 위산에 의하여 분해과정을 계속한다. 위장에서 죽처럼 변한 음식은 장의 첫 부분으로 들어간다. 장에는 췌장과 담낭에서 분비한 소화액을 포함하여 더 많은 효소들이 들어 있다. 효소의 일차적인 과정은 이렇게 우리 몸속으로 들어간 음식을 영양소라고 하는 가장 작은 구성단위로 분해하는 과정을 계속하는 것이다.

일차적인 소화과정이 끝나면 우리가 소화관이라고 부르는 기관으로부터 영양소들의 흡수가 시작된다. 장벽은 단지 하나의 세포인 얇은 막으로서 그 두께가 0.03 mm에 지나지 않는다. 장벽은 영양소들이 통과하는 것을 허용하기도 하지만 아직 충분히 분해되지 않은 식품성분들이 통과하지 못하도록 차단하기도 한다. 하지만 어떤 상황에서는 이 장벽이 소화되지 않은 식품성분을 몸 안으로 들어가게 허용하여 음식 알레르기나 과민증을 야기하는 경우도 있다.

장은 영양소들을 몸 안으로 흡수하고 노폐물을 배출하는 중요한 임무에 더하여 면역체계의 중요한 기능을 담당한다. 실제로 어린이의 면역체계의 70 ~ 80%가 장에서 가동된다. 면역체계는 외부 침입자를 공격하고 우리를 질병으로부터 지키기 위하여 최선을 다한다. 식품에는 외부 세계의 박테리아, 바이러스, 곰팡이 등이 풍부하므로 그것을 정기적으로 받아들이는 장의 면역기능은 특히 중요한 역할을 한다.

우리의 피부와는 다른 방어 메커니즘에 의하여 외부 세계의 공격으로부터 보호를 받는다. 예를 들어 코와 입의 통로들은 우리를 외부의 침입으로부터 보호하기 위해 분비물과 털, 기침, 재채기 등의 다양한 방어기재를 사용한다. 장에는 이미 외부 물질의 침입으로부터 우리를 보호하기 위해 특별한 환경이 존재한다. 이 특별한 환경의 핵심은 장에 있는 박테리아이다. 인간의 장내에는 100조 정도의 엄청난 수의 박테리아가 살고 있다. 이것은 사람의 몸 안에 있는 세포의 수보다 10 ~ 100배나 많은 것이다. 더군다나 2,000가지가 넘는 다른 종류의 박테리아가 공존하고 있다.

장내에 사는 박테리아의 적절한 균형은 건강한 소화를 위해 필수적인 요소이다. 아이들의 소화기관에 사는 박테리아는 그들이 모체의 자궁에서 나올 때, 처음 숨을 쉴 때 주위에 있는 공기로부터, 그리고 그들을 감싸고 있는 옷과 주변 사람의 피부로부터 전해진 것이다. 대충 보기에 무작위인 것처럼 보이는 이 박테리아들은 독특한 미생물상으로 변환하게 된다. 박테리아는 아이들이 먹는 음식에 기생하거나 약 4일에 한 번씩 벗겨지는 장벽 세포들에 기생한다.

만일 아이에게 항생제를 먹인다면 인체의 정교한 박테리아 균형은 파괴될 것이다. 즉, 항생제에 저항력이 있는 박테리아들만 살아남아 급증하는 반면 다른 박테리아들은 무차별 공격을 받아 제거될 것이다. 이러한 안정된 박테리아 균형의 파괴는 영양소의 흡수장애, 질병으로 나타날 것이다.

오늘날 항생제는 명백하게 박테리아성 질병에 대해서만 처방될 정도로 처방을 줄이는 추세이다. 그러나 만일 자녀가 항생제를 복용해야 한다면 처방 후 박테리아를 보충할 수 있는 생균제(probiotic)를 먹이는 것이 좋다.

모든 인체 시스템과 마찬가지로 소화기관도 성장과 수리를 위해 지속적인 영양소의 공급이 필요하다. 이 중 영양소로 분류되지는 않지만 몇 가지 이유로 난소화성 섬유소를 충분히 섭취할 필요가 있다. 섬유소는 장에 사는 박테리아에 의하여 발효된다. 이 발효과정은 비타민 B, 비타민 K와 같은 영양소를 만든다. 또 섬유소는 음식물이 장을 따라 이동하는 것을 돕는 데 필수적이다. 장은 연동운동을 통하여 음식을 이동시키지만 충분한 섬유소가 없으면 이를 제대로 수행하기 어렵다. 또 섬유소는 수분을 흡수하는 스펀지와 같은 특성을 지니고 있어 배변을 돕고 변을 부드럽게 해준다. 채소, 콩, 통곡물 등에서 섭취한 섬유소는 변비를 완화시켜줄 뿐 아니라 변을 잘 못보는 아이들에게 도움을 줄 것이다.

5 성장기 청소년에 좋은 음식과 나쁜 음식

(1) 성장기 청소년에 좋은 음식

- 채소류 : 시금치, 미나리, 파스리, 아스파라거스, 레몬, 토마토, 당근, 연근, 도라지, 더덕, 우엉, 취나물, 쑥, 아욱, 호박잎
- 해조류 : 미역, 다시마, 김, 우뭇가사리
- DHA 함유 식품

  생선 : 고등어, 꽁치, 정어리 등 등푸른 생선

  견과류 : 호도, 땅콩, 잣, 밤, 호박씨

- 칼슘 함유 식품의 기능과 특성
  - 뇌 기능의 집중력과 지구력 강화
  - 과잉 섭취시 뇌세포의 이상 흥분
  - 우유, 치즈, 멸치, 새우의 과잉 섭취를 자제
  - 바나나, 땅콩 : 뇌 내 호르몬 교란, 편두통 유발 가능
  - 게, 새우 등 갑각류 : 졸음 유발

- 기억력에 좋은 식품 : 대추죽, 참깨젤리

(2) 성장기 청소년에 나쁜 음식

- 소금, 설탕, 첨가물이 많이 든 음식 : 스낵, 라면, 피자, 스파게티
- 당질 과잉 섭취 : 신경과민, 스트레스
- 커피, 홍차, 콜라, 초콜릿 : 카페인 함유한 식품들로 뇌중추신경을 교란시킬 수 있다.

(3) 뇌가 원하는 음식 열 가지

1. 과실과 채소를 많이 먹는다
2. 가금류는 껍질을 벗기고 먹거나 지방이 적은 고기를 먹는다
3. 소금으로 간을 한 땅콩과 두류를 섭취한다
4. 호두와 아몬드를 섭취한다
5. 오메가-3 지방산이 많은 신선한 정어리, 고등어, 연어, 청어나 조개류를 섭취한다
6. 오메가-6 지방산을 함유한 옥수수기름이나 마가린을 피한다
7. 당분과 나트륨 제한한다
8. 가공식품을 제한한다
9. 비타민과 무기질을 보조식품으로 복용한다
10. 일주일에 3회 이상 생선을 섭취한다

(4) 머리가 좋아지는 식품

- 요오드 : 요오드가 부족하면 발육부전 및 지능계발에 악영향을 끼친다. 요오드가 많이 들어 있는 해조류는 조혈작용을 하며 뇌에 맑은 혈액을 공급해준다.
- 셀레늄 : 셀레늄은 뇌의 노화예방에 필요하다. 셀레늄을 많이 함유한 식품은 마늘, 간, 청어 등이다.
- 비타민 E : 해바라기씨, 아몬드, 소맥배아유, 홍화씨기름 등에 함유되어 있다.

제 10 장

수험생의 식생활

1 시험 전날에 지방이 많은 음식은 좋지 않다

시험 전날 시험을 잘 보기 위하여 고기와 같은 기름진 음식을 충분히 먹는 것이 좋지 않을까하고 생각하는 사람도 있을지 모르지만 의학적으로 권하지 않는다. 시험 전에 긴장 상태가 되면 혈액은 우선 뇌나 근육으로 보내지게 된다. 이와 같은 상태에서 지방분이 많은 음식이 위로 들어가면 속히 소화 · 흡수될 수 없는 것은 당연한 것이다.

그래서 시험 전날에는 지방이 적고 소화가 잘 되고 식중독이나 알레르기를 일으키지 않는 일상적인 음식이 좋다. 기름진 음식, 익숙하지 않은 음식은 심리적으로 긴장감을 느끼게 한다. 탄수화물 중심의 국수류나 밥이 좋다.

2 아침식사는 수험생에게 절대적이다

식품으로 탄수화물을 섭취하는 경우 먹고 나서 약 4시간 사이에 소화·흡수가 완료된다. 그 후에는 혈중 포도당이 감소하게 되며 그 후에 나오는 에너지는 간장에 축적되어 있던 글리코겐을 사용하게 된다. 간장에 축적된 글리코겐은 약 60g으로 반일분 정도 쓸 수 있는 양이기 때문에 그 후에는 피하지방을 쓰게 된다. 그렇지만 피하에 저장되어 있는 묵은 에너지원은 뇌의 영양원으로 쓰이지 못한다.

좀 더 구체적인 예로, 저녁을 7시에 먹었다면 밤 11시 경이 되면 식사에 따라서 증가된 혈중 포도당은 감소하기 시작한다. 그러면 간장의 글리코겐이 에너지원으로 쓰이기 시작하며 그때에 잠을 자게 된다. 그리고 다음날 아침식사로 다시 에너지를 공급받게 된다. 그러나 아침식사를 하지 않게 되면 오전 중 뇌에서 사용할 에너지원이 모두 고갈되게 된다. 뇌의 기능이 작용할 수 없기 때문에 불안하거나 집중력이 떨어져 공부에 집중할 수 없는 최악의 상태에 이르게 된다. 오전 중 수업이나 공부에 집중할 수 있는 뇌의 상태가 아니다. 더구나 시험을 보게 된다면 어떤 일이 벌어질지 명약관화한 일이다. 그러므로 아침식사는 확실히 섭취하여 뇌의 에너지를 충만하게 하여 두어야 최고의 두뇌 활동 상태를 유지할 수 있다. 아침식사를 거르는 사람들은 결식하지 않는 사람보다 일반 건강 상태도 더 나쁘다는 것이 통계적으로 밝혀져 있다.

최근 미국에서 아동 영양 상태를 조사한 결과에 따르면 영양불량 아동의 상당수가 아침식사를 거르는 아동이거나 영양이 편중된 시판 아침밥을 먹는 아동으로 나타나 있다. 이런 사실을 비추어 볼 때 연구자들은 아침식사는 하루 섭취량의 영양의 1/4을 차지할 뿐이지만 그 사람의 영양 상태를 근본적으로 지배하고 있다는 결론을 내릴 수 있다고 하였다.

체내에서의 호르몬 분비로부터 여러 대사 효소의 활성까지 지배하고 조절하는 '생물시계'의 기능면에서 보더라도 아침식사를 먹는 것이 매우 자연스럽고 중요하다. 예를 들어 오전 4시 깨어나기 수 시간 전부터 인체의 활동을 지배하는 부신피질자극호르몬의 분비는 급격히 상승하고 있어서 아침식사 전까지는 이미 대사 관련 효소가 증가하고 있다. 아침은 신체도 뇌도 식사에 의한 영양 보급을 기대하여 준비를 갖춘 상태에 있다고 한다.

그러므로 아침식사를 거르지 않도록 한다. 아이들이 학교생활을 잘 하기 위해서는 알맞은 아침식사를 하는 것이 중요하다. 혈당 수치가 낮으면 아이는 배고픔으로 무기력해지고 화를 잘 내며, 집중력이 부족해진다. 한 연구에서 29명의 학생에게 시리얼과 포도당 음료 등 서로 다른 아침식사를 제공하고 일부 학생에게는 아무것도 주지 않은 채 아침식사 전과 그 후 30분, 90분, 150분, 210분 뒤의 기억력을 검사한 적이 있다. 그 결과 포도당 음료를 마시거나 아무것도 먹지 않은 아이들은 시리얼을 먹은 아이들보다 집중력과 기억력이 감소했다.

3 여름 극복하기

여름날의 더위는 스트레스가 되어 소화액의 분비를 떨어뜨리기 때문에 위장 상태도 나빠지게 되고 식욕도 떨어지게 된다. 여름타는 것을 극복하기 위한 식재료로는 마늘이 있다. 마늘에 함유된 알리신은 비타민 B_1의 효과를 지속시켜 주기 때문에 비타민 B_1 함유 식품과 함께 마늘을 섭취하는 것이 좋다.

하절기에 부족하기 쉬운 비타민 B_1 및 B군, 칼슘, 철 등도 충분히 섭취하여야 한다. 돈육, 두부, 장어, 푸른 채소, 우유 등이 좋다.

4 피로의 원인 물질

피곤하면 보통 커피와 같이 일시적으로 원기를 회복시켜 주는 것으로 알려진 카페인 음료를 찾게 된다. 그러나 카페인 음료는 비타민이나 미네랄을 소변으로 배출하도록 촉진한다. 그래서 피로하더라도 카페인 음료를 너무 많이 마시지 않는 것이 좋다.

피로감은 보통 체내에서 피로물질이라 부르는 근육 속의 젖산 때문에 느끼게 된다. 근육을 혹사하든가 에너지를 정상 이상으로 소비할 때 영양소의 불완전 연소에 따라 근육 내에 젖산이 남아있게 되어 근육통이나 전신 피로감, 지루함을 느끼게 한다. 걸을 때 다리가 무겁다고 느껴지는 원인의 하나이기도 하다.

이러한 근육 피로를 풀기 위해서는 마사지나 입욕이 효과적이다. 음식으로는 젖산의 대사에 관여하는 비타민 B_1을 함유한 식품을 충분히 취하면 효과가 있다. 여름철에 피곤을 많이 느끼는 것은 수면부족이나 자율신경의 변화에 따른 경우가 많아 근육피로와는 조금 다르다.

5 감기에 걸리지 않기

시험은 겨울에 실시되는 경우가 많다. 감기가 유행하는 계절이기 때문에 감기에 대한 대비책이 필요하다. 식생활의 요점은 감기의 예방과 회복에 중요한 역할을 하는 비타민 C의 섭취다. 디저트에 딸기, 감, 오렌지 등과 같이 비타민 C가 풍부한 과실이 효과가 있다.

식사 시에는 우선 수분이 많고 따뜻한 음식을 섭취하며 체온 유지에 노력하여야 한다. 근채류는 몸속에서부터 따뜻한 기운을 북돋우는 식품들이다. 겨울철에는 계절에 맞는 식품을 섭취하는 것이 우리 몸에 유익하다.

겨울철에 적절한 식품으로는 당근, 무, 연근 등의 근채류로 열을 내게 한다. 여기에 몸을 덥혀주는 향신료, 생강, 고추, 파프리카, 마늘, 무를 첨가하면 몸도 따뜻해지고 감기도 예방하거나 쉽게 회복하는 데 효과가 있다.

물론 일단 감기에 걸리면 식욕도 없고 배탈이 나는 경우도 많아 입에 당기는 식품, 소화가 잘 되는 식품을 먹는 것이 좋다.

6 열량을 줄인 건강한 식사

젊은 세대의 비만은 허리, 어깨, 무릎에 통증을 가져올 수 있고 통증이 있게 되면 공부에 집중하기 힘들게 한다. 또 중년이상 인구층에 나타나던 당뇨병이나 고지혈증과 같은 성인병(지금은 생활 습관병이라 부르기도 한다.)이 최근 젊은 층에도 많이 나타나 문제가 되고 있다. 정신적인 것은 물론 뚱뚱하다는 데에 대한 열등감이나 왕따를 당하고 있다는 의식이 상황을 더욱 나쁘게 한다.

그렇다고 무리하게 다이어트를 해서는 안 된다. 성장기에는 식욕이 왕성하고 많은 영양소를 필요로 하고 있다. 식재료나 요리의 포인트는 지방이나 당분을 적게 하되 적절한 양을 만들어야 한다는 것이다. 성장기이기 때문에 단백질은 충분히 섭취하게 한다. 밥은 너무 많이 먹지 않도록 짙은 맛을 피하고 향신료를 적절히 써야 한다.

7 도시락의 조건

1. 열량이 높지 않은 것
2. 차가워져도 맛있는 것을 선택한다.
3. 손쉽게 먹고 소화시킬 수 있는 것
4. 식중독 예방 - 가열 조리한 음식을 중심으로 한다.

8 시험 전날의 메뉴

1. 비교적 부드럽고 먹기 쉬운 식감의 음식
2. 지방과 단백질은 적게 하고 소화가 용이한 것
3. 향신료로 식욕을 돋우되 너무 자극적이지 않은 것
4. 뇌의 흥분을 진정시키기 위하여 칼슘을 함유한 식품
5. 식중독 예방을 위하여 가열조리한 것 중 당일 조리한 것
6. 먹은 식품의 열량을 충분히 이용하도록 비타민 B_1이 함유된 식품

9 야식과 간식

1. 기분전환을 위한 색다른 요리
2. 먹는 데 시간이 많이 걸리지 않는 것
3. 지방이 적고 저열량이며 소화가 쉬운 것
4. 스스로 간단히 준비할 수 있는 것(음식을 만드는 것이 기분전환도 될 수 있기 때문이다)

10 자녀를 혈당 균형 속에서 지내게 하기

혈당 균형을 유지하기 위한 식생활로 전환하는 출발점은 설탕을 멀리하는 것이다. 가장 좋은 실천 방법은 식사에 포함된 설탕의 함량을 시간이 지남에 따라 천천히 점진적으로 줄이는 것이다. 그러면 당신의 자녀는 알아차리지 못하는 사이에 서서히 달지 않은 음식에 적응할 것이다.

혈당으로 빠르게 방출되고 GL이 높은 바나나 같은 과일은 가급적 섭취를 줄이는 것이 좋다. 그렇지 않으면 GL이 낮고 천천히 방출되는 귀리와 같은 탄수화물과 혼합하는 것이 좋다.

어떤 것이든 설탕이 첨가된 식품은 피하는 것이 좋다. 식품을 구입할 때는 라벨을 주의 깊게 읽어보길 권한다. 아이와 함께 식품의 라벨을 확인해보고 설탕 외에도 포도당, 과당, 맥아당 등의 당도를 주의해야 한다.

식사에 더 많은 섬유소와 단백질을 포함시킬수록 탄수화물의 방출은 느려진다. 섬유소는 소화효소의 작용을 지연시키고 탄수화물이 장으로 들어가는 통로를 방해하여 흡수를 억제시킨다. 반면 단백질은 위장에서 소화된 음식물이 장으로 흘러들어가는 속도를 늦춘다. 혈관에 들어가는 탄수화물의 움직임을 지연시키는 것은 혈당 균형을 유지하는 데 도움이 된다.

GL이 높은 탄수화물은 격렬한 운동을 했거나 하려고 할 때에는 아주 적합한 식품이다. 체내에 흡수된 설탕이 재빨리 에너지로 사용될 것이므로 운동을 한 후 30분 안에 바나나를 먹는 것은 효과가 있다. 운동을 한 후에는 혈당을 빠르게 상승시켜야 하기 때문이다.

• 과일주스의 진실

시중에서 판매하는 수많은 과일주스는 사실 설탕음료에 지나지 않는 것이 대부분이다. 신선한 과일주스가 가공과정에서 영양성분이나 맛, 향성분이 거의 없어지기 때문에 식품첨가물로 이를 보완할 수밖에 없다. 해당

식품의 특성은 거의 첨가물에 의하여 조절되지만 오직 설탕만 그대로 남는다. 순수한 과일주스는 가정에서 직접 만들어 바로 먹는 것이 좋다.

11 읽기와 쓰기 능력 높이기

독서와 글쓰기에 있어서의 문제는 종종 지각력의 차이에 의한 것이다. 따라서 가장 먼저 해결해야 할 것 중 하나는 근시 또는 원시이다. 읽고 쓰는 데 어려움을 겪는 아이들은 종종 아주 약한 시력을 가지고 있다. 자연적인 방법으로 시력을 개선할 수 있지만 여의치 않다면 차라리 아이들에게 눈에 맞는 안경을 쓰게 하는 것이 낫다.

시력이 하나의 원인을 제공하기도 하지만 문제는 시력에만 있는 것이 아니다. 정보를 올바르게 처리해야할 대뇌가 문제의 원인이 되기도 한다. 극단적인 예가 바로 난독증이다. 만일 가족 중 글을 읽고 쓰는 데 어려움을 가진 사람이 있고 자녀가 난독증을 가지고 있을지 모른다는 의심이 들 때는 교육심리학자나 정신과 의사와 상담할 필요가 있다.

난독증이 있는 아이들은 때때로 시각인식의 미묘한 차이로 인해 읽고 쓰는 것을 배우는 데 특별한 문제를 겪는다. 그들은 낱말을 잘 분간하지 못하고 방향 감각이 떨어진다. 또 잘 기억하지 못하기 때문에 산수와 음악부호를 읽는 데 어려움을 겪는다. 대부분의 증상은 미약한 편이지만 사람들의 약 5%는 심각한 난독증을 가지고 있다.

12 시력과 조정능력을 위해 필수지방의 섭취

자녀가 난독증이나 통합행동장애를 가지고 있다면 이러한 증상의 원인이 두뇌와 시력에 있다는 연구결과를 상기할 때 최적의 영양소를 제공하여 아이들의 두뇌와 시력을 도울 수 있다. 증상이 심각하지 않더라도 아이들이 읽기, 쓰기, 산수에 문제가 크다면 이를 고려해야 한다. 이에 대한 최고의 영양식은 등푸른 생선과 당근이다. 난독증이나 학습장애를 가진 아이들은 이러한 필수지방산 또는 그것을 적절하게 이용하는 데 필요한 다른 영양소들의 보충이 필요하다.

아이들이 필수지방산이 부족한지 여부의 핵심 지표는 건성 피부와 습진이다. 만일 피부가 거칠고, 입술이 갈라지고, 모발이 거칠거나 건조하고, 손톱과 발톱이 잘 부서지고, 과도한 갈증을 느낀다면 필수지방산의 결핍 증상을 가지고 있다고 판단한다. 이것은 집중력이나 시력장애, 감정 기복, 불면증, 그리고 어떤 경우에는 행동장애의 원인이 될 수 있다. 이는 난독증, 통합행동장애, 학습장애, 과잉행동장애가 모두 뇌에서 신경세포 커뮤니케이션이 부족한 것과 관련이 있으며 뉴런이 서로 간의 대화를 유지하도록 하는 데 필수지방산이 결정적 작용을 하기 때문이다.

13 수면과 신체의 관계

학령기 아이들은 밤에 9 ~ 12시간의 수면이 필요하다. 아이가 충분히 잠을 자는지를 알아내는 것은 어렵지 않다. 침실로 가서 쉽게 잠이 들고 쉽게 일어나며 낮 동안에 피곤해하지 않는지 관찰해보면 된다.

밤에 잠을 자지 못하면 몸은 분명한 스트레스의 징조를 보여준다. 예를 들어 기분이 나빠지고 집중력이 사라진다. 또 신체의 방어력이 떨어지고 아연과 마그네슘, 그리고 비타민 C가 놀라운 속도로 고갈된다. 수면은 몸과 마음의 원기를 회복시킨다. 실제로 잠을 자는 동안 처음 3시간 동안 우리의 몸은 급속한 회복 상태에 들어간다.

수면 부족은 침울하고 화를 잘 내게 만들며 장기적으로 의기소침하게 한다. 또 피곤할 때는 우리 몸의 면역체계가 감염을 퇴치하는 것이 더 어렵다. 수면장애에는 잠이 드는 데 어려움을 겪는 것과 계속적인 수면을 취하지 못하는 두 가지 중요한 유형을 가지고 있다. 만일 자녀가 매일 밤 잠이 들지 못하거나 잠자리를 설친다면 그 아이가 마침내 곤히 잠들기까지 몇 시간 동안이나 지루함을 느끼거나 몸을 뒤척이면서 깬 채로 누워있을 만한 불가피한 가능성에 직면해 있는 것일 수도 있다. 그렇다고 잠자리에서 텔레비전을 시청하거나 게임 또는 컴퓨터를 하는 것은 수면장애를 더욱 악화시키기 때문에 올바른 해답이 될 수 없다.

(1) 수면의 문제점을 발견하는 것

자녀가 어떤 유형의 수면장애를 가지고 있든 고려해야 할 요소들은 같다. 밤 늦게 TV를 시청하는 것과 함께 과도한 설탕과 자극제의 섭취를 피해야 한다. 또 진정 기능이 있는 미네랄인 마그네슘과 칼슘이 부족하지 않은지 낮 동안의 신체적 활동이 부족하지 않은지 살펴보아야 한다. 만일 자녀가 충분한 마그네슘과 칼슘을 섭취하고 있지 못하다면 수면 장애를 유발하거나 악화시킬 수 있다. 이 두 가지 미네랄은 신경과 근육의 긴장을 풀어주고 몸을 진정시키는 효과가 있다. 아이들의 식사를 살펴보면 칼슘보다 마그네슘 수치가 더 낮을 가능성이 높다. 따라서 아이들에게 씨앗, 견과, 녹새 채소, 통곡물, 해산물 등 마그네슘이 풍부한 식품을 먹이는 것이 좋다. 경우에 따라 저녁에 보충제의 형태로 약간의 마그네슘을 먹이는 것도 도움이 될 수 있다. 만일 모유로 키우는 아기가 잠을 잘 자지 못하는 문제를 가지고 있다면 엄마가 먼저 마그네슘 보충제를 섭취할 필요가 있다.

반면에 칼슘의 원천으로 좋은 것은 녹색 채소, 유제품, 견과류, 해산물 등이다. 숙면을 위해 중요한 다른 영양소로는 비타민 B군이 있다. 이 비타민들은 에너지 생산과 관련이 있고 잠이 들기 전에 과도한 자극을 줄 수 있기 때문에 저녁보다 아침에 섭취하는 것이 좋다.

(2) 밤잠을 부르는 여덟 가지 음식

춘곤증으로 쏟아지는 졸음 탓에 낮잠을 길게 자면 밤에 잠들기 어려워진다. 밤잠을 설치면 다음날 오후 또 다시 졸음이 찾아오는 악순환이 반복된다. 영양학자 웬디 바질리언 박사에 따르면 이럴 때는 다음 여덟 가지 음식으로 밤잠을 유도하는 방법이 있다.

① 체리

체리는 수면 사이클을 조정하는 데 도움이 되는 호르몬인 멜라토닌을 함유하고 있다. 한 연구에 따르면 매일 체리주스를 2잔씩 마시는 사람들은 그렇지 않은 사람들보다 40분 정도 더 긴 양질의 수면을 취할 수 있다. 또 체리는 불면증의 강도를 떨어뜨리는 역할을 해 만성적인 불면증에 시달리고 있는 사람들에게도 도움이 된다.

② 바나나

바나나는 아침을 상쾌하게 여는 데 도움이 되는 과일인 동시에 아이러니하게도 밤잠을 잘 자게 만드는 데에도 도움이 된다. 바나나에 든 비타민 B_6는 뇌의 활동을 촉진시켜 아침 시간 정신을 맑게 깨우는 작용을 한다. 또 마그네슘과 칼륨은 근육의 긴장을 이완시켜 몸을 편안하게 만들고 휴식을 취하는 데 도움을 준다.

③ 호두

호두는 인지능력과 심장건강에 좋은 음식이다. 또 수면을 유도하는 멜라토닌을 함유하고 있어 잠을 자는 데 도움이 된다. 늦은 저녁 시간 말린 체리와 호두를 함께 먹으면 숙면을 유도하는 최고의 간식이 된다.

④ 복합탄수화물

'미국임상영양학저널(American Journal of Clinical Nutrition)'에 실린 논문에 따르면 쌀밥, 감자, 흰빵 등에 든 복합탄수화물은 소화가 빠르고, 몸이 휴식을 취하는 준비를 하도록 만든다. 단, 이러한 음식은 밤늦게 많이 먹을 경우 뱃살의 원인이 되므로 양을 적당히 조절해야 한다.

⑤ 살코기

칠면조 고기에 든 아미노산인 트립토판은 수면을 유도하는 작용을 한다. 또 닭고기나 생선과 같은 살코기는 신경전달물질의 일종인 세로토닌의 수치를 높여 수면을 돕는다. 세로토닌이 체내에서 부족해지면 수면 사이클이 무너진다는 연구결과도 있다.

⑥ 우유

우유에 든 칼슘은 마그네슘이나 칼륨처럼 몸을 편안하게 만드는 역할을 한다. 우유를 따뜻하게 데워 마시면 긴장되거나 들뜬 마음이 진정되고 누그러지면서 휴식을 취할 시간이라는 신호를 뇌에 전달한다.

⑦ 콩류

강낭콩, 완두콩, 땅콩과 같은 콩류에는 마그네슘이 함유되어 있다. 이 미네랄 성분은 강력한 이완제로 작용해 수면의 질을 높인다.

⑧ 허브차

캐모마일과 같은 진정효과가 있는 허브차는 잠이 드는 시간을 단축하는 역할을 한다. 또 좀 더 깊은 수면을 취하도록 돕기 때문에 다음날 피로를 더는 데에도 효과적이다.

(3) 스트레스, 설탕, 자극 없애기

에너지와 졸음의 조정을 포함하여 아이들의 몸에서 일어나는 수많은 일상적인 리듬은 특정한 호르몬 패턴들과 화학물질, 그리고 영양소에 의존하는 아주 잘 조절된 메커니즘이다. 밤에는 스트레스호르몬인 코르티솔의 수치가 내려가 아이를 잠잠하게 하며 아이의 몸이 수면에 들기 위한 준비를 하게 된다. 그러나 코르티솔의 수치가 어떤 이유에서든 정상 상태에서 벗어나게 되면 아이들이 잠에 드는 능력이나 밤중 내내 수면을 유지하는 능력 또는 아침에 상쾌하게 일어날 능력이 손상될 가능성이 높다. 코르티솔의 수치가 정상 범위를 벗어나는 일반적인 이유는 스트레스나 자극제, 설탕이 많은 식사 때문이다.

밤에 코르티솔의 수치가 높아지면 매일 일어나는 세포 조직의 보수와 성장에 필수적인 성장 호르몬의 방출을 억제한다. 따라서 잠들기 전에 목욕을 하거나 독서를 하는 등 긴장을 완화할 수 있는 활동을 통해 몸과 마음을 진정시키는 베드타임을 가지는 것은 훌륭한 생각이다.

밤에 쉽게 잠자리에 들지 못하는 아이들을 가진 많은 부모들은 일단 낮 동안 아이들의 혈당 수치가 고르게 유지되기 시작하면 밤에 정상적인 패턴을 위한 상황을 조성하고, 편안한 잠을 잘 수 있는 더 많은 기회를 얻게 된다는 것을 발견하게 된다. 잠자리에 들기 30분에서 1시간 전에 가볍고 낮은 GL 수치의 간식을 먹이면 아이들이 배고픔으로 인해 잠을 이루지 못하거나 혈당 수치가 떨어짐으로 밤중에 깨는 일을 방지할 수 있다. 과일 몇 조각과 씨앗 한 움큼 정도가 이상적이다. 카페인과 초콜릿은 완전히 피해야 한다. 적은 양을 먹더라도 밤에 아이들이 계속 깨어 있게 할 수 있다.

(4) 아이의 잠을 방해하는 것

우리 몸의 세로토닌과 호르몬 멜라토닌의 양은 자연적인 수면 각성 사이클에 따라 저녁에 증가한다. 두 가지 중 어느 하나가 부족하면 수면을 방해할 수 있으며 수면 패턴의 교란은 몸으로부터 이러한 물질을 고갈시킬 수 있다.

우리 몸은 세로토닌과 멜라토닌을 생성하기 위해 적절한 양의 비타민 B_6와 트립토판을 필요로 한다. 트립토판이 많은 식품은 닭고기, 치즈, 참치, 두부, 달걀, 견과류, 씨앗류, 우유 등이다. 따라서 잠들기 전에 한잔의 우유를 마시는 전통적인 치료법은 과학적 근거가 있다. 잠이 오게 하는 또 다른 식품들로는 상추와 귀리가 있다.

밝은 빛은 몸 속 멜라토닌의 생성을 방해하므로 아이들이 잠들기 전에는 침실에 있는 모든 빛을 차단하는 것이 좋다. 무엇보다 자녀의 시력 발달을 위해서는 아이들을 어두운 방에서 재우는 것이 좋으므로 밤에는 필요 없는 불을 사용하지 말아야 한다.

저녁에 수면에 도움이 되는 식품을 제공하는 것도 자녀의 숙면을 돕는 좋은 방법이다. 귀리에 현미 또는 옥수수를 넣은 85 g 정도의 한 접시에서 멜라토닌 1 mg의 10분의 1인 100 mcg 가량을 얻을 수 있다. 참고로 성인의 하루 멜라토닌 복용량은 1 ~ 10 mg이다.

수면호르몬으로 불리는 멜라토닌은 영양소가 아니라 신경전달물질이다. 그러므로 멜라토닌을 보충할 때는 신중할 필요가 있다. 멜라토닌을 너무 많이 복용하면 설사, 변비, 메스꺼움, 현기증, 두통, 우울증, 가위눌림 등을 유발할 수 있다. 그럼에도 수많은 연구에서 적정량의 멜라토닌은 어린이들에게 좋은 효과가 있는 것으로 밝혀졌다.

14 행복감과 영양의 관계

어떤 아이들은 학교나 집에서 화가 나는 일이 있더라도 우울증으로 인해 이러한 감정을 스스로 억압해 버린다. 부모가 이런 일에 도움을 줄 수도 있겠지만 어린이들은 자신의 부모보다 개방적이고 자신의 이야기에 공감해주는 다른 사람이나 조직에 의지하고 싶을 때도 있다.

어린이들의 정신의학적 건강을 논할 때 영양소의 역할은 인정받지 못하는 경우가 많다. 자녀에게 최상의 영양분을 공급하는 것은 어린이의 기분을 개선할 뿐 아니라 그들에게 에너지를 전달하는 데에도 도움이 된다. 또한 불가피한 인생의 기복을 처리하는 동기를 부여한다. 어린이들의 기분과 학습의욕을 악화시킬 수 있는 영양소와 관련된 불균형은 아주 많다. 기분 저하를 야기하는 가장 큰 요인은 혈당 조절에 실패하는 것이지만 이는 간단한 생활습관을 교정함으로써 상대적으로 쉽게 바로 잡을 수 있다.

• 기분에 부정적 영향을 끼치는 요인들

① 과도한 설탕과 카페인 섭취와 관계가 있는 혈당 불균형

② 영양소 결핍 : 비타민 B_3, 비타민 B_6, 비타민 B_{12}, 비타민 C, 엽산, 아연, 마그네슘, 필수지방산

③ 트립토판과 티로신 부족(신경전달물질의 생성을 돕는 물질의 부족)

④ 알레르기

15 기분과 영양소의 작용

기분을 개선하는 가장 확실한 영양소는 비타민 B_3, 비타민 B_{12}, 엽산이다. 그 다음으로는 비타민 B_6와 아연, 마그네슘, 필수지방이 있으며 특히 오메가-3의 효과가 좋다.

엽산은 녹색 채소, 견과류, 씨앗류, 그리고 콩에서 발견된다. 엽산과 비타민 B군은 '메틸화'라고 알려진 생화학적 프로세스와 관련되어 있는데 그것은 자녀가 학습 의욕을 고취하고 행복해지도록 하는 신경전달물질의 균형을 유지하는 데 결정적 역할을 한다.

아연과 마그네슘은 정신건강에 가장 중요한 미네랄이다. 우리는 아연이 어떻게 정신 혼란, 우울증, 그리고 느린 사고 진행과 같은 문제를 돕는가를 살펴보았다. 마그네슘은 마음과 근육을 이완시켜준다. 마그네슘의 부

족은 아주 일반적인 현상으로 근육통증이나 경련뿐 아니라 초조, 자극과민성, 불면증 등을 동반한다. 어린이들은 마그네슘 수치가 낮은 경우가 자주 있는데 이럴 때는 보충제를 통해 도움을 받을 수 있다. 식품을 통해 마그네슘 섭취를 늘리려면 채소와 과일을 많이 먹어야 한다. 특히 케일이나 시금치 같은 진한 녹색 채소와 씨앗류, 견과류 등은 마그네슘이 풍부한 식품이다.

16 신경전달물질과 기분

어린이에게 목표를 향해 미친 듯이 질주하는 21세기의 삶은 큰 스트레스로 다가온다. 많은 아이들이 '성공과 성취'가 모토인 세상에서 무엇인가 해내야 한다는 강한 압박을 받고 있다. 요즘 아이들은 놀거나 꿈을 꿀 시간이 거의 없다. 대부분의 아이들은 학교에서 돌아와도 수많은 학원 공부로 내몰리곤 한다.

이러한 모든 상황은 두뇌에 필연적인 영향을 주는데 그것은 잦은 감정의 기복과 과도한 스트레스 및 긴장감에 대응하기 위해 점점 더 많은 아드레날린과 세로토닌을 생산하게 만든다. 이는 혈당 수치의 잦은 등락을 고르게 하기 위해 우리 몸이 점점 더 많은 인슐린을 생산해 내는 것과 유사하다. 즉, 기분을 향상시키는 신경전달물질을 만드는 아미노산에 대한 필요성을 증가시키는 것이다. 이러한 정신적 압박이 계속되고 여기에 나쁜 식습관이 합쳐지면 많은 아이들이 한계를 넘어 우울해지고 엉뚱한 행동을 하게 된다.

지난 몇 년간의 연구를 통해 우리가 '행복' 신경전달물질인 세로토닌과 '동기부여자'인 아드레날린 및 노르아드레날린에 대하여 알게 된 것은 아이들에게 아미노산이 부족하다는 것과 네 가지 주된 결핍 원인이 있다는 사실이다. 그것은 다음과 같다.

① 충분하지 않은 빛
② 충분하지 않은 운동
③ 과도한 스트레스
④ 비타민 B군과 아연, 마그네슘의 불충분한 섭취

따라서 아이가 우울해하고, 피곤해하고, 먹는 것으로 위안을 받고자 하고, 수면 장애를 가지고 있다면 그들에게 세로토닌, 아드레날린 또는 노르아드레날린이 부족한 것과 더불어 주요 결핍요소들의 결합이 함께 작용하고 있을 가능성이 크다.

이런 작용은 어떻게 일어날까? 빛은 두뇌 자극제로 중요하다. 그러나 실내 생활이 증가하면서 우리들 대부분은 충분한 빛을 얻지 못하고 있다. 안팎에서 빛에 노출되는 정도의 차이는 크다. 대부분의 사람들은 보통 실내에서 생활하면서 평균 100 룩스의 빛에 노출된다. 우리들 대부분은 세로토닌 생산을 최대화하기 위해 우리 자신을 햇빛에 충분히 노출하고 있지 않으며, 낮의 길이가 짧아지는 겨울에는 상황이 더욱 나쁘다.

태양 비타민이라고 불리는 비타민 D는 겨울에 특히 부족하기 쉽다. 비타민 D는 기분을 향상시키는 중요한 비타민이다. 비타민 D의 수치가 낮아지는 것은 '겨울우울증'의 일종인 계절적 정서장애와 관련이 있다. 비타민 D는 피부가 햇빛을 받아 생성되지만 등푸른 생선과 우유, 달걀에도 적은 양이 들어 있다.

시험이나 친구들의 괴롭힘 등으로 인한 스트레스는 아이들의 세로토닌 수치를 급속히 떨어뜨리고, 아드레날린 수치를 올려 고갈되게 한다. 육체적 운동이 스트레스 반응을 개선하고, 스트레스로 인한 세로토닌과 아드레날린의 고갈을 줄인다는 점에서 고려하면 앉아서 생활하는 습관은 이런 상황을 더욱 악화시킨다.

운동은 기분을 향상시키는 믿을 수 없을 만큼 강력한 요소이다. 자녀에게 매일 많은 시간을 밖에서 놀면서 운동할 기회를 가지게 하는 것이 좋다.

17 시험을 대비하여 뇌를 강하게 하는 향미 식품

향미식물연구재단(Herb Research Foundation)의 교육 책임자인 Mindy Green은 기억력을 증진시킬 수 있는 향미식물과 식품이 있다고 말한다. 은행은 정신적 영민함을 도와주는 것으로 알려진 향미식물이다. 뇌로 흘러들어가는 혈류의 양을 증가시켜 과잉의 일에 적응하게 한다고 하였다. 그렇다고 시험을 잘 보고 싶은 열정에 사로잡혀 은행을 만병통치약처럼 이용해서는 안 된다. 꾸준히 몇 주 동안 섭취해야 한다.

뇌력을 증진시키는 다른 향미식물로 로즈마리가 있다. 로즈마리는 혈류를 자극하여 정신적 능력을 향상시키며 신경전달물질의 파괴를 막아준다고 하였다.

페리윙클은 신경계 질환, 히스테리, 간질 발작, 악몽으로부터 벗어나게 하는 치료제로 쓰는 유럽산 식물이다. 이 식물에 함유된 성분인 빈포세틴(vinpocetine)은 뇌에 가장 좋은 성분이다.

뇌는 산소와 포도당을 매우 많이 소비하는 기관으로 정상적으로 뇌가 활동한다면 많은 양을 필요로 한다. 빈포세틴은 혈관확장제로 뇌대사 촉진제로 작용하며 그것은 뇌가 필요로 하는 모든 영양소를 받아들인다는 의미이다. 더 나아가 빈포세틴은 강력한 유리기 제거제 역할을 한다. 연구에 따르면 빈포세틴을 섭취하면 뇌를 최단 코스화시킨다. 경우에 따라 뇌로 더 많은 혈액을 보내기 때문에 뇌력이 증상되는 것으로 생각한다. 규칙적으로 사용하면 뇌로 들어가는 혈관이 유리기에 의한 손상을 예방해주기 때문에 노망이나 치매를 예방할 수도 있다. 빈포세틴이 최근에 노인성 치매나 알츠하이머병의 치료에 쓰이고 있지만 사용 후의 결과에 대한 연구와 안전성이나 효능에 대하여 보고된 것은 없다.

등록영양사인 Nancy Pcsolyar는 학생들이 시험에 도움을 받고자 하면 특별한 단백질이 있다고 한다. 우리는 보통 대두 단백질 분리물질로 만든 고단백식이를 찾게 된다. 대두단백분리물질은 순수한 식물성 유지로 거의 모든 식물에서 발견할 수 있다.

지적으로 영양이 많은 식이는 몇 가지 주의사항이 따르게 된다고 Nancy Pcsolyar는 말했다. 과실, 채소, 통곡류와 같은 복합 탄수화물식품은 분명히 도움이 된다. 또 달걀, 대두, 생선과 같은 단백질 식품도 도움이 된다. 학생들이 기억력을 좋게 하기 위하여 반드시 무엇인가를 먹어야 하는 것은 아니다. 그들은 공부하는 데 효과적인 방법을 찾기 위하여 그들의 코를 사용할 수 있다.

한 연구에서 학생들이 공부할 때 어떤 향기를 맡게 하였더니 시험에서 좋은 결과를 얻을 수 있었으며 똑같은 향기는 같은 결과를 얻게 하였다는 것을 발견하였다. 그들 중에는 포도, 후추, 바질(basil)이 그런 향기를 내는 것으로 생각하고 있다.

Pcsolyar은 가까이 하지 말아야 할 뇌력에 나쁜 식품의 리스트를 작성하였다. 확실히 단순 탄수화물이나 설탕이나 흰밀가루로 만든 식품은 전혀 도움이 되지 않는다고 하였다.

미국 국립 신경장해와 발작연구소의 1999년도 연구에 따르면 쥐의 뇌에서 기억에 관한 뇌의 중요부위인 해마의 스트레스호르몬을 차단시켰더니 뇌세포의 생산이 증가한다고 하였다.

인간이 스트레스를 받으면 뇌에는 글루코코르티코이드라 부르는 호르몬이 밀려들게 된다. 이 호르몬의 급격한 증가는 시험을 준비하고 있는 학생들에게 전혀 도움이 되지 않는다. 글루코코르티코이드는 단기 기억이나 장기 기억에 나쁜 영향을 준다.

칼슘과 마그네슘은 편안하도록 돕는 가장 좋은 미네랄이다. 그것은 두통을 경감시키고 근육통이나 불면증에도 도움을 준다.

건강식품점에서 칼슘과 마그네슘을 구입하여 먹을 때는 흡수를 용이하게 하기 위하여 아연, 인, 망간을 함께 섭취하는 것이 중요하다. 학생들이 스트레스로부터 벗어날 수 있는 간단한 방법은 즐거운 취미생활을 가지는 것이다. 대학생들은 하루에 물을 8 ~ 10잔 정도를 마실 필요가 있다. 그리고 신선한 공기를 맞으며 야외에서 산책을 하는 것이 크게 도움이 될 것이다.

제 11 장

주의력 결핍 및 과잉행동장애

1 아이들의 과잉행동증은 흔한 질병인가?

잉글랜드와 웨일스지방의 학령기 아동의 5% 이상은 ADHD(attention deficit hyperactivity disorder)를 가지고 있다고 추정한다. 약 367,000명의 아이들이 이 증세를 보인다고 생각하며 결국 30명 학급당 한두 명이 이 증세를 보인다는 뜻이다. 또한 남학생들이 여학생보다 이 증세를 더 많이 보인다. ADHD로 진단된 여학생 한 명당 3 ~ 9명의 남학생들이 이 증세로 진단을 받았다. 남학생과 여학생은 이 증세를 나타내는 양상이 매우 다르다. 집중력 부족은 여학생들이 많으나 과잉행동은 남학생들이 많다. 남학생들은 소리 지르고, 뛰어다니고, 문제를 일으키기 쉬우나 여학생들은 공상에 잠기거나 잊어버리기 쉽고, 쉽게 산만해진다. 최근의 한 연구보고에서는 ADHD를 가진 어린이들의 30 ~ 70%는 성인이 될 때까지 그 증세가 이어지는 것으로 보고하고 있다.

2 과잉행동장애의 원인은?

ADHD를 가진 아이들은 전뇌의 신경전달물질이 균형을 이루지 못하고 있는 듯하다. 어떤 의사들은 이런 아이들은 도파민이라는 신경전달물질을 충분히 가지고 있지 않기 때문이라고 믿고 있다.

ADHD가 있는 아이들은 신경전달물질인 노르아드레날린이 역시 결핍되어 있는 듯하다. 뇌에서 도파민이나 노르아드레날린이 부족하면 정상적인 방법으로 정보를 처리하거나 반응할 수 없다. 불행히도 전뇌가 정상적으로 반응하는지에 대한 검사법이 없다. 그래서 의사들은 아이들이나 부모, 선생님들이 ADHD를 진단하기 위한 질문에 대답한 결과에 의지하고 있다.

3 과잉행동증의 구별과 진단

자녀가 단순하게 에너지가 아주 많은지 아니면 과잉활동성인지를 판단하는 것은 어려울 수 있다. 게다가 ADHD는 난독증이나 통합행동장애 등과 서로 중복될 확률이 높아 정확한 진단과 치료가 어렵다. 난독증을 가진 사람의 거의 절반은 통합운동장애일 가능성이 있고 그 역의 경우도 마찬가지이다. ADHD와 난독증, 통합행동장애 간의 상호 중복될 확률 또한 50% 정도에 이른다. 하지만 불행하게도 이러한 복잡성을 고려한 진단과 치료법을 찾기란 상당히 어렵다.

이는 우리의 삶이 이러한 질환의 하나 또는 그 이상에 의해 어느 정도 영향을 받을 수 있고 이와 관련된 장애가 보통 성인이 되어서까지 지속되며 영향을 받은 사람만이 아니라 사회적으로도 심각한 문제를 일으킨다는 것을 시사한다.

ADHD를 가진 아이들은 가만히 앉아 있지 못하고, 변덕스러운 기질을 가지고 있으며, 잘 싸우기 때문에 교실에서 수업을 방해하기 일쑤다. 더군다나 치료를 받지 않고 방치하면 과잉행동을 하는 6살배기가 자라 비행청소년이 될 수 있다.

피상적으로 들여다보면 ADHD 문제는 학교나 가정에 책임이 있는 것처럼 보일 수 있다. 그러나 깊이 파고들어 보면 다른 많은 잠재적인 원인들이 발견된다. 그중에는 유전, 흡연, 임신 중의 음주나 약물 복용, 출산 시의 산소 결핍, 출생 전의 트라우마와 환경오염 등을 포함한다. 그러나 ADHD를 가진 아이들이 하나 또는 그 이상의 영양소 불균형을 가지고 있고, 그것을 찾아내 교정함으로써 아이들의 에너지, 집중력, 태도를 극적으로 개선시킬 수 있다는 것은 기쁜 소식이다.

ADHD를 진단하기 위하여 의사들은 보통 부모나 선생님에게 아이의 행동에 대하여 묻고 아이의 행동과 ADHD의 증상과 비교하게 된다. 이런 증세는 진단하고 통계처리하도록 매뉴얼로 준비되어 있다. 이런 매뉴얼로 진단하기 위하여 여섯 개 이상의 주의력이 집중되지 않는 증세, 여섯 개 이상의 과잉행동 증상과 생각하기 전에 행동하는 충동적 증상을 보여야 한다. 이런 증상의 검사는 7살 이전에 이루어져야 한다. 또 아이가 적어도 6개월은 이와 같은 행동을 하여야 한다. 이런 행동은 적어도 가정과 학교나 유치원 같은 기관에서 두 곳 이상에서 이런 문제를 보여야 한다. 또 의사들은 아이의 증세를 다른 의학적 관점에서 검토하기도 할 것이다.

주의력 결핍 및 과잉행동장애(ADHD, attention deficit hyperactivity disorder)를 가진 아이들은 세 가지 문제점이 있다. 그들은 집중하지 못하고, 과잉행동을 하고, 충동적으로 움직인다. 그러나 매우 활력 넘치는 정상적인 학생과 비정상적인 과잉행동을 구분하는 것은 어렵다.

4 영양과 과잉행동증

(1) 혈당의 균형

불균형한 식사, 포도당 대사의 비정상이 문제가 된다. 과잉행동증을 보이는 아이들에 대한 연구에서 이들의 3/4 이상이 비정상적인 포도당 내당성을 보였다고 하였다. 이것은 섭취된 당을 몸에서 적절하게 처리하지 못하기 때문에 혈당 수준이 비정상적으로 유지되기 때문이라고 하였다.

어떤 경우 아이가 정제된 탄수화물 스낵이나 사탕, 초콜릿, 탄산음료, 주스, 포도당의 흡수를 더디게 하는 섬유소가 거의 없는 식품을 규칙적으로 섭취하면 그들의 혈당 수준은 계속 오르락 내리락 할 것이고 이런 거친 혈당의 변동은 아이가 집중력이나 과잉행동을 일으키는 데 도화선이 될 것이다. 다른 부작용을 보면 당의 소비가 지나치게 많거나 갑자기 섭취의 중지는 두통이나 과민성을 나타낼 수도 있다. 이런 현상을 피하기 위해서는 당의 섭취를 점진적으로 줄이는 것이 좋으며 최종적으로 설탕이 없는 식이를 하여도 이런 증세는 나타나지 않을 것이다.

(2) 오메가-3 지방의 섭취 증가

오메가-3 지방은 ADHD를 가진 많은 어린이들에게 분명한 진정효과가 있다. ADHD를 가진 많은 어린이들은 심한 갈증, 건조한 피부, 습진, 천식과 같은 필수지방 결핍증을 분명히 보이고 있다.

소녀들보다 소년들이 필수지방의 요구량이 더 많은데 소년들에게 ADHD가 더 많이 발생하는 것은 매우 흥미로운 일이다. 연구자들은 ADHD를 가진 아이들은 필수지방이 결핍되는 경향이 많은데 이는 씨앗이나 견과류와 같은 식품으로부터 필수지방을 적절하게 섭취하지 못할 뿐 아니라 체내 요구량은 많고, 흡수는 나쁘고, 이들 지방으로부터 EPA와 DHA로 전환될 수가 없기 때문이라고 밝혔다. 또 뇌 기능에 매우 중요한

DHA로부터 프로스타글란딘으로 전환되지 않기 때문이라고 밝혔다. 따라서 ADHD를 가진 아이들에게 임상 증세를 가져오게 하는 밀, 유제품, 살리실산 함유 식품과 같은 대부분의 식품에서 필수지방으로 전환되는 것이 억제된다. 필수지방으로 전환은 여러 가지 비타민이나 미네랄의 결핍으로 저해를 받는데 이들 비타민 B_3 (나이아신), B_6, C, 비오틴, 아연과 마그네슘은 이 전환을 일으키는 효소를 돕는 역할을 한다.

퍼듀 대학에서 실행한 연구결과에 따르면 ADHD를 가진 아이들은 필수지방을 프로스타글란딘으로 전환시키는 데 필요한 영양소의 섭취가 부족하였고 정상적인 아이들에 비하여 EPA, DHA와 AA의 혈중 수준이 낮았다. 오메가-3 지방과 함께 오메가-6 필수지방을 투여하였더니 불안, 집중곤란 그리고 일반적인 행동문제와 같은 ADHD 증세가 감소되었다고 하였다.

옥스퍼드 대학 연구진은 오메가-3 지방과 오메가-6 생선유를 이용한 실험을 하여 필수지방의 가치를 증명하였다. ADHD 증세와 특별히 학습이 곤란한 8세에서 12세 사이의 아이들에 대한 이중맹시험을 하였다. 보조제로 별도의 필수지방을 섭취한 아이들은 12주 안에 행동과 학습이 좋아진 것을 발견하였다.

(3) 비타민과 미네랄의 섭취 증가

질병으로 진단을 받은 대부분의 아이들은 어떤 중요한 영양소가 결핍되는 경우가 많아 그 영양소를 섭취시키면 경과가 좋아지는 것을 볼 수 있다.

아연과 마그네슘은 ADHD 가진 사람들에게 가장 결핍되기 쉬운 영양소이다. 이들 미네랄의 결핍 증세가 ADHD 증세와 매우 비슷하다. 예를 들어 마그네슘이 부족하면 지나치게 안절부절 못하고, 불안감으로 쉬지 못하고, 불면증에 시달리고, 정상 지능을 가지고 있어도 학습의 어려움을 겪는다. ADHD를 가진 어린이 116명에 대한 마그네슘 함량을 조사한 폴란드 연구팀은 그들의 95%가 마그네슘 결핍증을 보였다고 하였다. 이 연구팀은 또 마그네슘 수준과 증상의 경중과 상관관계가 있다고 하였다. 이들을 두 그룹으로 나누어 한 그룹에는 6개월간 마그네슘 200 mg을 섭취시켰더니 ADHD를 가진 어린이들의 과잉행동이 감소되었으나 마그네슘을 투여하지 않은 대조군에서는 10명이 더 나빠진 것을 볼 수 있었다.

써레이 대학의 네일 와드 박사는 ADHD와 그러한 결핍증 사이의 관련성을 입증할 자료를 찾았다고 하였다. 530명의 과잉행동증을 보이는 어린이를 대상으로 한 연구에서 ADHD가 없는 아이들에 비하여 더 어린 시절에 항생제를 여러 번 섭취한 아이들에게서 이런 문제가 더 있는 것을 발견하였다. 이 연구에서는 더 나아가 세 살이 되기 전에 세 번 이상 항생제를 투여한 경험이 있는 아이들은 아연, 칼슘, 크로니움, 셀레늄의 혈중농도가 유의하게 낮은 것을 발견하였다. 이것은 항생제가 대장의 유익한 미생물을 죽여서 결과적으로 흡수기능이 나빠져 소화기 건강이 악화된 것으로 추정된다.

5 과잉행동장애 치유를 위한 식생활

만일 자녀가 ADHD를 가지고 있고 음식을 잘 먹지 않는다면 방법은 분명하다. 먼저 아이들이 먹는 정제 탄수화물, 트랜스지방, 그리고 다른 문제 식품들을 살펴보고 아이들이 무엇에 빠져 있는가를 밝혀내야 한다.

앞서 우리는 안정된 혈당 수치가 얼마나 중요한지 살펴보았고 설탕이 전혀 들어 있지 않거나 거의 없는 식사를 권장했다. 정제 탄수화물이 높은 식사는 누구에게나 좋지 않지만 특히 일부 아이들에게는 과잉행동과 공격성을 유발한다. 아이들에게 설탕과 카페인을 먹인다면 그들의 태도가 통제할 수 없을 만큼 돌변하더라도 놀랄 일이 아니다. 정상적인 아이들조차도 이런 식품을 먹고 난 뒤에는 통제불능 상태가 될 수 있기 때문이다.

당분의 악영향은 식사에 대한 연구를 통해 이미 충분히 밝혀졌다. 과잉행동을 하는 아이들은 다른 보통의 아이들보다 더 많은 당분을 섭취하고 있으며, 당분 섭취를 줄이자 젊은 범죄자들의 교육활동이 절반으로 줄어들었다고 하였다. 또 다른 연구에서는 당분 자체의 문제보다 그것이 몸속으로 들어오는 형태와 균형잡힌 식사의 부재, 그리고 비정상적인 포도당 대사가 더 문제라고도 하였다.

어떤 경우든 아이들이 정제 탄수화물, 사탕, 초콜릿, 청량음료, 주스, 그리고 당질의 흡수를 지연시키는 섬유소가 거의 없는 간식을 정기적으로 섭취할 경우 혈당 수치는 계속 오르락내리락할 것이다. 이러한 식습관은 아이들의 활동성과 집중력, 태도에 급격한 기복을 초래할 것이다. 이러한 현상들은 ADHD의 증상이기도 하다. 아이들이 정제 탄수화물을 섭취한 직후 짧은 시간 동안 때때로 조용해지는 것은 저혈당 상태로 인한 혈당 수치의 정상화 과정에 불과하다. 이 기간 동안에는 태도를 조절하는 부분을 포함하여 두뇌가 연료에 굶주려 있는 것이다.

ADHD를 앓는 아이들은 설탕에 특히 민감하므로 식사에서 모든 종류의 정제 설탕과 그것을 함유하고 있는 식품을 제거하도록 권장한다. 가공된 주스도 많은 설탕이 함유되어 있기 때문에 섭취하지 않도록 하며 복합 탄수화물 식품을 먹는 것이 좋다. 또 포도당의 대사를 늦추기 위해 단백질 섭취량을 탄수화물의 절반이 되도록 균형을 이루도록 권장한다.

결과적으로 ADHD의 증상을 야기하는 대부분의 식품들에 의해 필수지방산의 전환이 방해받을 수 있다는 것은 중요한 발견이다. 이러한 식품에는 밀가루와 유제품이 대표적이며 필수지방산의 활용을 방해하는 화합물인 살리실산염을 함유한 식품도 포함된다. 또한 비타민과 미네랄이 부족해도 이러한 전환이 방해받을 수 있다. 그것은 비타민 B_3, 비타민 B_6, 비타민 C, 비오틴, 아연, 마그네슘 등이 이러한 전환을 추진하는 효소들을 돕는 기능을 하기 때문이다. 이를 위하여 보충 식품으로 영양소를 섭취하는 동안에는 튀긴 식품과 같이 필수지방의 프로스타글란딘으로의 전환을 방해하는 식품을 먹지 않는 것이 좋다.

6 과잉행동장애와 알레르기 해결하기

지금까지 살펴본 수많은 연구들에 따르면 어린이들에게 영양보충제를 주었을 때 학업성적이 개선되고, 태도문제가 상당히 줄어든다는 것이 증명되었다. ADHD가 순전히 특정 영양소의 부족으로 인한 질병이라고 단정하지는 못할 지라도 지금까지의 연구를 근거로 할 때 이 질병을 가진 대부분의 아이들은 특정한 핵심 영양소들이 부족한 상태이며, 특정한 치료가 아주 잘 듣는다는 것을 알 수 있다.

아연과 마그네슘은 ADHD를 가진 사람들에게 있어 가장 흔하게 부족한 영양소들이다. 실제로 이 미네랄들의 결핍으로 인한 증상은 ADHD의 증상과 아주 유사하다. 예를 들면 마그네슘이 결핍되면 조바심, 불안과 초조, 불면증, 행동조절장애, 학습장애 등을 일으킬 수 있다. 필수영양소의 수치가 낮은 이면을 살펴보면 과도한 안티 영양소들이 ADHD 증후군을 유도할 수 있다는 결론에 이른다. 대표적인 예가 구리인데 ADHD를 가진 일부 어린이에게서 이 성분의 수치가 높은 것으로 나타났다. 연구에 따르면 과잉행동과 알루미늄 수치 간의 상관관계도 밝혀졌다. 많은 독성 원소들이 인체로부터 아연과 같은 필수영양소들을 고갈시키고, 영양부족에 이르게 하는 데 기여할 수 있다.

일반적인 식품에 예민한 사람들은 해로울 수 있는 식품성분이 소화기관을 통하여 흡수되기 때문이다. 엑소르핀(exorphin)으로도 알려진 펩티드는 불완전하게 대사된 단백질들, 특히 글루텐과 카제인을 함유한 식품으로부터 유래한다. 이것늘 중 하나는 IAG라고 불리는데 밀가루에 있는 글루텐으로부터 유래하며, 자폐증 환자의 80%에게서 발견되었다. 그러므로 첫 번째 문제는 빈약한 단백질 대사이다. 충분한 아연과 비타민 B_6는 둘 다 적절한 위산의 생산과 단백질 대사에 필수적이기 때문에 그것들의 결핍이 단백질 대사의 불균형에 기여했을 수도 있다. 소변에서 HPL(human placental lactogen)이 검출된 자폐증 어린이들은 종종 아연과 비타민 B_6가 부족하다.

어떤 경우이든 부분적으로 대사된 단백질 조각들은 어떻게 혈류로 들어갈까? 주범은 비타민 A의 결핍이지만 다른 요인이 있을 수도 있다. 여러 가지 균을 죽이는 항생제들이 소화기관에서 나쁜 박테리아뿐만 아니라 좋은 박테리아도 죽일 수 있다. 이것이 심화되면 장누수증후군(Leaky Gut Syndrome)을 유발할 수 있는데 이렇게 되면 소화기관의 막을 통하여 흡수되어서는 안 되는 엑소르핀 펩티드와 같은 커다란 분자들이 흡수된다.

현재까지 조사한 바에 따르면 과잉행동증과 식품 민감성 사이의 관계는 ADHD를 보이는 어린이들로부터 추적할 가치가 있어 어떤 관련성이 성립되었다. 식품알레르기는 두 가지 형태가 있다. 그중 한 형태는 전통적이고, 증세가 심하고 즉각적으로 일어나는 가장 일반적인 것으로 땅콩과 패류와 관련되어 있다. 이 알레르기는 IgE라 불리는 항체가 관련되어 있으며 대부분의 사람들은 어릴 때 이 알레르기가 나타나면 즉각적이고 심하게 나타난다. 두 번째 형은 항체 IgG와 관련되어 있으며 아주 다른 방법으로 나타난다. 이 알레르기는 아주 다양한 방법으로 나타나며 증세가 나타나는 데 수 시간이 걸리기도 한다. 이 알레르기는 종종 그 이유를 알지 못하는 경우도 있다.

워싱턴 DC의 조지타운 대학 조셉 벨란티 박사의 연구에 따르면 과잉행동증을 가진 어린이는 다른 아이들보다 식품알레르기를 일으킬 가능성이 7배나 높다고 하였다. 그의 연구에 따르면 7세에서 10세 사이의 과잉행동증 어린이 56%는 식품알레르기를 나타냈는데 정상적인 어린이 8%보다 훨씬 높은 비율을 보였다고 하였다. ADHD를 가진 어린이들은 식품첨가물과 보존료에 더 민감한 것으로 나타났다. 과잉행동증을 가진 어린이에 대한 또 다른 조사에서 ADHD를 가진 어린이는 식용색소에 89%, 향신료에 72%, MSG에 60%, 모든 합성첨가물에 45%, 우유에 50%, 초콜릿에 60%, 오렌지에 40%가 민감성을 보인다고 하였다.

또 다른 물질에 행동의 변화를 일으키는 것으로 알려졌는데 여기에는 밀, 옥수수, 효모, 대두, 땅콩, 달걀이 포함되어 있다. 이런 식품으로 인한 증세에는 비염, 점막염증, 귀감염, 안면부종, 눈 주변 변색, 편도선염, 소화기계 문제, 입냄새, 부종, 천식, 두통 그리고 야뇨증이 있었다.

과잉행동증을 가진 어린이의 상당수는 인공색소, 인공향료, 보존료가 들어 있는 가공식품을 먹지 않으므로 효과를 보았다고 하였다. 어떤 부모들은 인공첨가물을 먹지 않을 뿐 아니라 살리실산염이라 부르는 화학물질이 천연적으로 포함된 식품까지도 먹지 않는 Feingold 다이어트로 성공했다고 한다.

호주 시드니 대학의 연구진은 ADHD를 가진 어린이 86명 중 3/4이 살리실산염이 들어 있는 식품에 부작용을 나타내는 것을 발견하였다. 여기에 들어가는 식품으로는 자두, 건포도, 산딸기, 아몬드, 살구, 통조림 체리, 오렌지, 딸기, 포도, 토마토소스, 오이가 있다. 살리실산염이 포함된 식품의 종류가 대단히 많고 한편으로는 영양이 풍부한 식품이 많아 그들 모두를 먹지 않는 것은 또 다른 영양적인 문제를 일으키기 쉬우므로 전문가와 상의하여 주의 깊게 계획을 세워야한다.

살리실산은 필수지방의 전환과 이용을 억제하는데 과잉행동을 가진 아이들에게서 종종 필수지방이 부족한 경우가 있다. 그래서 살리실산을 피하는 대신에 필수지방의 공급을 단순히 증가시키는 것이 도움 될 것이다.

제 12 장

자폐증

1 자폐증에 대한 이해

자폐증은 매우 복잡한 생물학적 결함을 가지고 있다. 즉 언어 곤란, 자세나 모양의 비정상, 다른 사람의 느낌을 이해하는 문제, 감각적 시각적 오인, 공포와 불안, 강박적 행동이나 의례적인 움직임의 비정상적인 모습들이다. 발작과 경련도 심한 자폐증에는 흔한 증상이다. 국제자폐협회는 영국에서만 50만 명이 넘을 것으로 보고 있으며 남자가 여자의 4배가량 많을 것으로 추정하고 있다.

오늘날 자폐증과 같이 미스터리한 질병은 거의 없다. 다른 사람을 상대하거나 대화를 할 수 없는 증상부터 아스퍼거증후군(Asperger Syndrome : 자폐증과 비슷한 발달장애)과 같은 형태에 이르기까지 자폐증의 범위는 놀랄 만큼 폭이 넓다. 자폐증은 과거에 비해 급속히 증가하고 있다. 특히 2세 이후 자폐증 진단을 받은 아이들이 늘고 있다는 것은 과거와는 다른 새로운 발병 요인을 짐작케 하는 점이다.

자폐증은 난독증, 통합운동장애, ADHD 등과 겹치는 상태가 종종 있다. 그런 이유로 일부에서는 이 세 가지 질환이 실제로 자폐증에 속해 있다는 인식을 갖기 시작했지만 자폐증은 그 만의 독특하고 특별한 증상을 가진 것이 사실이다.

자폐증은 주로 태어나면서 생기거나 적어도 출생 후 첫 6달 안에 발견되는데, 미국과 영국 모두에서 늦게 발병되는 자폐증이 극적으로 증가했다. 이것은 부엇인가 새로운 유행병이 시작되고 있다는 것을 강력하게 시사한다. 그럴듯한 주범으로는 식사, 백신 접종, 소화기 장애 등이 거론되는데 이는 또한 어린이들에게서 아주 많이 증가하는 것들이다.

원인은 단순하게 한 가지로만 말할 수 없는데 유전적 소인과 환경적 요인이 복잡하게 작용한다. 자폐증 아이들에게 영양적인 치료는 큰 변화를 나타낸다는 증거가 나오고 있다. 자폐증을 가진 많은 아이들은 심한 소화기계 장애를 겪고 있다. 그래서 장내의 균형을 찾아주는 것이 영양요법의 핵심이다. 역시 중요한 것은 혈당의 균형을 지켜주고, 뇌에 중금속 오염을 검사하고, 식품첨가물을 배제하고, 식품알레르기와 영양 결핍 여부를 확인하고, 필수지방의 섭취를 최적 조건으로 만들어 주어야 한다.

자폐증 어린이들의 혈류로 부분 대사된 단백질 조각들이 들어가게 된 다른 요인이 있을 수 있다. 많은 자폐증 어린이의 부모들은 자녀가 자폐증 진단을 받기 전인 첫돌이 되기 전까지 중이염이나 다른 감염을 예방하기 위하여 항생제를 반복적으로 투여 받은 경우가 많다.

실제로 90%가 넘는 자폐증 어린이가 감염의 결과 만성적인 소화기 염증을 앓고 있었다. 따라서 만일 자녀가 자폐증을 앓고 있다면 먼저 그들의 소화기를 건강하게 회복시키는 것이 중요하다. 장내 박테리아의 균형을 회복시키기 위해 소화효소를 보충하고 생균제를 먹이면서 시작할 수 있다. 이 방법은 소화기관의 치료를 돕고 정상적인 흡수를 촉진하며, 자폐증 어린이에게 긍정적인 결과를 얻은 방법이다.

2 자폐증의 증상

자폐증을 앓는 사람들은 자기 자신 속으로 움츠려 들어가 자기 안에 갇혀 지내며, 자신의 감정을 다른 사람이 이해할 수 있도록 표현할 줄 모른다. 혼자서는 살아갈 수 없는 경우가 많기 때문에 누군가 곁에서 돌봐주어야만 한다. 그럼에도 다른 사람에게 괴롭힘을 당한다고 느낄 때가 많아서 공격적인 반응을 보인다. 자폐아를 둔 부모들이 때로 자신의 아이에게 절망감을 느끼는 경우도 바로 이런 점 때문이다.

이처럼 이상한 증세들은 뇌에서 내적 연관성을 찾을 수 있다. 자폐아는 뇌에서 외부의 자극과 지각, 감정을 담당하는 소뇌, 소위 해마로 불리는 히포캄푸스(hippocampus), 그리고 변연계에 이상이 있다.

1943년 레오 칸너 박사가 처음 이 장애에 대하여 설명할 당시, 자폐증은 드문 질환이었다. 오늘날 약 188명의 어린이 중 한 명에게 자폐증 또는 자폐 범주성 장애가 있다. 과잉 진단 탓에 자폐증이 증가하고 있다는 의견도 있지만, 발병률의 엄청난 증가를 설명하기에는 충분치 않다. 진단 기준의 차이를 고려한다 하더라도 1960년대부터 지금까지 자폐증은 4배 이상 증가했다. 자폐증은 높은 수준의 능력을 보이는 아이부터 심각한 장애를 일으키는 아이까지 다양한 양상을 보인다.

근본적으로 자폐증을 겪는 아이들 뇌의 연결고리는 다른 아이들과 다르다. 수많은 복잡한 상호관계 중, 특히 다른 사람들과의 의사소통이나 의미 및 비언어적 부분을 이해하는 데 관여하는 부분이 손상되어 있다. 의사소통능력은 유아기에 사회적 맥락을 이해하는 방법을 배우기 위하여 필요하며, 청소년 및 성인으로 성장함에 따라 점점 더 중요해진다. 다른 현대 질병과 마찬가지로 음식과 물, 공기에 있는 독소를 비롯하여 임신 중에 노출된 화학물질과 살충제, 그리고 유전적으로 특별한 형질 등, 자폐증이 증가하는 원인을 설명하는 많은 이론들이 있다. 그러나 아무도 정확히 알지 못한다. 이렇게 많은 이론이 있다는 것은 원인을 정확하게 구명하지 못했다는 뜻과 같다.

우리 몸의 내장에는 머리 안에 있는 뇌로부터 어느 정도 독립적으로 작동하며, 뇌세포의 수와 같은 규모인 1억개 이상의 뉴런이 있다. 뉴런은 장내 내용물은 밀어내고 섞기 위해 수축하는 소화관의 근육 사이에 위치한 두 개의 거미줄 같은 층에서 볼 수 있다. 뉴런은 음식물을 이동하는 데 도움을 주기도 한다. 신호는 뇌로 직접 전달되지만 이러한 신경세포는 장의 팽창 여부처럼 장에서 발생하는 일을 감지할 수도 있다. 장벽에 있는 신경 말단에 그물처럼 얽혀 있는 풍부한 뉴런 네트워크는 미주신경을 통해 뇌에 직접 신호를 보낸다.

3 식이요법과 영양의 작용

(1) 소화의 개선

자폐아를 가진 부모는 아이들이 자폐아로 진단되기 전 첫 해에 귀나 다른 호흡기계 감염으로 항생제를 장기간 혹은 반복하여 투여하였다고 말한다. 광범위 항생제는 장내의 나쁜 균은 물론 좋은 균까지도 죽인다. 이 때문에 자폐아의 장운동이 불규칙하게 되는 원인이다.

그래서 만일 당신의 아이가 자폐아이라면 장을 건강하게 지켜주는 것이 꼭 필요하다. 처음에는 단지 소화효소를 주는 것으로 시작하여 장내 세균의 균형을 유지하도록 프로바이오틱스를 주어야 한다. 이런 방법들이 소화기계를 회복시키는 데 도움을 줄 것이고 정상적으로 흡수하게 하며 자폐아들의 임상 결과를 좋게 만들어 준다.

(2) 혈당 균형 유지

과잉행동증과 자폐아는 많은 것이 중복되기도 한다. 그래서 자폐아는 과잉행동증을 보이기도 하기 때문에 혈당을 정상으로 유지하는 것이 꼭 필요하다.

(3) 오메가-3 지방의 섭취

필수지방산의 섭취 부족이 자폐증을 가진 사람들에게서 종종 나타난다. 스티링 대학의 고든 벨 박사 연구에 따르면 어떤 자폐아들은 뇌세포 막에서 필수지방산의 제거가 효소적 결함으로 정상적인 속도보다 매우 빠르게 일어난다고 하였다. 이는 자폐아들이 정상 아이들보다 필수지방산을 더 많이 섭취해야 한다는 의미이다. 그리고 결함이 있는 효소의 활성을 지연시키도록 EPA를 보조영양제로 섭취시켜야 한다. EPA는 임상적으로 자폐아의 행동, 기분, 상상력, 자발화, 수면패턴, 집중력을 개선한다. 필수지방산은 혈액을 묽게 하는 작용이 있어 이러한 약물과 함께 사용하여서는 안 된다.

(4) 비타민과 무기질의 섭취

1970년 이래 영양적인 접근이 자폐증 증상 완화에 도움이 된다는 것이 알려졌다. 샌디에고 캘리포니아 대학 아동행동연구소의 버나드 림랜드 박사의 선구자적인 연구에 감사하여야 한다. 그는 비타민 B_6, C 그리고 마그네슘의 공급이 자폐아의 증세를 유의하게 개선하는 것을 보여주었다. 1978년 그의 초기연구 중의 하나는 16명의 자폐아 중 12명은 자폐증이 개선되었으며 위약을 주었을 때 원래의 상태로 되돌아갔다고 하였다. 림랜드박사의 연구 후 10년 동안 많은 다른 연구자들의 연구에서도 긍정적인 결과를 발표하였다.

그러나 아직도 다른 연구자들은 어떤 영양소의 공급이 긍정적인 결과를 가져온다는 사실을 확인하지 못하였다. 예를 들어 자폐아에 대한 프랑스의 연구에서 비타민 B_6와 마그네슘을 함께 먹였더니 좋은 결과를 얻었지만 그들을 단독으로 섭취시켰을 때는 좋은 결과를 얻지 못하였다. 이런 연구는 영양소의 균형이 얼마나 중요한지를 알려주는 것이다. 또 개별 어린이에 따라서 다른 결과를 보이는 것으로 추정된다.

특히 비타민 B_6는 자폐증이나 학습장애를 가진 많은 어린이가 정신분열증을 가지고 있는 경우에는 도움이 될 수도 있을 것이다. 정신분열증은 유전적인 요인으로 크립토피롤(kryptopyrroles)이라 부르는 물질이 소변으로 다량 배출되기 때문에 아연과 비타민 B_6의 결핍이 되기도 한다. 자폐증이 있다고 의심되는 모든 어린이는 정신분열증 검사를 받아야 한다. 이것은 소변에서 크립토피롤 검사를 하기만 하면 되기 때문에 간단하고 비용도 적게 든다. 만일 크립토피롤이 다량 배출된다면 비타민 B_6와 아연을 섭취시키면 뚜렷한 개선효과를 얻을 것이다.

버지니아 리치몬드에 살고 있는 소아과 의사 매리 멕손은 많은 자폐아들이 비타민 A가 결핍되어 있다고 믿는다. 한편 레티놀로 알려진 비타민 A는 시력에 필수적이다. 또 소화관과 뇌에서 건강한 세포를 만드는 데 필수적이다. 비타민 A의 가장 좋은 급원은 모유, 내장고기, 유지방, 생선과 대구의 간유이다. 그러나 이들 식품이 우리 식사에서 쉽게 접할 수 있는 것들이 아니다. 우리는 조제분유, 강화식품, 종합비타민을 섭취하는 경우가 많으나 이들 대부분의 레티놀은 레티닐 팔미테이트(retinyl palmitate) 형태로 존재하며 이 물질은 생선이나 동물성 식품으로부터 나온 레티놀처럼 작용하지 않는다. 멕손은 이런 아이들이 천연 비타민 A를 충분히 섭취하지 못하면 어떤 일이 일어날지를 추정하였다.

멕손은 이것이 소화기계에 온전히 작용할 뿐 아니라 알레르기를 일으키기도 한다고 알고 있었다. 또 두뇌발육에 영향을 주고 시력에도 나쁜 영향을 준다. 두뇌발육 부진과 시력 손상은 자폐아들에게서 자주 나타난다. 시력 손상은 비타민 A 결핍이 흑백 시력에 나쁜 영향을 주기 때문에 중요한 단서가 된다고 멕손은 추론하였다. 이러한 증세는 자폐아에게서 종종 볼 수 있는 것이다. 만약 당신이 흑백을 구분할 수 없다면 그림자를 보지 못할 것이고, 그림자를 보지 못한다면 사물을 삼차원적으로 인식할 수 있는 능력을 잃게 되는 것이다. 결과적으로 사람들의 표정을 읽는 방법을 잃게 되는 것이다. 자폐아들이 당신을 똑바로 바라보지 않고 곁눈질로 보는 이유라고 설명할 수 있다. 사회적으로 친밀성을 잃게 하는 이런 곁눈질은 사실 그들이 사람들의 표정을 읽는 가장 좋은 방법인데, 이는 흑백빛의 수용체가 그들의 시계 중앙보다 가장 자리에 있기 때문이다.

(5) 식품알레르기를 피하자

자폐증과 식품이 관련되어 있다는 가장 강력한 직접적인 증거는 밀과 유제품에서 볼 수 있다. 이들은 글루텐과 카제인의 특수 단백질을 가지고 있다. 이 단백질들은 소화시키기 어렵고 특히, 알레르기를 일으키기도 한다. 펩티드라 불리는 이 단백질의 조각은 뇌에 큰 충격을 준다. 이들은 뇌와 신체에서 유래된 천연 아편(엔케파린, 엔돌핀)처럼 흉내를 냄으로 직접 작용하게 된다. 그래서 때때로 엑소르핀(exorphin)이라고 부르기도 한다. 이들은 천연물질을 분해시키는 효소를 불활성화시킨다.

어떤 경우에는 아편모양의 활성이 증가하는 결과를 초래한다. 나타나는 현상은 우리가 자폐증이라고 말할 수 있는 증세와 같은 것이다. 선더랜드 대학의 자폐연구소 연구원들은 자폐증을 가진 아이들의 소변과 혈액에서 이런 펩티드들이 높은 수준을 보인다고 하였다. 펩티드의 일종인 엑소르핀은 글루텐이나 카제인을 함유한 식품의 단백질이 완전하게 소화되지 않은 데서 유래된다. 그중 하나를 IAG라 부르는데, 이것은 밀의 글루텐으로부터 나왔다. 자폐증 환자의 80%는 이 물질이 검출된다. 즉, 문제는 이 단백질들의 소화가 불완전한 것이다. 아연과 비타민 B_6가 충분치 못한 경우에 나타난다. 이 두 영양소는 위산을 적절하게 생산하고 단백질의 소화에 꼭 필요한 성분들이다. 아직도 정신분열증을 보이는 자폐아들에서 이 영양소의 결핍증을 볼 수 있다.

4 자폐증과 음식

자폐증을 보이는 아이들의 식생활에서 유단백인 카제인과 곡류(밀, 보리, 호밀, 귀리)단백질인 글루텐을 뺏더니 극적으로 증세가 좋아졌다는 부모들의 보고가 많이 있다. 플로리다 대학의 생리학 교수인 로버트 케이드 박사는 혈액 중에서 이 펩티드 함량이 감소하면서 자폐환자의 증세가 가벼워졌다고 하였다. 이 펩티드의 혈중 농도를 정상 수준까지 감소시키면 자폐증의 증세가 확실히 감소하였다고 하였다.

선더랜드 대학의 자폐연구소에서는 문제가 되는 식품의 제거를 단계적으로 하도록 권하고 있다. 카제인이 들어 있는 유제품을 제거한 후에 3주간 기다렸다가 글루텐이 들어 있는 밀이나 귀리 등을 빼도록 한다. 이런 식품을 제거하면 처음에는 증세가 약간 더 나빠질 수 있기 때문이다.

또한 음식일기를 쓰기 바란다. 여기에는 모든 식품을 섭취하고 나서 자녀들의 행동이나 증세를 기록해야 한다. 이런 기록은 어떤 식품에 얼마나 예민하게 반응하는지를 알게 될 것이다. 이런 식품은 신 과일, 달걀, 토마토, 아보카도, 가지, 고추, 대두, 옥수수를 포함시켜야 한다. 위에 열거한 식품의 대부분은 영양소가 많은 식품이기 때문에 단순하게 빼는 것보다 다른 식품으로 대체하여야 한다. 이런 모든 과정은 영양치료사의 지도 하에 행하는 것이 좋다.

K 적색 40호가 주의력 결핍장애를 겪는 아이들의 행동에 악영향을 미친다는 사실도 몇몇 연구를 통하여 확인되었다 캘리포니아의 알레르기 전문의 벤 페인골드는 한 가지 놀라운 결과에 주목했다. 신경안정제와 진정제를 투여해 온 '문제 있는' 아이들에게 색소, 향미료, 살리실산염 등의 첨가물을 완전히 제거한 식이요법을 실시하자 약 없어도 정상적 생활이 가능해졌던 것이다

현대의 뇌 연구는 무엇보다 음식물에 관심을 기울인다. 음식물이 체내로 흡수된 뒤 뇌에서 우리의 행동과 기질을 결정하는 물질로 변하기 때문이다. 자폐증은 분명 눈에 띄는 인격변화를 보여주는 경우다. 이러한 변화는 처음에는 도저히 설명할 길이 없어 보였다. 곁에 있는 사람들을 힘들게 하고 상당한 부담감을 안겨준다.

그러나 앞에 제시한 식이요법을 실시하면 자폐아들에게 뚜렷한 개선효과를 줄 수 있다. 플로리다 대학의 로버트 케이드 (J Robert Cade) 박사는 아이들의 81%가 주목할 만한 향상을 보였다고 하였다. 자폐아가 호전되었다는 보고도 많으나 아직도 과학적 입증이 부족하다고 하겠다.

5 자폐증의 해결책

자폐증을 치료하려면 먼저 자폐증의 발병원인과 특성을 꼼꼼히 살펴보아야 한다. 특히 난독증이나 통합행동장애 등과 중복되어 나타날 수 있으므로 이러한 치료수단을 병행할 필요가 있다. 영양요법은 자폐증 치료에 도움이 되는 가장 안전한 방법이다.

자폐증과 유사한 질병들이 모두 그렇지만 자폐증 역시 유전적 요인에 기인한 질병인지 아니면 식사나 환경으로 인해 생기는 질병인지에 대한 의문이 존재한다. 자폐증은 여자아이보다 남자아이에게서 4배나 더 흔하게 발병한다. 자폐증을 가진 아이들의 부모와 형제자매는 우유나 글루텐 알레르기로 고생하거나 과민성대장증후군과 같은 소화기 장애, 높은 콜레스테롤, 야맹증, 빛에 대한 민감성, 갑상선질환, 암 등과 같은 문제를 가지고 있을 가능성이 훨씬 크다. 모유를 수유하지 않는 것도 자폐증의 위험을 증가시킨다. 언뜻 보기에 자폐증 어린이는 어떤 정신적 불안정을 물려받은 것처럼 보일 수도 있다. 그러나 다른 가족 구성원들이 같은 생화학적 불균형을 가지고 있을 뿐 아니라 같은 음식을 먹고, 같은 영양소가 부족할 수 있다는 것을 고려할 필요가 있다.

만일 당신의 자녀가 자폐증이라면 당신은 먼저 아이의 혈당이 균형을 잡을 수 있도록 돕고 두뇌를 오염시키는 중금속을 점검하고, 식품첨가물을 제거하고, 식품알레르기를 밝혀내고, 소화기 장애를 바로 잡을 필요가 있다. 이와 동시에 부족한 영양소가 있는지 찾아내 이를 보충하고, 필수지방을 최상으로 섭취토록 지원해야 한다. 이러한 방법들이 자폐증을 가진 아이들을 아주 다르게 만들 수 있다는 증거가 실제로 쌓이고 있다는 것에 주목하자.

지난 수십여 년 동안 수많은 연구자들이 영양학적 치료방법에 대한 긍정적 연구결과를 보고했다. 그러나 일부는 어떤 영양소에서 긍정적인 결과를 얻는지 확증하는 데 실패했다. 예를 들어 60명의 자폐증 어린이를 대상으로 실시한 프랑스의 한 연구에 따르면 비타민 B_6와 마그네슘의 조합을 통해 환자의 상태가 상당히 개선되었음을 확인했다. 하지만 어떤 영양소든 단독으로 보충했을 때는 효과가 없었다. 이러한 연구결과는 영양소의 균형 있는 섭취가 얼마나 중요한지를 암시하며 이러한 균형은 아이마다 다를 수 있다는 것을 보여준다.

자폐증이나 학습장애를 가진 많은 아이들은 유전적 요인으로 아연과 비타민 B_6의 부족을 일으키면서 HPL(human placental lactogen)이라고 불리는 화합물이 소변을 통해 과다하게 배설되는 경향이 있다. 따라서 부분적으로는 비타민 B_6가 특히 도움이 될 수 있다. 자폐증을 가진 모든 아이들은 HPL에 대한 검사를 받을 필요가 있으며, 이러한 소변검사와 함께 적절한 양의 비타민 B_6와 아연을 보충하는 것이 좋다.

• **EPA의 보충**

필수지방의 부족도 자폐증을 가진 사람들에게는 흔히 보이는 현상이다. 스털링 대학의 고든 벨 박사의 연구에 따르면 일부 자폐증 환자들의 경우 뇌세포막으로부터 필수지방을 더 빨리 제거하는 효소 손상을 가지고 있다고 한다. 이는 자폐증에 걸린 아이라면 평균보다 더 많은 필수지방을 섭취할 필요가 있다는 것을 의미한다. 실제로 결점이 있는 효소의 활성을 느리게 하는 EPA를 보충하는 것이 자폐증 어린이의 태도, 기분, 상상력, 자발적인 발표, 잠버릇, 그리고 집중력 등을 개선하는 데 도움이 된다는 것을 발견하였다.

• 비타민 A의 보충

충분한 천연 비타민 A를 섭취하지 않으면 잠재적으로 알레르기를 일으킬 수 있는 소화기관의 기능에 영향을 끼칠 뿐 아니라 두뇌발달과 시력을 저해한다는 것을 알게 되었으며 멕슨 박사는 시력 손상의 중요한 단서라고 추정했다. 비타민 A가 부족하면 흑백을 구별하는 능력이 약해지는데 이는 자폐증 어린이들의 친척들에게서도 종종 발견되는 증상이기도 하다.

멕슨 박사는 단지 천연 비타민 A를 함유한 간유를 제공함으로써 자폐증에 대한 신속하고 극적인 개선이 있었음을 보고하였다. 그녀는 아이들이 간유를 섭취하기 시작한지 일주일 안에 그러한 결과를 자주 목격했다고 하였다.

• 바람직하지 못한 알레르기

자폐증을 유발하는 가장 직접적이고 강력한 증거를 가진 식품은 밀가루와 유제품이다. 그것들이 함유하고 있는 특정한 단백질 즉 글루텐과 카제인은 소화하기 힘들며, 특히 너무 어렸을 때 그것을 먹게 되면 알레르기를 초래할 수 있다. 펩티드(peptide)라 불리는 이러한 단백질 조각은 두뇌에 큰 영향을 미칠 수 있으며 두뇌에서는 자폐증의 다양한 증상을 유발하는 화학적 활동을 증가시킬 수 있다.

제 13 장

알레르기

알레르기는 어른과 아이들 다섯 명 중 한 명꼴로 가지고 있으며 그들 세 명 중의 한 명은 식생활에 불편을 느끼고 있으며 우유, 밀, 효모, 달걀과 같은 일상 식품에 알레르기를 갖는다. 식품이나 화학물질에서 일어나는 알레르기는 아이들의 기분과 행동에 나쁜 영향을 준다는 것은 알려져 왔지만 오랫동안 그 기전에 대하여 알려져 있지 않았다. 1980년대 초기의 연구보고서에서는 이중맹검법에 의한 실험에서 알레르기가 중추신경계를 비롯한 신체 조직에 영향을 주는 것이 확인되었다. 이러한 알레르기는 피로, 지체된 사고력, 과민성, 분노, 공격적인 행위, 신경질, 걱정, 우울증, 과잉행동증, 자폐증, 과잉행동과 학습곤란을 초래하였다. 이러한 형태의 증세들은 아이들이 식품이나 식품첨가물을 어떻게 받아들이느냐에 따라 다양하게 나타날 수 있다.

1 알레르기, 불내성 그리고 과민증

오늘날 사람들은 식품알레르기, 식품불내성, 식품과민증이란 말을 그냥 섞어서 쓰고 있다. 그런데 이들 간의 차이점은 무엇인가? 알레르기에 대한 고전적 정의는 면역체계가 분명히 관여하는 특이한 반응이라고 하였다. 면역계는 몸을 방어하는 체계로 면역체가 좋아하지 않는 물질에 표시를 하는 능력을 가지고 있다. 고전적인 능력표시 물질은 IgE (임뮤노글로불린 E형)라 부르는 항체이다.

알레르기 원인물질이 되는 식품이 흡수되어 혈류로 들어오면 항체 IgE와 만나게 되고 항체는 히스타민이라는 물질을 방출하게 된다. 그러면 고전적인 알레르기 증상인 피부발진, 건초열, 비염, 부비강염, 천식, 습진, 얼굴과 목의 부종 그리고 과민증을 보인다. 이 모든 반응은 IgE 매개형 반응으로 즉시 나타나고 심하면 생명이 위험하게 된다. 만약 당신의 자녀가 이런 반응을 보인다면 이런 부작용을 나타내는 식품을 엄격히 제한하여야 한다.

식품알레르기의 가장 흔한 형태의 하나는 IgG라 불리는 다른 항체가 관여하는 것이다. 이 항체의 반응 차이라면 반응이 나타나는 데 1시간에서 3일 정도까지 걸리고 종종 그렇게 극적으로 나타나는 것이 아니기 때문에 원인을 찾아내는 데 어려움을 겪기도 한다. 그래서 이런 아이들에게는 규칙적으로 반복하여 문제가 있는 음식을 섭취하게끔 해야 한다. 식품불내성이나 과민성은 항체반응을 측정할 수 없는 식품에서 일어나는 반응이다. 여기에 한 예로 젖당불내성을 들을 수 있는데 어린이가 젖당을 분해하는 효소가 결핍된 경우로 보통 설사나 복부불쾌감을 나타내는 경우가 있다. 또 조미료인 MSG에 과민한 아이들도 있다.

2 알레르기의 원인

소화기능의 문제가 서서히 나타나는 식품알레르기를 일으키는 근본적인 원인이 될 때도 있다. 많은 아이들은 소화기관이 틈새가 있어 부분적으로 소화되지 않은 단백질이 혈액 속으로 들어가 반응을 나타낸다. 그래서 아이들에게 알레르기를 일으키는 식품을 확인하고 피하는 것이 알레르기 대처법의 반쯤 된다. 다른 반은 소화기능을 건강하게 유지하는 것이다.

항생제나 아스피린의 잦은 이용, 필수지방의 결핍, 비타민 A나 아연의 결핍, 장관계 감염, 칸디다증과 같은 감염들은 장관에 틈새를 만드는 원인이 되기 때문에 식품알레르기를 줄이려면 우선 식생활을 돌아보고 소화기계를 건강하게 유지해야 한다.

귀와 가슴의 감염 같은 증세를 나타내는 식품알레르기에 항생제를 처방하는 것은 식품알레르기를 더 악화시킬 수 있다. 단기 처방으로 항생제를 처방받는 것은 장기적으로 문제를 더 악화시키는 원인이 되기 때문에 알레르기를 일으키는 요인을 찾고 그 요인이 되는 식품을 근본적으로 제거하는 것이 가장 좋은 방법이다.

아토피와 천식을 유발하는 또 하나의 중요한 원인은 모유 결핍과 오메가-3 지방과 오메가-6 지방의 섭취비율이 지나치게 오메가-6 지방 쪽으로 기울었기 때문이다.

3 알레르기의 다양한 증상

과거 1980년대 연구자들은 알레르기가 몸의 어떤 시스템에 영향을 끼칠 수 있다는 것을 발견하였다. 또한 그들은 알레르기가 피로, 습진, 천식, 관절 통증, 변비, 설사, 복통, 잦은 중이염과 성급함, 느린 사고 진행, 흥분, 공격적인 태도, 신경질, 걱정, 우울증, 자폐증, 과잉행동장애, 학습장애에 이르기까지 다양한 증상의 원인일 수 있다는 것을 발견하였다. 알레르기 증세를 보이는 아이들의 알레르기 원인물질 조사에서 우유, 초콜릿, 밀가루, 오렌지, 달걀, 땅콩, 설탕 등이 많아 이들로부터 피하는 것은 정말 어려운 식생활이 될 수밖에 없다.

흥미로운 것은 식단을 조정하고 난 뒤 아이들에게 나타난 다양한 증상들이 개선되었음은 물론 태도까지 좋아졌다는 점이다. 두통, 경련, 복통, 만성비염, 팔다리 쑤심, 피부 발진, 구강염 등 연관된 증상들 역시 대부분 상당히 줄어들었다.

오늘날 사람들은 식품알레르기, 식품불관용성, 그리고 식품민감성이라는 단어를 거의 구별 없이 사용한다. 알레르기에 대한 전통적인 정의는 간단히 말해 면역체계와 관련이 있는 어떤 물질에 대한 과장된 신체반응이라고 말할 수 있다. 몸의 방어체계인 면역체계는 자기가 좋아하지 않는 물질에 대해 '표식자'를 만드는 능력을 가지고 있는데 전형적인 예가 IgE(면역 글로불린 E)라고 불리는 항체이다. 식품이 IgE 표식자를 만나면 화학물질의 방출을 촉진한다. 여기에는 피부 발진, 건초열, 비염, 부비강염, 천식, 습진 그리고 아낙필라시스 등의 전형적인 알레르기 증상을 일으키는 히스타민이 포함된다. 모든 IgE 매개 반응들은 즉각적이고 격심하며 생명을 위협하거나 장기간 계속될 수도 있다. 만일 당신의 자녀가 이러한 종류의 알레르기를 가지고 있다면 아마도 그것에 대하여 이미 잘 알고 있으며 자녀들이 그러한 원인식품으로부터 격리하고 있을 것이다.

그러나 식품알레르기의 가장 일반적인 형태는 IgG(면역 글로불린 G)라는 다른 표식자를 수반한다. 반응이 나타나는데 대체로 1시간에서 3일까지 걸릴 수 있기 때문에 종종 '지연된 발현'이라고 불리는 IgG 알레르기 증상은 상대적으로 격렬하지 않지만 몸의 많은 시스템에 영향을 끼친다. 게다가 IgG 반응은 수많은 일반적인 식품에 대하여 자주 일어나므로 알지 못하는 사이에 알레르기 반응을 일으키는 식품을 먹어버리게 될 수 있다.

식품불관용성과 민감성은 측정할 수 있는 면역 반응이 전혀 없는 식품들에 대한 반응이다. 이것의 대표적인 예는 유당을 소화하는 효소가 부족한 어린이에게서 흔히 나타나는 유당분해효소 결핍증을 들 수 있다. 이런 경우 우유를 마실 때 설사와 복통을 일으킬 수 있다.

4 알레르기를 잘 일으키는 열 가지 식품

대부분 알레르기를 일으키는 식품은 식품 중의 단백질과 관련이 있으며 특히 우리가 일상적으로 먹는 식품들이다. 가장 자주 일어나는 식품 중에는 밀이 있는데 밀에는 글리아딘이라는 장벽을 자극하는 물질이 있기 때문이다. 글리아딘은 글루텐의 한 형태로 빵을 만들 때 효모에 의하여 발효되어 공기주머니를 만드는 끈끈한 단백질이다. 밀 제품을 많이 먹으면 사람에 따라 좋지 않은 결과를 가져오기도 하는데 특히 어린아이라면 알레르기를 일으킨다. 밀 알레르기와 자폐증, 과잉행동증과의 사이에 관계가 있다는 것은 잘 알려진 사실이다.

호밀, 보리, 귀리는 글루텐을 적게 가지고 있거나 다른 형태를 하고 있다. 밀, 호밀, 보리에 알레르기를 보이는 어떤 어린이가 글리아딘이 들어 있지 않은 귀리에는 알레르기를 보이지 않는 경우도 있다.

유제품은 많은 아이들에게 알레르기의 원인이 되고 있다. 여기에는 치즈나 요구르트도 포함된다. 어떤 아이들은 염소젖이나 양젖에는 알레르기를 보이지 않지만 소젖에만 알레르기를 일으킨다. 그러나 이것이 유제품을 적게 섭취해서 나타난 결과인지도 모른다. 유제품에 의한 알레르기의 증세는 매우 다양하고 많다.

여기에는 코가 막히고 감기, 소화불량과 복부팽만, 두통, 피로, 이통 또 머리가 지끈거리는 경우도 있다. 알레르기를 일으키는 식품으로는 우유, 달걀, 밀, 글루텐이 든 식품으로 효모로 발효시킨 식품, 패류, 견과류, 땅콩, 마늘, 대두도 포함된다.

그러나 아직도 연구가 충분하지 않다. 행동문제와 알레르기와의 관계는 대부분 알려져 있지만 과잉행동증이나 설명할 수 없는 기분의 변화에 대하여는 계속 추적하여 연구할 가치가 있다

대부분의 식품알레르기는 특정한 식품, 특히 가장 자주 먹는 식품에 들어 있는 단백질에 대한 반응이다. 어떤 식품이든 알레르기 반응을 일으킬 수 있지만 가장 일반적인 것은 밀가루, 다른 글루텐을 함유하고 있는 곡물을 꼽을 수 있다. 또 우유 및 유제품, 달걀, 조개, 견과류, 땅콩, 마늘, 흰콩, 그리고 효모가 들어간 식품 등을 포함한다.

그중에서 밀가루는 위장 내벽을 자극하는 글리아딘이라는 물질을 함유하고 있기 때문에 아마도 이 목록의 최상위에 속할 것이다. 글리아딘은 글루텐의 일종으로 효모와 결합되었을 때 공기주머니를 형성하는 성질이 있다. 빵 반죽을 부풀어 오르게 하는 끈적끈적한 단백질이 바로 그것이다. 만일 알레르기를 가지고 있다면 밀가루 제품을 많이 먹는 것은 좋지 않다. 특히 아이들에게는 더욱 좋지 않은데 밀가루 알레르기와 자폐증, ADHD 사이의 관련성은 충분히 입증되었다.

호밀과 보리, 귀리, 현미는 훨씬 적은 글루텐을 함유하고 있을 뿐 아니라 밀가루와는 다른 종류이다. 그래서 밀가루에 알레르기를 가지고 있는 아이는 호밀과 보리, 귀리, 현미에는 알레르기 반응을 나타내지 않을 것이다. 쌀은 글루텐이 없는 식품이기 때문에 과잉행동증후군이나 자폐증을 가진 아이는 쌀, 그것도 현미를 먹는 것이 좋다.

치즈와 요구르트를 포함한 유제품은 많은 어린이들에게 알레르기 반응을 일으킨다. 일부 어린이의 경우 우유는 먹기 어렵지만 산양유나 양유는 허용될 수 있는 것처럼 보인다. 그러나 만일 아이들이 우유를 중단하면 전반적으로 유제품을 덜 먹게 되므로 이것은 부분적으로 맞는 말이다. 즉, 우유를 먹지 않으면 산양유와 양유, 치즈는 상대적으로 적은 양을 소비하게 되는 경향이 있다.

5 알레르기를 위한 시험

만약 당신의 자녀가 영아산통, 부종, 천식, 귀 감염, 건초열, 계절성 알레르기, 소화문제(복부팽만, 변비, 설사 포함), 잦은 감기, 행동과 학습장애를 나타내는 병력이 있으면 그때 늦게 나타나는 식품알레르기가 있는지 의심하여야 한다. 그런 경우 자녀에게 어떤 식품이 원인인지 확인하기 위한 검사를 하여야 한다.

가장 좋은 시험은 IgG ELISA라 부르는 시험이며 손가락 채혈 혈액 표본을 사용하고 가정에서 Yorktest(실험실에서 하는 식품불내성 혈액시험)를 이용한 시험이다. 시험은 영양치료사나 알레르기 전문가의 도움을 받는 것이 좋다. 그들은 알레르기를 일으키는 식품을 피하여 새로운 대체식품을 이용한 식단을 권장할 수 있는 사람이다.

식품알레르기를 확인하는 다른 방법으로 식사에서 어떤 식품을 빼거나 시험해보는 것이다. 이 시험법은 아이들의 식사에서 의심이 되는 식품을 2주에서 3개월간 빼고 아이들의 행동적, 정신적, 육체적 증상의 변화를 기록하는 것이다. 잘 통제된 방법으로 다른 식품을 다시 시험하고 위의 내용을 기록하는 것이다. 이 방법은 아이가 반응을 나타낼 수 있는 식품의 범위가 넓은데 비해 한 가지 식품만을 대상으로 하기 때문에 시간이 아주 많이 소요된다는 단점이 있다.

IgE형 알레르기가 관여하는 식품은 즉시 나타나고 증세가 심하기 때문에 평생 동안 피해야 하는 것이 대부분이다. 반면 천천히 나타나는 IgG형 알레르기는 오랫동안 나타나는 것이 아니다. 어떤 경우에는 IgG형 알레르기가 평생을 가는 경우도 있으나 대부분 아이에게 알레르기를 일으키는 식품을 확인하고 그 식품을 3 ~ 6개월 엄격하게 피하고 소화기능을 건강하게 유지하면 알레르기가 없어지기도 한다.

• **알레르기를 시험하고 대응하는 방법을 요약해보면**

* 밀이나 유제품을 한 달 동안 그들의 식사에서 엄격히 제한하고 아이가 어떻게 느끼는지를 면밀히 확인하며 기록한다.
* 아이들의 소화기능을 돕고자 신선한 과실, 채소, 종자류, 생선을 그들의 식사에 충분히 공급하면 필수지방이나 아연을 충분히 섭취할 수 있다. 그리고 항생제의 사용은 소화기계의 기능을 크게 저하시키므로 최소화하여야 한다.
* 만약 자녀가 식품알레르기를 가지고 있다는 의심이 되면 IgG ELISA 식품알레르기 시험결과를 가지고 영양치료사에게 보여준다.
  영양치료사들은 어떤 식품이 알레르기를 나타내는지 시험하고 알레르기의 대처법, 아이들의 식사에서 대신 먹어야 하는 식품을 권장해줄 것이다.

6 아토피와 천식을 가진 아이들을 위한 식사 가이드라인

매일 채소, 견과류, 과일 위주의 고영양식을 제공하면서 아마씨 기름 한 스푼과 DHA보충제도 100 ~ 400 mg 복용시킨다. 이 외에도 호두 30 g과 비타민 A가 들어 있지 않은 복합비타민 혹은 베타카로틴을 급여시킨다.

이밖의 가공식품, 유제품, 트랜스지방은 금지시키고, 기름은 가능한 한 금지한다. 필수지방 견과류와 씨앗 그리고 DHA보충제에서 섭취하도록 한다. 알레르기를 일으키는 것으로 알려진 물질이나 식품은 제한하도록 한다.

한편 동물성 단백질과 소금을 적게 섭취하면 소변으로 배설되는 칼슘의 양이 감소되어 칼슘의 필요량이 적어지게 된다.

제 14 장

우울증

미국 정신의학회가 작성한 진단 매뉴얼에 따르면 슬픔이나 낙담, 흥미나 기쁨의 상실, 체중 감소나 증가, 수면장애, 초조, 피로감 등 아홉 가지 증상 가운데 다섯 가지 증상이 적어도 2주간 계속되면 '우울증' 진단을 받게 된다. 즉, 2주일이나 불행하고 침울한 기분에 빠져 있으면 우울증으로 판정을 받는다.

우울증 환자 가운데 잠자리에서 일어나지 못할 정도로 심각한 경우는 소수에 불과하며 대부분은 증세가 가볍다. 여기서 다루는 것은 심각한 우울증이 아니라 가벼운 우울증이다. 우울증은 여성이 남성의 약 2배가량 많으며 국민의 약 5%가 우울증으로 고통을 받고 있다고 추정하고 있다. 우울증은 보통 일조시간이 줄어드는 겨울에 증가하는데 이것을 계절성 우울증 또는 윈터블루(winter blue)라고 한다. 우리는 대부분 기분이 침체되면 우울해지고 슬퍼하기만 할 뿐 자신을 우울증이라고 생각하거나 치료를 받으러 병원에 갈 생각은 하지 않는다. 현대사회는 병이라고 할 정도는 아니라도 기분이 저조하고 우울한 상태에 있는 사람이 많다.

1 우울증의 원인과 증상

우울증은 오래전부터 알려진 기분에 장애를 일으키는 병이다. 최근에는 다양한 신경장애가 관찰되는 우울 상태를 포함해서 영어권에서 불리는 depression에 해당하는 상태를 우울증이라고 이야기하는 경향이 있다. 엄밀하게는 내인성이나 신경병성, 또는 적응장애나 기질성, 혈관성 등 다양한 분류가 있는데 여기에서는 종합적인 depression에 대하여 살펴보겠다.

우선 증상으로는 인지면에서의 장애와 신체에 나타나는 증상이 있다. 인지면에서는 '무감각현상'이라고 하는 기쁨을 느끼는 능력의 감퇴가 관찰된다. 신체에 나타나는 증상으로는 식욕, 성욕, 기력, 흥미의 감퇴가 발견된다. 또한, 자살 경향을 보이기 때문에 사회적으로 큰 문제가 된다.

병의 원인으로는 뇌의 인지기능장애 외에도 신체적 요인이나 사회문화적 요인이 혼재하는 경우가 많다. 그중에서 기분장애에 관련한 신경회로 중 하나가 세로토닌 신경이다. 세로토닌은 대부분 장에서 생산되지만 약 2%가 뇌 안에 있는 물질로서 이 세로토닌 전달의 기능 저하가 우울증의 기분장애 중 한 요인으로 생각한다. 최근 이 세로토닌 전달기능의 저하에 대한 약물요법에 진보가 보이면서 우울증 치료에 큰 변화를 보이고 있다. 또한 연구단계이지만 우울증에서는 전두엽, 대뇌변연계, 선조체에 구조 이상이 인정된다고 한다.

또한 fMRI를 통한 기능영상에서도 위와 같은 부위에서 활동성 저하가 관찰되는 한편 편도체에서는 활동 항진이 관찰된다는 보고도 있다. 심리요법에서 그 효과가 인정되는 인지요법은 뇌의 인지 개선이 대뇌피질 수준에서 이루어지고 그 영향이 이른바 'topdown'으로 변연계에도 이르러 증상이 개선되어가는 것은 아닌가 생각된다.

2 우울증의 원인과 마음의 문제

우울증은 분노의 표현인 경우가 많다. 슬픔은 곰곰이 생각해보면 사실 분노일 때가 많다. 화를 제대로 표현하지 못하고 그냥 쌓아두면 그것이 마음 속에 축적되면서 언젠가는 우울증이라는 형태로 나타난다. 만약 자신이 여기에 해당한다면 조용한 곳에 가서 자신이 무엇에 화가 나 있는지 솔직하게 물어보자. 인간관계에 어려움이 있거나 일에 만족하지 못하기 때문일 수도 있고, 이루지 못한 꿈이 있기 때문일 수도 있다. 어떤 사람은 하고 싶은 일을 못하고 있어서 우울증에 걸리는 경우도 있다. 진심으로 그 일을 하고 싶은데 현실은 그렇지 못하기 때문에 우울증에 걸리는 것이다.

자신의 마음 소리에 귀를 기울이며 살아가고 있는지 생각해보자. "어차피 안 될 텐데"라며 스스로 선을 그어버린 채 하고 싶은 일을 하지 않고 타협하면서 살아가고 있지 않은지, 일이나 인간관계, 인생에서 자신의 마음과 감정을 솔직히 표현하고 있는지 곰곰이 생각해볼 일이다.

우울증의 원인을 뇌의 생화학 측면에서 생각해볼 수 있다. 기분은 마음에 따라서 좌우되는 것만은 아니라는 뜻이다. 뇌가 최적의 영양 상태에 있다면 기분이 좋아질 뿐만 아니라 활기가 넘치고 인생을 바꿀 수 있다는 자신감도 생긴다. 뇌의 영양 상태를 개선하고 뇌를 재조정해주면 바람직한 효과가 나타나는 경우가 많다고 한다. 기분이 침울해지고 의욕을 쉽게 잃어버리는 원인은 혈당치의 기복이 심하거나 비타민이나 미네랄이 부족하고 필수지방산이나 일부 아미노산이 부족할 때 발생한다.

우울증에는 기분이 비참해지는 우울증과 의욕 상실에 빠지는 우울증이 있다. 이런 감정의 불균형은 두 종류의 신경전달물질이 균형을 이루지 못하기 때문에 일어난다고 한다. 즉, 기분에 깊이 관여하는 세로토닌과 의욕을 불러일으키는 노르아드레날린이나 아드레날린의 불균형을 말한다.

항우울제는 종류가 다양하지만 대부분 이 두 가지 신경전달물질의 작용을 직접 또는 간접으로 도와 기분을 좋게 하는 것들이다. 그러나 신경전달물질은 어떤 것이라도 뇌의 영양 상태, 즉 우리가 무엇을 어떻게 먹느냐에 따라 농도가 크게 달라진다는 사실을 안다면 항우울제에 대한 의존을 줄일 수 있을 것이다.

여성이 우울증에 걸리는 비율은 남성에 비해 2배 이상 높다. 그 이유를 심리적 또는 사회적 요인으로 설명하기도 하지만 가장 중요한 이유는 남성과 여성이 생화학적으로 다르다는 점이다. 뇌 속에서 세로토닌이 만들어지는 속도는 남성이 빠르고 여성은 더 쉽게 세로토닌의 농도가 떨어진다는 점이다. 뇌 속의 세로토닌 농도가 낮아졌을 때의 반응도 성에 따라 다르다. 세로토닌의 농도가 낮아지면 여성은 우울해지거나 불안해지는 경향이 강한 반면 남성은 공격적이 되거나 알코올 의존증에 빠지기 쉽다.

세로토닌의 농도가 낮으면 우울, 긴장감, 초조함, 무기력, 수면장애, 과식, 성욕 감퇴 등을 느끼기 쉽다. 에스트로겐이 부족하면 세로토닌의 농도가 낮아지는데 이것은 에스트로겐에 세로토닌의 분해를 막는 작용이 있기 때문이다. 에스트로겐의 농도가 낮아지는 월경 전이나 갱년기의 여성이 우울증에 잘 걸리는 것은 이 때문이다. 남성의 경우는 테스토스테론이 부족하면 의욕을 상실한다.

햇빛을 많이 받으면 에스트로겐의 분비량이 늘어나지만 도시에 사는 비율이 압도적으로 많은 현대인은 하루의 대부분을 실내에서 보낼 뿐 아니라 겨울에는 햇빛을 받는 시간이 더 줄어든다. 스트레스 역시 세로토닌의 농도를 급격히 떨어뜨리는 요인이다. 그러나 걷기 같은 가벼운 운동으로도 스트레스는 감소하므로 몸을 부지런히 움직이는 것이 좋다.

세로토닌은 트립토판이라는 아미노산에서 만들어지며, 트립토판이 부족하면 우울증에 걸린다는 사실이 증명되었다. 트립토판은 보통 식단에는 조금밖에 들어 있지 않기 때문에 부족해지기 쉬운 아미노산이다. 트립토판이 많이 함유된 식품은 어패류, 달걀, 두부, 땅콩, 바나나, 아몬드, 우유, 치즈 등이다.

한 가지 주목할 점은 트립토판이 함유된 식품을 먹어도 당류가 많이 함유된 식품을 먹었을 때만큼 뇌 속의 세로토닌 농도가 올라가지 않는다는 사실이다. 뇌에서 트립토판이 세로토닌으로 변환되려면 녹아 있는 트립토판이 혈액뇌관문을 통과해 뇌 속으로 들어와야 한다. 이것이 절대 조건이다. 우리 몸속에는 이 관문을 통과시켜주는 운반책이 있는데, 이 운반책은 트립토판만 담당하는 것이 아니라 티로신, 페닐알라닌, 발린, 류신, 이소류신까지 총 여섯 종류의 아미노산을 동시에 운반하고 있다. 그래서 고단백 식품을 섭취하면 트립토판이 다른 아미노산과 경쟁을 하게 되어 몸속에 들어가기 어렵기 때문이다.

하지만 고단백식을 할 때 바나나나 과일주스 같은 당류를 함께 먹으면 신기하게도 뇌 속에 세로토닌이 만들어진다. 바나나나 과일주스를 먹으면 혈당치가 높아져 인슐린이 분비되는데 트립토판이 혈액뇌관문을 통과하는 것을 인슐린이 돕기 때문이다. 우울해지면 단 것이 유난히 당기는 것도 인슐린을 분비해 트립토판을 뇌로 운반해서 세로토닌을 만들기 위해서다.

따라서 단 것을 먹고 기분이 좋아졌다면 세로토닌의 농도가 떨어진 상태라고 추측할 수 있다. 하지만 이러한 식품은 정제된 설탕과 녹말이 많이 함유되어 있으므로 혈당치의 기복이 심해질 뿐만 아니라 칼로리도 높고 살이 찌기 쉽다. 트립토판을 현명하게 섭취하는 방법은 위가 비어있을 때 과일주스와 함께 먹는 것이다(공복일 때 먹는 이유는 트립토판이 다른 아미노산과 경쟁하는 것을 피하기 위해서이다).

3 조울증을 가진 어린이들

조울증(양극성 장애)을 앓는 어린이들은 자칫 ADHD를 가진 것으로 오인되는 수가 있다. 이 경우 치료과정에서 심각한 재앙을 초래할 수 있다.

공격성 문제를 가진 일부 어린이들은 흔히 조울증이라고 알려진 양극성 장애를 앓고 있다. 그들은 조증과 과잉행동의 상태에서 슬픔과 우울증 상태로 오락가락한다. 문제는 양극성 장애가 어릴 때는 간단히 진단되지 않는다는 점이다. 실제로 20세 이하에서는 양극성 장애가 존재하지 않는다고 생각되었지만 그것은 사실이 아니다.

양극성 장애는 유아기에도 일어날 수 있다. 하지만 양극성 장애를 가진 대다수의 어린이들이 주의력 결핍 및 과잉행동장애(ADHD)를 가진 것으로 잘못 분류되는 경우가 많다. 양극성 장애를 가진 어린이들은 근본적으로 기분장애를 가지고 있으며, 조증과 짜증, 분노 등이 아주 높은 단계에서 아주 낮은 단계로 극단으로 흐르는 경향이 있다. 일부는 1년에 4주기를 경험할 수 있으며 또 다른 어린이들은 일주일 정도의 주기를 가질 수 있다. 이처럼 빠른 주기는 성인에게서는 드물게 나타난다.

양극성 장애를 가진 아이들은 또한 다른 종류의 분노를 폭발시키곤 한다. 대부분의 아이들이 20 ~ 30분이면 조용해지는 반면 양극성 장애를 가진 어린이들은 종종 4시간 동안 파괴적인, 심지어 가학적 공격성을 보이며 마구 날뛸 수도 있다. 분노를 폭발시키는 동안 그들은 정리되지 않은 생각과 언어, 그리고 바르지 않은 자세를 나타낼 수도 있다.

양극성 장애를 가진 아이들은 ADHD의 일반적인 패턴이 아닌 우울증을 앓는다. 또 많은 아이들이 종종 아주 어린 나이에 언어적, 예술적 재능을 보여준다. 전형적인 ADHD를 가진 어린이들이 종종 의도하지 않은 채로 잘못된 행동을 저지르는 데 비해 양극성 장애를 가진 아이들의 잘못된 행동은 좀 더 고의적인 특성이 있다. 예를 들면 양극성 장애를 가진 어린이는 나중에 자신보다 약한 친구들을 괴롭히는 불량학생이 될 수도 있다.

4 우울증을 치료하는 자연요법 식품

Rebecca Jones(가명)는 44세가 될 때까지 삶의 모든 것이 망가지는 느낌이었다. "때때로 나는 참담할 정도의 피로에 휩싸이기도 하였고, 또 기분변화가 심하여 하루 종일 움직이는 것이 내 일상이 되었다. 나는 잠을 잘 수 없었고 두통도 심했으며 성욕도 떨어지고 기억력은 가물거리기만 하였다." Rebecca는 모든 것을 폐경전후증후군으로 돌렸으며 카페인 금지와 같은 전형적인 몇 가지 충고를 따랐으나 아직도 안정이 되지 않고 처진 모습이었다.

이후 직업적인 임상심리학자의 말에 따라 그녀는 증세 일부가 우울증을 보인다는 것을 인정하였다. 그녀는 좀 더 상세한 진료를 받기 위하여 Los Angeles 정신과의사 Hyla Cass와 약속을 잡았다.

대부분의 정신과의사들과 마찬가지로 Cass도 그녀(Rebecca)에게 기분이 어떤지 물어보았다. 그러나 그것은 시작에 불과하였다. 그녀는 곧 자신이 아침, 점심, 저녁에 무엇을 먹었는지 상세히 말하게 하였다. 그녀는 하루 종일 기분이 그네처럼 왔다 갔다 하며 잠자는 패턴과 무엇인가 걱정하는 불안한 모습을 말하였다. Cass는 그녀에게 일상적으로 하는 시험 외에도 많은 일련의 시험을 하였다. 빈혈을 확인하는 검사, 혈당, 갑상선기능 등 우울증과 관련된 것으로 생각되는 검사를 하였다. 또 캔디다균 검사, 크롬(chromium, Cr, 크로뮴), 마그네슘, 에스트로겐 수준과 함께 부신기능, 독성물질에 의한 중독 등 여러 검사를 시행하였다. 모든 검사를 마친 후에 Cass는 항우울제를 권하지 않았다. 그 대신 몇 가지 영양보조제를 투여하였다. 뇌의 활력을 높이기 위하여 크로늄, 마그네슘, 혈당을 높이는 것을 포함한 것들이다. Cass는 그녀에게 캔디다를 위하여 특별한 처방을 하였으며 폐경을 위한 약물, 부신기능을 돕는 약물이 포함되어 있었다.

그녀는 정해준 프로그램을 따라 행한 후 일주일 만에 훨씬 나아진 느낌이 든다고 하였다. 3주 후 그녀는 검사를 더 받기 위하여 병원에 갔고 의사는 추가로 보조제를 처방하였다. 그녀는 아직도 믿을 수 없다고 말했다. 6주가 지난 후 기분이 오락가락하던 것이 완전히 없어졌다. 그 후 그녀는 우울증을 치료하고 활력을 얻기 위하여 좀 더 장기간 보조제를 계속 복용하였으며 소량의 항우울제도 처방을 받았다.

정신과 치료라는 것이 증상을 이야기하면 우선은 항우울제를 처방해주는 것이라는 방법에 익숙해진 현재의 일반적 논리로 볼 때 이러한 것은 비정상적인 접근이었다. 그러나 네바다 주립대학의 임상 조교수이며 영양의학의 전문가인 Cass의사는 오랫동안 뇌가 적절하게 지능을 발휘하지 않으면 어떤 심리치료법도 효과가 없다고 확신하고 있다. 이를 위하여 뇌는 항상 최적의 영양 상태를 유지하여야 한다고 하였다. 의사가 말한 대로 우울하고 피곤한 비만의 여자에게는 종종 우울증 치료제의 일종인 (Prozac)이 필요하다고 하였다. 또 의사는 뇌나 신체에서 필요한 것을 취하기 위하여 꾸준히 실제 음식을 공급해주어야 한다고 하였다. 그 의사는 그 여자의 환자에게 물을 많이 마시게 하였고 유기농 채소와 과일, 전곡, 지방이 없는 단백질을 먹도록 추천하고 있다. 정제된 음식, 당류, 건강에 도움이 되지 않는 지방은 실제로 우리 뇌가 천연물질을 이용하는 데 장해가 되고 있다고 하였다.

현대의 식습관은 많은 사람들을 우울하게 만든다고 California Berkeley의 정신과 의사인 Michael Lesser가 말하였고 그는 환자의 식생활과 생활습관을 치료방법의 근원으로 삼고 있다. 현재 우리의 식생활은 중요한 영양소를 빼놓고 있다고 Lesser는 말한다.

영양적 결핍은 화학물질의 불균형을 초래하고 빈혈, 갑상선 기능저하증을 일으킬 수 있으며 결국 걱정, 불면증, 우울증으로 이어질 수 있다. 의사인 Cass는 우울증을 가진 사람들이 혈중 아연, 마그네슘, 비타민 B, 필수지방산, 아미노산이 부족한 것을 발견하였다. 사실 Lesser는 이 지역에서 우울증의 발생은 영양 결핍이 원인이거나 촉진요인으로 굳게 믿고 있다.

실제로 최근 수년 동안 특수영양소가 우울증이나 주의력결핍과잉행동장애(attention deficit hyperactivity disorder), 정신분열증, 자폐증을 관리하는 데 도움을 줄 수 있다는 수많은 연구가 이루어지고 있다. 가장 주목받는 연구의 하나는 하버드 대학으로부터 나온 약물치료와 함께 오메가-3 지방산의 투여가 조울증치료에 매우 강력한 효과를 발휘하여 많은 증세를 멈추게 한다고 하였다.

'Nutritional Neuroscience'라는 독립된 잡지가 나오면서 새로운 연구에 박차를 가하게 되었다. 그리고 수많은 서적이 출판되었는데 그들 중 10권 정도는 Cass에 의하여 저술되었다. 지난 몇 년 동안 영양의 관여가 우리가 전에는 치료할 수 없다고 생각되었던 많은 행동이나 정신적 문제를 치료할 수 있다는 실로 거대한 진전이 있었다고 아리조나 대학 의과대학교 임상정신과 교수인 Lewis Mehl-Madrona는 말하였다.

전문가들은 영양적인 치료가 항우울제의 투여로 인한 불편을 잡아주고 있기 때문이라고 하였다. 의사들은 항우울제 처방이 우리가 희망하는 것처럼 오랫동안 효과가 있는 것이 아니라고 말하며, 성욕 감퇴나 구역질처럼 끔찍한 부작용을 나타낸다고 말한다. Washington, D.C의 Mind-Body Medicine 센터의 영양프로그램 실장인 Susan Lord는 약물의 한계점에 대하여 현실을 직시하게 되었고 우리가 한때 생각했던 특효약은 아니라고 말한 바 있다.

약물의 한계점을 인식한 후 흥미 있는 일들이 생겼다. 더 많은 환자의 기분을 좋게 하기 위하여 무엇을 먹여야 할지를 주의를 기울일 필요가 있었고 의사들에게 영양적인 면에 도움을 청하기도 하였다. 건강관리의사들을 대상으로 '약으로서의 식품'이라는 주제로 워크샵을 열어 인기가 높아가고 있음을 알 수 있었다. 앞으로 의사들에게 영양교육의 필요성이 점차 커지게 될 것으로 예상된다.

뇌가 먹은 것에 의하여 크게 영향을 받는다는 것은 확실하지만 연구자들은 그 이유가 무엇인지를 규명하기 시작했다. 그 대답은 복잡한 그물망처럼 생긴 생각, 행동, 기분을 조절하는 신경전달물질의 구성을 조사하는 것으로 시작해야할 것이다. 신경전달물질은 아미노산, 어떤 비타민, 무기질로 되어 있으며 그 구성에 매우 중요한 역할을 하고 있다. 뇌세포의 구조는 영양소에 따라 영향을 받으며 특히 오메가-3 지방은 세포막의 구성요소가 된다.

한 사람의 식사에서 이런 영양소가 부족하면 신경전달물질은 정확히 만들어지지 않고 적절한 기능을 하지 못하기 때문에 여러 가지 정서적, 정신적 이상을 초래하기 쉽다. 예를 들어 혈당이 낮아지면 우울증에 걸리기 쉽고 어떤 사람에게는 아연의 혈중 농도가 떨어져 그런 현상을 일으킬 수 있다.

최근의 연구결과에도 불구하고 Lesser와 Cass같은 학자들은 정신건강 문제에 영양적 개입을 주장하는 개성이 강한 사람으로만 인정받고 있다. 대부분의 정신과 의사들은 여러 가지 문제점이 있을지라도 투약이 가장 좋은 치료법이라고 알고 있으며 위험부담도 적다고 생각하고 있다.

Lesser와 Cass는 그들의 병원생활 경험에서 영양소가 뇌 화학물질의 구성에 영향을 줄 수 있다고 생각하였다. Lesser는 코넬 대학과 뉴욕의 아인시타인 의학연구소에서 관습적인 방법의 교육을 받았으며 약 처방을 강조하는 현장의 방침에 불만을 가지고 영양요법이 대안이 될 수 있다고 생각하였다.

Lesser는 레지덴트 과정을 간단히 마친 후 정신분열증환자에게 나이아신을 처방하므로 그 증세가 개선되었다고 보고하였다. 그는 나이아신이 기분과 관련된 질병에 다른 영양소가 영향을 줄 것이라고 생각하게 되었다. 그는 그 자신의 환자에게 이런 요법을 시험하였으며, 젊은 사람에게 고단백식, 나이아신, 비타민과 같은 많은 보조영양제를 공급하였고 담배와 커피를 끊도록 하였다. 이런 조치가 그의 환자들에게 극적인 효과를 보여

Lesser는 Orthomolecular Medical Society(생체의 분자 성분을 영양으로 조절하는 학회)를 창립하고 비타민, 미네랄, 아미노산 그리고 필수지방을 환자의 질병 예방 및 치료에 사용할 것을 강조하였다.

Cass는 그녀가 영양요법을 시험하기 전에도 질병치료에 약이 최선이 아니라는 생각을 가지고 있었다. 캐나다의 전통적인 가정의사의 딸인 그녀는 몸과 마음에 합당한 개인적인 약에 대하여 생각을 하고 있었다. 그녀가 이런 방법을 시도한지 얼마되지 않아서 대화법과 약물을 조합한 'couch and Prozac'(긴 의자와 우울증 치료제)의 표준 치료법이 한계가 있음을 알았다.

시간이 지나면서 그녀가 오늘날 사용하고 있는 치료법으로 발전시키고 있었다. 환자를 정서적, 신체적, 생화학적 여러 방법으로 평가하기 시작하였다. 그래서 그녀는 영양보조제나 식품을 포함한 특수한 건강처방을 하였으며 동시에 운동, 천연호르몬, 심신기법을 쓰기도 하였다. 물론 이런 방법이 모든 사람에게 적용되는 것은 아니다. 그녀의 환자는 모든 것을 완전히 따라야 하기 때문에 생활습관의 변화요구에 주눅이 들어 그대로 따르지 못하는 사람도 있었다. 유기식품의 구매, 설탕, 소금이 많이 들어 있지 않아야 하며, 건강에 나쁜 지방이 들어 있는 식품을 피하고 그녀가 권하는 보조제를 구입하는 데 몇몇 우울증환자들은 더 힘들어 하였다.

가장 중요한 것은 환자에게 도움이 되는 방법을 찾는 것이라고 Cass는 말하였다.

가공식품을 먹지 않는다거나 어유영양보조제를 취한다거나 하는 작은 변화일지라도 큰 차이를 만들 수 있다. 우울증을 겪고 있는 환자들은 처음에 먹으면 조금은 좋아지겠지 하고 몇 개의 보조제를 섭취하다가 점차 좋아지는 것을 느끼게 되면 좀 더 많은 변화를 주는 생활습관의 변화를 받아들인다.

어떤 종류의 우울증은 뇌 속의 세로토닌이라는 신경전달물질이 부족하여 발생한다. 이 때문에 세로토닌의 이용효율을 높이기 위해 만들어진 것이 최신 항우울제 SSRI(선택적 세로토닌 재흡수 억제제)다. 그러나 SSRI를 복용해도 뇌 속의 세로토닌의 양이 증가하는 것은 아니다.

하지만 트립토판이라는 아미노산을 섭취하면 뇌 속의 효소작용에 의해 세로토닌이 만들어진다. 즉, 트립토판은 세로토닌의 원료인 셈이다. 실제로 트립토판 보조제를 섭취하면 기분이 좋아지는데 세로토닌에 가까운 물질이라면 효과는 더 커질 것이다. 이것이 5-히드록시트립토판으로 5-HTP로 표기하기도 한다. 스위스에 있는 정신의료대학교의 발터 펠딩어 교수팀은 5-HTP가 항우울제인 SSRI보다 우울증 개선에 효과가 있다고 보고하였다.

5 우울증 치료제 프로작의 대체물

많은 전문가들은 음식과 영양보조제가 모든 종류의 우울증은 아니더라도 우울증 치료에 크게 영향을 주고 있다고 믿고 있다. 그들은 실직을 하거나 인간관계에 손상을 받아 슬픔에 잠겨있는 사람들에게는 기분을 북돋아주는 영양보조제가 좀 더 필요하다고 생각한다. 그러나 우울증이 이유도 없이 찾아올 때는 전문가와 상담을 해야 한다. 우울증이 심장에 문제가 있어 뇌로 가는 산소의 공급이 원활치 못하거나 장에 문제가 있어 비타민 B_{12}의 흡수가 원활치 못해서 생기는 경우도 있기 때문이다.

실제로 전문적인 지침을 주는 것은 어떤 계획을 목적에 맞게 좀 더 효율적으로 진행되도록 한다. 의사들은 처음에 환자의 신체 상태를 화학적 검사를 통하여 진단한다. 화학적 조성이 균형에 맞지 않을 때 의사들의 임무가 시작되게 된다. 의사들의 업무는 해야할 일과 하지 말아야 할 것을 결정하는 것이다. 우리는 우울증이 왔을 때 그 상태를 스스로 결정하는 것이 최선이 아닐 때가 많기 때문에 혼자 판단하고 결정하는 것이 우울증 치료에 도움이 되지 않는다.

많은 사람들 특히 65세가 넘은 여성들에게 비타민 B_{12} 결핍증이 나타나는 경우가 많으며 이때 이 비타민을 주사로 주입하면 극적으로 효과가 나타난다. 하지만 이 비타민 외에도 모든 비타민 B군이 신경전달물질의 기능을 향상시킴으로 기분을 좋게 할 수 있다. 비타민 B군은 심장병, 암, 알츠하이머병의 예방에도 효과가 좋다. 복용량은 엽산 800㎍ 이상, 비타민 B_{12}는 1,000㎍, 비타민 B_6는 25 ~ 50 mg을 섭취해야 한다. 우울증이 있을 때는 더 많이 섭취해야 하며 다른 비타민 B군 섭취의 부족으로 효과를 얻기 힘들 때는 다른 비타민도 함께 섭취하여야 한다.

필수지방산의 유익성은 이미 잘 알려져 있다. 필수지방산이 그렇게 효과적인 이유는 세포막을 만드는 데 필수적이기 때문이다. 만일 세포막이 제 기능을 잘 하지 못한다면 우리의 뇌는 존재할 수 없다. 우울증일 때는 하루에 적어도 어유를 2,000 ~ 4,000 mg을 섭취해야 하며 이때 어유는 중금속이 들어가지 않게 정제를 하여야 한다. 어유는 안전하지만 안정성은 떨어진다. 쉽게 산화될 수 있기 때문에 다른 항산화제 예를 들어 비타민 E와 함께 섭취하는 것이 좋다.

아미노산은 신경전달물질을 만드는 골격과 같은 것이다. 여기에는 5-HTP가 가장 인기가 있다. 이것을 섭취하면 우울증이나 걱정, 공황발작을 보이는 경우에는 기분을 좋게 할 수 있고 불면증에서 벗어날 수 있고 따라서 신경전달물질 세로토닌의 합성량이 증가하게 된다. 처음에는 하루 두세 번 50 mg 정도의 낮은 양으로 시작하여 2주정도 지나면 하루에 세 번씩 100 mg으로 증가시킨다. 약한 구역질이나 설사가 있을 수 있기 때문에 섭취하기 전에 의사와 협의하여 항우울증약을 끊어야 한다. 함께 복용하면 세로토닌이 지나치게 과량 생산되기 때문이다.

성 요한의 쑥(Saint-John's-wort)은 가장 잘 알려진 약 중의 하나로 중등도의 우울증에 가장 좋은 약물로 알려져 있다. 하루에 두세 번 0.3% 하이퍼리신 추출물로 표준화된 것을 300 mg 정도부터 복용을 시작한다.

증세에 따라 복용량에 차이를 줄 수 있으며 3주 정도 복용하면 효과가 나타난다. 처방에 의하여 살 수 있는 약이나, 처방전 없이 살 수 있는 약이나 모든 약의 거의 반이 길항작용을 할 수 있다.

SAM-e는 인간, 동물, 식물에 의하여 생산된 아미노산의 복합물이다. 이 영양보조제는 유럽에서 많은 연구 끝에 실험실에서 합성하고 있다. 이는 신경전달물질의 체내 합성에 영향을 줄 것이다. 5-HTP보다 부작용이 적고 성 요한의 쑥보다 약물 간 상호작용이 적다. 하루에 400 ~ 1,200 mg 정도 복용하는 것이 좋으며 만일 과량 복용하면 신경과민이나 불면증의 원인이 될 수 있다. 조울증이 있는 사람들은 조증을 일으키는 원인이 되기 쉬우므로 감독 하에 사용하여야 한다.

바위돌꽃은 여러 가지 스트레스에 저항력을 길러주므로 강장제로 생각되기 때문에 심하지 않은 우울증 환자에게는 좋은 기능을 할 것이다. 하루 세 번 100 ~ 200 mg가량 복용하며 시중에는 3% rosavin(상품명)으로 표준화되어 있다. 하루에 1,500 mg 이상 섭취하면 과민증이나 불면증을 일으키기 쉽다.

DHEA는 유럽에서 폐경 후 우울증을 치료하기 위하여 상품화된 호르몬이다. 폐경 후 일과성 열감에 대응하기 위하여 에스트로겐과 함께 사용하여 왔으나 이것이 왜 기분이나 활력을 고양시키는지는 잘 알려져 있지 않다. 하루에 25 ~ 200 mg 정도를 권장하고 있으나 호르몬제제에 따라서는 암의 유발가능성에 대하여 의심을 받고 있기도 하다.

6 우울증 치료에 생선의 이용

새로운 연구는 냉수 생선의 유지가 우울증을 치료하는 데 중요하게 이용될 수 있다고 밝혔다.

우울증은 미국에서 1,900만 명이 앓고 있어 가장 심각한 정신 질환이다. 미국인들의 약 5%는 심각한 우울증을 앓게 될 것이다. 우울증 약은 매우 많지만 이 약들은 대부분 별 도움이 되질 못하고 있다. 더구나 우울증 약은 심각한 부작용을 일으키기도 한다. 우울증을 치료할 수 있는 중요물질이 생선의 기름에 있다는 새로운 증거가 있다. 냉수 생선의 유지에 들어 있는 오메가-3 지방산인 EPA가 우울증 치료에 핵심이 된다는 연구보고로 그 결과는 매우 흥미로웠다. Anthony Kane 박사는 우울증 환자의 거의 90%가 이 기름에 의하여 도움을 받았다는 연구보고도 있다고 하였다.

최근 50년 동안 우울증이 20배나 증가하였다. 이러한 증가를 설명하기 위한 연구에서 식생활 중 생선을 많이 먹는 나라는 우울증 환자가 매우 적다는 것에 주목을 하였다. 몇몇 연구를 계속하면서 생선 기름을 이용한 잘 관리된 연구에서 우울증의 비율이 낮은 것은 EPA 때문인 것으로 생각하였다. EPA(eicosapentaenoic acid)는 장쇄의 오메가-3 지방산이다. 사람들은 신체 내에서 오메가-3산을 만들 수 없기 때문에 식품으로 섭취하여야 한다. EPA가 가장 풍부한 급원은 지방이 많은 냉수대 생선으로 연어, 정어리, 고등어, 청어, 송어 등이 있다.

이 지방산들은 인간의 신경계에서 매우 중요한 역할을 한다. 직접 신경세포의 막 안으로 들어가서 세포 사이의 정보 전달에 관여한다. 그들은 우울증의 원인으로 볼 수 있는 화학물질인 시토카인(cytokine)을 억제한다.

지금까지 여러 종류의 우울증에 도움이 되는 것을 발견하였다. 이것은 우울증이 반드시 표준적인 치료법에만 의지할 필요가 없다는 것을 의미한다. 특히 조울증에 의한 우울증은 19%의 자살률을 보이며 현재의 치료법으로는 단지 50% 정도 정상적인 상태로 회복시킬 수 있다.

그러나 오메가-3 지방산은 우울증 치료에 더 많은 도움을 준다. 과학자들은 아주 광범위한 정신적 질환 즉 불면증, 불안, 섭식장애와 같은 이상에도 치료에 도움을 줄 수 있다고 하였다. 그리고 오메가-3 유지가 특히 좋은 것은 안전하다는 것이다. 대부분의 정신질환약은 심각한 부작용을 나타낸다. 그러나 오메가-3 지방산은 안전하여 많은 양을 먹는다 할지라도 부작용은 없다고 케인박사는 말한다.

이런 결과를 매우 바람직하다고 생각하여 정신과의사들은 우울증을 치료할 때 표준 치료약과 함께 생선유를 추천한다.

오메가-3 지방은 행복방정식의 많은 부분을 차지하는 영양소이다. 어린이의 혈중 오메가-3 지방 함량이 양호할수록 행복을 퍼뜨리는 신경전달물질인 세로토닌의 수치가 더 높을 가능성이 크다. 그 이유는 오메가-3 지방이 세로토닌의 수용을 개선할 뿐만 아니라 두뇌에 세로토닌의 수용 영역을 만드는 것을 돕기 때문이다. 생선을 먹는 사람들이 우울증에 훨씬 덜 걸린다는 것을 발견한 조셉 히벨른(Joseph Hibbeln) 박사는 "그것은 단지 당신이 가지고 있는 세로토닌의 효율성을 증가시키는 대신에 더 많은 세로토닌의 공장을 건설하는 것과 같다"고 말했다.

실제로 오메가-3 지방이 사회성이 떨어지고 자주 자살 충동을 느끼는 우울증 환자의 치료에 아주 효과적이고 EPA가 이러한 일에 가장 우수한 오메가-3라는 것을 증명하는 많은 실험들이 발표되었다.

제 15 장

알츠하이머병

당신의 복잡한 뇌는 명령의 중추이며 몸에서 일어나는 모든 것을 그냥 흘려보내거나 통제한다. 뇌는 손상받기 쉬운 세포로 되어 있으며 이들은 유리기, 알코올 과잉 섭취, 극심한 혈당, 과잉의 콜레스테롤에 의하여 손상된다.

불행하게도 뇌는 등한히 하거나 손상을 받거나 남용하거나 방치하면 심장과 같은 다른 신체조직처럼 회복되지 않는다. 신경세포는 한번 죽으면 영원한 죽음이라고 University of California의 Davis 메디칼센터 의병리학 교수 영양학자인 Joshua Miller 박사는 말한다.

뇌는 무엇을 먹느냐에 따라 기능이 크게 차이가 난다. 뇌는 신체의 다른 어떠한 기관보다 순간순간의 영양 공급에 의지하게 된다.

1 알츠하이머병의 현황

기억력이 떨어진다거나 정신적 예리함이 줄어드는 것을 남자들은 나이를 먹으면 일어나는 일상적인 것으로, 여자들이 잠시 기억력에 문제가 생기거나 사고력이 희미해지는 것은 전통적으로 폐경기 현상으로 이해하거나 여겨왔다. 우리들은 누구나 나이를 먹어 노망 즉 알츠하이머나 치매와 같은 질병에 걸릴지 않을까하고 초조해한다.

알츠하이머병을 돌보는 데 직간접으로 미국에서만 1,000억 달러가 들어가며 영국에서는 직접적으로 들어가는 비용만 200억 달러가 될 것으로 추정하고 있다. 알츠하이머병은 치매의 가장 보편적인 형태로 세계에서 1,300만 명 이상이 앓고 있다.

알츠하이머병은 놀라울 정도로 흔하다. 65세 이상 연령층의 1%는 알츠하이머병을 보이며 이후 매 5년마다 숫자는 배가 된다. 경미한 인지장애의 10 ~ 12%는 심각한 치매로 진행되고 인지 손상이 없는 경우는 단 1 ~ 2% 뿐이다. 이 말은 인지 손상이 있는 사람들은 알츠하이머병의 위험이 10배 높다는 의미이다.

인지 손상은 종종 심각한 치매로 이어질 뿐 아니라 심장혈관 질환, 뇌졸중, 제2형 당뇨병과도 연관된다. 이런 질병들은 모두 같은 인구집단에서 일어나고, 같은 사람에게서 보이는 경우도 잦다. 이런 집단화는 같은 위험요소를 공유한다는 의미이다. 고혈압이 그 하나고, 또 다른 위험요소는 혈중 콜레스테롤이다. 물론 두 요소 모두 식이요법으로 조절할 수 있다.

2 알츠하이머병의 발생 원인

알츠하이머병의 발생기전은 명백히 밝혀져 있지 않으나 아밀로이드가 쌓이면 질병 발생의 시작이 된다는 데 대부분 의견을 같이 하고 있다. 이러한 아밀로이드의 축적은 산화적 스트레스로 인한 뇌세포 손상과 사멸된 것이 모여서 일어나는 것으로 보고 있다.

우리는 늙으면 젊을 때 비해 신체적 역량이 감소된다는 것을 알고 있지만 나이가 들어도 명확하게 사고하는 것을 포기하지 않도록 노력해야 한다. 기억 상실, 혼돈된 정신이 노화에 불가피하게 따르는 것이 아니라 그런 장애가 생활방식에 관련되어 있다는 것을 아는 것이 중요하다.

정신능력을 감소시키는 중요한 두 가지 상태 중에 경미한 상태는 인지기능 장애로, 기억하고 생각하는 능력이 전과 다르게 감퇴한 것이다. 생명을 위협할 수 있는 심각한 정신기능 장애도 있다. 이것은 치매라고 부르며 치매에는 두 가지 형태가 있다. 혈관성 치매와 알츠하이머병이다. 혈관성 치매는 일차적으로 뇌혈관이 손상되어 발생하는 다수의 작은 뇌졸중으로 야기된다. 노년기에는 증상 없이 뇌졸중이 생기는 일이 무척 흔하다. 뇌졸중이 발견되지 않아 진단이 이루어지지 않은 채로 지속되면 무증상 뇌졸중으로 간주된다. 하지만 작은 뇌졸중이 일어날 때마다 부분적으로 뇌의 능력은 없어진다. 알츠하이머병은 마치 심혈관 질환에서 콜레스테롤로 인해 플라그가 혈관 벽에 쌓이는 것처럼 베타 아밀로이드라 불리는 단백질이 뇌의 중요한 부위에 축적되면서 일어난다.

또 다른 위험요소는 고약한 활성산소로, 이것은 노년기에 뇌 기능을 파괴한다. 활성산소 피해는 인지불능과 치매과정에 무척 중요하며, 연구자들은 다른 질병의 경우와 마찬가지로 식품에 들어 있는 항산화제를 섭취하여 뇌를 보호할 수 있다고 믿는다. 동물성 식품에는 항산화제 보호막이 없으며 활성산소를 생산하고 세포를 파괴하는 경향이 있다. 반면 식물성 식품은 풍부한 항산화제를 가지고 있어 피해를 막는다.

경미한 인지 손상 상태와 관련해서 최근 한 연구는 높은 혈중 비타민 E 수치가 낮은 기억력 손실과 연관성을 보였다고 했다. 또한 낮은 기억 손실은 높은 비타민 C와 셀레늄 수치와 연관되었고 두 가지 영양소는 모두 활성산소를 감소시키는 작용을 한다. 비타민 C와 비타민 E는 거의 식물성 식품에서 발견되는 항산화제이며, 셀레늄은 동물성과 식물성 식품 모두에서 발견된다.

65세에서 90세까지 노인 260명을 대상으로 한 연구에서 탄수화물, 섬유소, 비타민(특히 엽산, 비타민 C와 E, 그리고 베타카로틴), 무기질(철분과 아연)을 함유한 식이요법은 노인의 건강을 위해서 뿐만 아니라 인지기능 향상을 위해서도 권장한다고 했다. 이런 결론은 최적의 뇌 기능을 위하여 동물성 식품을 멀리하고 식물성 식품을 먹어야 한다는 주장으로 이어진다. 뿐만 아니라 수백 명의 노인을 대상으로 한 또 다른 연구는 비타민 C와 베타카로틴을 많이 섭취한 사람들이 정신기능 검사에서 높은 점수를 받았다. 또 다른 연구는 혈중 비타민 C가 적으면 노인의 인지 수행능력이 떨어진다는 사실을 밝혀냈다. 일부 연구는 베타카로틴을 포함한 비타민 B가 인지기능을 향상시킨다고 했다.

알루미늄은 지구의 모든 곳에 존재한다. 암석, 토양, 하천이나 바다 속, 심지어 공기에도 들어 있다. 알루미늄은 가볍고 부드러워 가공하기 쉽다. 따라서 캔, 주방용 호일, 냄비나 식기류, 식품첨가물, 치약 튜브, 빵이나 과자 등의 팽창제, 제산제 등 여러 방면에서 이용되고 있다. 하지만 평상시에 우리가 섭취하고 있는 알루미늄은 인체에 필요한 미네랄은 아니다. 오히려 이러한 알루미늄 화합물이 뇌에 신경독성을 가지고 있지 않은지, 특히 알츠하이머병을 일으키는 원인물질로 의심을 받고 있다. 알루미늄 화합물을 동물의 뇌에 주입하면 간질을 일으키거나 알츠하이머병의 원인인 신경 원섬유의 변화가 나타나기 때문이다.

원래 알루미늄은 인체에 흡수되기 힘들지만 어떤 조건에서는 어느 정도 흡수가 용이하게 된다. 그 첫 번째 조건은 아연이 부족한 경우이지만 아연은 영양소 중에서 가장 부족해지기 쉽다. 두 번째 조건은 알루미늄 용기에 탄닌산이 들어 있는 식품을 끓이는 경우다. 알루미늄은 산성이 되면 화학반응을 쉽게 일으키기 때문에 탄닌산이 들어 있는 차나 토마토를 끓이거나 삶으면 알루미늄 재질의 용기에서 식품이나 국물 속으로 쉽게 녹아 든다.

3 심장과 뇌는 공통 운명

밝혀진 것처럼 뇌와 심장은 공통의 운명을 가지고 있다. 만약 동맥이 콜레스테롤로 막히면 뇌는 산소공급이 차단되어 모든 것이 정상적으로 유지될 수는 없어 기억력이 손상되는 것이 심해질 것이다. 자동차 열쇠가 어데 있는지 기억하지 못하는 것보다 훨씬 위험하며 업무중 농담을 할 만한 여유도 없을 것이다. 만약 심장병, 고혈압, 당뇨가 통제하기 힘들 만큼 진전되면 뇌혈관은 손상을 받게 되고 치매가 시작되고 점차 알츠하이머병에 이르게 될 것이라고 보스톤 Tufts University의 신경학 연구소 소장인 Jim Joseph 박사는 말하였다.

심장이 손상을 받으면 뇌가 손상을 받는다는 좋은 증거가 이미 나와 있다. 47세에서 70세 사람 10,000명 이상에 대하여 Mayo Clinic을 떠난 후 6년 동안 학습능력과 기억력에 대하여 실험을 하였다. 그들은 실험을 시작할 때 이미 당뇨와 고혈압을 가지고 있었으며 그들에게 상징적인 숫자를 번역하도록 요구하였으나 더욱 나쁜 결과를 보였다. 당뇨를 가진 사람들은 알파벳 중 어떤 자를 시작점으로 하여 뒤의 글자를 채우도록 하였으나 실패하는 경우가 많았다.

하와이에서 평균나이 52세를 시작으로 장기간에 걸친 연구가 이루어졌는데 실험대상은 고혈압, 높은 콜레스테롤, 인슐린 저항 혹은 당뇨 그리고 과체중을 함께 가지고 있어 26년 후 혈관 손상으로 생긴 치매를 나타내는 상태와 아주 비슷하였다. 중년 나이에 위험요인을 모두 가진 사람은 건강식과 규칙적인 운동을 하도록 촉구하여야 한다고 네덜란드 국립보건환경연구소의 Sandra Kalmijn 박사는 말하였다.

의약적인 조치는 물론 위와 같이 음식과 운동을 적절히 함으로 심장질환과 당뇨를 적절하게 조절할 수 있고 덤으로 뇌의 기능까지 정상으로 유지할 수 있다는 증거가 있어 용기를 얻게 하였다. 고혈압을 가진 사람에 대한 프랑스의 한 연구에서 위와 같은 지시에 따르지 않는 사람은 정신적 기능이 급속히 손상되는 것을 보고하였다. 핀란드의 한 연구에서도 저지방, 고섬유의 아주 간단한 식생활의 변화만으로도 4년 정도 지나서 당뇨의 진행을 58%가량 저지할 수 있었고 체중도 4kg가량 줄일 수 있었다고 보고하였다.

4 알츠하이머병 예방법

불쾌한 일과 관련되어 한 아미노산의 감소가 최고에 달했을 때 엽산은 발작을 예방하는 특별한 보호기능이 있다고 스웨덴 연구팀이 보고하였다.

녹엽채소나 몇몇 빵 제품에서 발견되는 비타민 B는 전부터 발작의 위험을 감소시키는 것으로 알려져 있다. 또 발작은 호모시스테인의 수준과 관련되어 그 충격으로 일어난다고 생각하여왔다. 아미노산인 호모시스테인은 알츠하이머병과 발작의 위험도를 상승시킨다고 한다.

새로운 연구는 엽산이 발작의 한 형태-출혈성 발작 혹은 뇌출혈에 의해 일어나는 발작-를 예방하기 위하여 호모시스테인의 수준과 무관하게 작용한다고 발표하였다.

Stroke지 36권에 이달의 주제를 쓴 스웨덴 Umea University의 Bethany Van Guelpen 박사는 그의 연구팀과 출혈성 발작환자 62명,

허혈성 발작환자 334명에 대하여 혈액 검사와 함께 식이에서 섭취하는 엽산과 비타민 B_{12}에 대하여 조사하였다.

혈중 엽산의 수준은 출혈성 발작의 위험과 관련 있다는 것이 널리 알려져 있다. 이는 호모시스테인의 혈중 농도와 고혈압과 같은 다른 위험요인에 대하여 설명을 한 후일지라도 마찬가지이다.

그들은 혈중 비타민 B_{12} 수준과 발작의 어떤 형태와도 관련이 없다는 것을 발견하였다. 또 식이성 엽산과 허혈성 발작과도 관련이 없었으나 출혈성 발작과는 관련이 있는 것으로 밝혀졌다. 연구팀은 허혈성 발작과 어떤 것과도 관련이 없었던 것은 전혀 예상하지 못한 결과였다.

그들은 스웨덴의 식품은 엽산을 강화시키지 않았고 과실이나 채소의 섭취도 비교적 낮기 때문에 엽산의 섭취가 허혈성 발작을 막기에는 충분치 못한 것이라고 생각하였다.

5 알츠하이머병 예방에 좋은 식품

뇌력을 향상시킨다고 주장하는 허브들을 조사해보고자 시도하였을 때 몇 가지 유사성을 발견하였다. 이 허브들의 대부분은 다음과 같은 특성을 가진 것으로 나타났다.

당신의 세포에 탁구공과 같이 부딪쳐 흠집을 내게 하는 유리기를 완전히 제거해주는 항산화제가 있다. 뇌에 산소와 포도당을 공급하는 뇌의 영양공급원은 뇌 기능을 적절하게 작동하도록 하는 것이다.

뇌세포는 신경전달물질을 통하여 정보를 전달하는데 이런 물질은 도파민, 세로토닌 등이다. 위에서 말하는 허브류는 뇌신경전달물질을 증가시키고 이들이 분해되는 것을 억제한다.

혈액의 흐름이 나빠지거나 독성물질, 또 다른 여러 원인에 의하여 일어나는 뇌세포 손상으로부터 뇌신경을 보호하는 뇌신경보호약품이 있다. 신경세포가 한번 손상을 받으면 회복하기 어렵고 새로운 세포를 만들어야 한다. 나이를 먹는다는 것은 그런 세포 손상이 살아가면서 계속 일어나는 현상이다.

(1) 까막까치밥나무

2006년 일부 연구자들은 까막까치밥나무 열매는 알츠하이머병의 발병을 막는다고 하였다. 이 열매의 추출물은 그래서 기능성 식품으로 포함시킬 수 있었다. 뉴질랜드 연구진들은 까막까치밥나무 열매의 까만색은 안토시아닌으로 강력한 항산화물질로 인간의 세포를 배양할 때 산화적 스트레스를 막아주는 것을 발견하였다.

안토시아닌과 다른 장과류의 폴리페놀화합물은 산화적 스트레스에 대응하는 능력이 있다고 한다. 연구진들은 인간의 뇌암세포의 배양에 하이드로겐 퍼옥사이드로부터 오는 산화적 스트레스에 대하여 까막까치밥나무 열매의 효과에 대하여 실험하였다.

실험결과가 The Science of Food and Agriculture에 게재되었는데 배양하던 세포는 산화적 스트레스로부터 완전히 보호받았다고 하였다. 까막까치밥나무 열매는 다른 세포의 배양에서 DNA를 보호하는데 미국의 보이슨베리보다 우수하다고 보고하였다. 세포배양에서 훌륭한 결과를 얻었지만 이런 현상이 살아있는 인간의 뇌세포에서도 똑같이 일어날 수 있느냐 하는 데는 의문을 가지고 있다. 그러나 과학자들은 이미 기능성 식품시장에서 그 가능성을 열기 시작하였다.

까막까치밥나무의 열매가 신경세포에 독성을 끼치고, 산화적 스트레스나 DNA의 손상을 일으키는 하이드로겐 퍼옥사이드에 대항하는 강력한 방어기능이 있다는 것은 알려져 있어 기능성 식품의 가공에 훌륭한 후보물질이 되기에 충분하다고 하였다. 장과류가 뇌세포를 보호한다는 것은 처음 알려진 것은 아니다. 블루베리도 실험 쥐의 뇌세포 손상을 억제하고 발작에서 회복되는 데 좋은 영향을 준다고 알려져 있다.

(2) 천연 허브류

약국이나 천연제품을 파는 상점에는 허브제품들이 상상할 수 없을 만큼 많이 진열되어 있다. 이 제품들을 섭취하는 것은 실제 정신적 집중, 기억력의 개선, 정신력의 증강, 혹은 노령에 대한 보호라고 할 수 있다.

(3) 차

일상적으로 마시는 차 한잔이 기억력을 높일 수 있다고 연구진은 말한다. 뉴캐슬 대학의 한 연구진은 녹차나 흑차가 기억과 관련 있는 뇌의 주요 효소 아세틸콜린에스터레이스(AChE, acetylcholinesterase)의 활성과 관계있다고 주장하였다. 연구진들은 이들의 발견이 알츠하이머병의 치료에 새로운 계기가 되길 희망하고 있다고 'Phytotherapy Research'에서 밝혔다. 그들은 차가 어떤 상황과 싸울 수 있도록 만들어진 약물과 같은 효과를 나타낸다고 하였다. 알츠하이머병은 뇌에서 아세틸콜린이라는 화학물질이 감소되어 일어나는 병이다.

뉴캐슬 대학 연구진들은 제2의 효소로 알려진 브티릴콜린에스터레이스(BuChE, butyrylcholinesterase)의 활성을 억제한 것으로 알려졌는데 이 효소는 알츠하이머병을 앓고 있는 환자의 뇌에서 발견되는 단백질 집적물에서 발견된 것이다. 녹차는 더 나아가 효소 베타씨크리테이스(beta-secretase)의 활성을 억제하는데 이 효소는 알츠하이머병과 관련하여 뇌에서 단백질이 쌓이는 데 관계있는 것으로 알려져 있다. 과학자들은 흑차의 억제효과는 단지 하루뿐이지만 녹차는 일주일간 영향이 계속되는 것을 발견하였다. 그렇다고 알츠하이머병을 치료하는 것은 아니며 질병이 더 이상 진행되지 않도록 늦출 수 있다는 의미로 시중의 약과 같은 기능이 있다.

최근 판매되고 있는 약들은 AChE의 활성을 저해하고 다른 것들은 BuChE과 beta-secretase의 활성을 억제할 것이라고 과학자들은 희망하고 있다. 그러나 현재 유통되고 있는 약들은 원치 않는 부작용이 있기 때문에 대체물을 찾으려고 많은 노력을 하고 있다.

뉴캐슬 대학 연구진은 녹차에 대하여 임상실험을 비롯한 좀 더 심층적인 연구를 위하여 노력하고 있다. 그들의 목적은 녹차를 알츠하이머병 환자에 적합하도록 약리적 특성차를 만들려고 한다. 다음 단계는 녹차의 어떤 성분이 AChE, BuChE 그리고 beta-secretase의 효소 활성을 억제하는지 찾아내는 일이다.

연구책임자인 Ed Okello 박사는 알츠하이머병을 치료하는 약은 현재 없으며, 차가 알츠하이머병을 치료하거나 병의 진행을 억제하는 강력한 무기가 될 수 있다고 말했다. 우리가 하고 있는 연구가 알츠하이머병 때문에 고통 받고 있는 환자와 그의 가족들에게 삶의 질을 개선할 수 있는 놀라운 경과가 나오기를 고대한다고 하였다. 우리가 하고 있는 연구가 특별히 흥미를 끄는 것은 이미 많은 사람들이 즐겨 마시고 있는 것이기 때문이다. 또 차는 값이 싸고 소비하였을 때 부작용이 없는 것이 잘 알려져 있기 때문이다. 이에 대한 뚜렷한 결과를 얻기에는 몇 년이 더 필요할 것이다.

Alzheimer's Society의 연구책임자인 Clive Ballard 교수는 녹차가 이미 잘 알려진 항산화 특성 때문에 그것을 근거로 연구의 골격을 구성해야 한다고 하였다. cholinesterase(항치매약의 목표 물질)와 beta-secretase (플라그를 만드는 데 관여하는 중요한 효소)의 효과는 매우 흥미로우며 좀 더 많은 연구가 필요하다. 영국에서 전통적으로 아침에 마시는 홍차는 녹차와 같은 식물로부터 나온다. 단지 발효하였기 때문에 차 맛이나 모양이 다를 뿐이다.

| 영어 약어 해설 |

AChE(Acetylcholinesterase) : 기억과 관련 있는 뇌의 주요 효소로서 아세틸콜린을 분해

ADD(Attention Deficit Disorder) : 주의력결핍증

ADHD(Attention Deficit Hyperactivity Disorder) : 주의력 결핍 및 과잉행동장애

ADP(Adenosine Diphosphate) : 퓨린에 해당되는 신경전달물질

AMP(Adenosine Monophosphate) : 퓨린에 해당되는 신경전달물질

ATP(Adenosine Triphosphate) : 퓨린에 해당되는 신경전달물질

BDNF(Brain-Derived Neurotrophic Factor) : 뇌유도 신경영양인자, 뇌세포의 생존과 재생에 주요 역할

BPA(Bisphenol A) : 뇌 발육 시 에스트로겐의 효과를 방해하는 물질, 에폭시 수지나 폴리카보네이트 플라스틱 제조 시 이용

BuChE(Butyrylcholinesterase) : 알츠하이머병을 앓고 있는 환자의 뇌에서 발견되는 단백질 집적물에 존재

DHA(Docosahexaenoic acid) : 도코사헥사엔산, 오메가-3 지방산으로 연어, 참치, 고등어에 많이 함유, 뇌 기능을 향상시킴.

DMAE(Dimethyl Amino Ethanol) : 불안함, 초조함을 진정시키는 효과가 있어 학습을 증진시킴, 정어리에 많이 함유

EDTA(Ethylenediaminetetraacetic acid) : 에틸렌디아민테트라아세트산, 킬레이트(chelate) 시약, 항응고 혈액약(抗凝固血液藥), 납 중독에 이용

EPA(Eicosapentaenoic acid) : 에이코사펜타엔산, 오메가-3 지방산으로 생선에 많이 함유, DHA와 함께 혈중 지질을 감소시켜 혈행을 좋게 함.

EQ(Emotional Quotient) : 감성지수

GABA(Gamma Amino Butyric acid) : 감마 아미노부티르산, 뇌가 과도하게 흥분하는 작용을 억제하고 불안 증세를 완화하는 작용이 있음. 뇌의 주요 억제성 신경전달물질

GAD(Glutamic acid Decarboxylase) : 글루탐산 데카복실라아제

GI(Glycemic Index) : 혈당지수, 기준 식품(포도당이나 흰빵)의 혈당반응과 비교하여 변화된 정도를 수치로 나타낸 값

GL(Glycemic Load) : 혈당부하지수, 혈당지수와 식품의 1회 섭취분량에 함유된 탄수화물의 양을 동시에 고려한 식품의 혈당 상승 정도를 나타내는 척도

GLA(Gamma Linoleic acid) : 감마리놀레산

HPL(Human Placental Lactogen) : 인간 태반성 락토겐

5-HTP(5-Hydroxytryptophan) : 우울증이나 걱정, 공황발작을 보일 경우 기분을 좋게 할 수 있고 불면증을 없애주는 작용이 있음.

IgE(Immunoglobulin E) : 임뮤노글로불린 E형, 분자량이 약 20만으로서 피부감각항체(skin sensitizing antibody)인 reagin(성질과 작용이 항체와 비슷하지만 항체라고 증명할 수 없는 항체와 유사한 물질의 총칭) 작용이 있음.

IGF-1(Insulin-Like Growth Factor) : 인슐린 유사 성장인자, 뇌세포의 생존과 재생에 주요 역할을 함.

IgG(Immunoglobulin G) : 이 중에 대부분의 면역체가 들어 있으며(감마 글로불린, 80%), 분자량은 15 ~ 16만임.

IQ(Intelligence Quotient) : 지능지수, 인간이 학습하거나 이해하는 능력의 정도

LDL(Low-Density Lipoprotein) : 저밀도 지단백질, 세포에 콜레스테롤을 운반하는 지단백질

LH-RH(Luteinizing Hormone-Releasing Hormone) : 황체형성 호르몬 방출 호르몬, 펩티드에 해당하는 신경전달물질

MSG(Monosodium Glutamate) : 글루탐산나트륨, 시상하부에 있는 신경전달물질, 구수한 맛을 내는 조미성분의 식품첨가물

NGF(Nerve Growth Factor) : 신경성장인자, 뇌세포의 생존과 재생에 주요 역할을 함.

NMDA(N-methyle-D-aspartate) : 해마의 신경세포 표면에 있는 수용체

PG(Prostaglandin) : 다양한 기능을 수행하는 거의 모든 조직으로부터 분비되는 변형된 지방산

PQ(Physical Quotient) : 신체지수, 뇌와 신체를 원만히 연대시키는 능력

PS(Phosphatidyl Serine) : 뇌의 신경막 구성성분

PUFA(Polyunsaturated Fatty acids) : 다중불포화지방산, 오메가-3 지방산과 같은 지방산으로 불포화도가 높음.

SAM(S-Adenosyl Methionine) : 천연 항우울제로서 신경전달물질이 형성되는 것을 돕는 메틸화 과정에서 역할하는 아미노산

TMG(Trimethyl Glycine) : 신경전달물질이 형성되는 것을 돕는 메틸화 과정에서 역할하는 아미노산

TRH(Thyrotropin–Releasing Hormone) : 갑상선 자극 호르몬 방출 호르몬, 펩티드에 해당하는 신경전달물질

VIP(Vasoactive Intestinal Polypeptide) : 소화관 호르몬의 일종 (S. I. Said 등이 1970년에 돼지의 소장 점막에서 추출하여 정제하였음. 28개의 아미노산으로 구성되었고, 펩티드에 해당하는 신경전달물질)

| 참고문헌 및 자료 |

1. 김중만, IQ, EQ를 높이는 먹거리, 미래문화사, 1999
2. 근력운동 20분만해도 뇌 기억력 즉시 향상, 조선일보 A33p, 12. 23, 2014
3. 나카가와 하치로(안용근 역), 머리가 좋아지는 영양학, 전파과학사, 1995
4. 닐 D 버나드(김영선 역), 부키(주), 2013
5. 매리언 네슬(김명주 역), What to Eat(무엇을 먹을 것인가), 도서출판 도도, 2014
6. Michelle Mcguire, Kathy A. Beerman, Nutritional Sciences from Fundamentals to Food, 이상선 외 8인 공역, new 영양과학, 지구문화사, 2008
7. 박건영, 수험생의 머리를 좋게 하는 음식 61가지, 연합뉴스, 2011
8. 박태균, 먹으면 좋은 음식, 먹어야 사는 음식, 웅진리빙하우스, 2014
9. 밤잠을 부르는 8가지 음식
10. 비 윌슨, 공포의 식탁 372p, 일조각, 2014
11. (사)고려인삼학회, 고려인삼의 이해, 한림원(주), 2008
12. (사)고려인삼학회, 최신 고려인삼연구(I), 한림원(주), 2007
13. 사만다 헬러(강민채 역), 두뇌건강 푸드 처방전(Get smart), 즐거운 상상, 2010
14. 사카타니 카오루, 아오야마 나오키, 사사키 쥰(임종학 역), 공부 잘하고 싶은 사람을 위한 천재로 만드는 뇌 훈련법, 북스타, 2010
15. Eric P. Widmaier, Hershel Raff, Kevin T., Strang, Vander's Human Physiology, 10th Edition, 강신성 외 22인 공역, 인체생리학, 지코사이언스, 2008
16. 아힘 페터스(전대호 역), 이기적인 뇌, 에코리브르, 2013
17. 오메가-3 많은 고등어, 충동억제 효과, 중앙일보 18p, 1. 9, 2015
18. 우울증 자살충동 원인, 의학신문 9p, 6. 27, 2016
19. 이쿠다 사토시, 이아소, 음식을 바꾸면 뇌가 바뀐다, 2013
20. 정재훈, 정재훈의 생각하는 식탁, 다른 세상, 2014
21. 조선일보, A33p, 12. 23, 2014
22. 조선일보, 뇌의학 다이제스트, 4. 28, 2015
23. 중앙일보, 초콜릿 적당히 먹으면 똑똑해진다, 3. 10, 2016

24. 조엘 펄먼(김재일 역), 아이를 변화시키는 두뇌음식, -Disease- proof your children, 도서출판 이아소, 2013
25. 주진순, 황우익, 신 생화학, 신광출판사, 2003
26. 최낙언, 불량지식이 내 몸을 망친다. 지호출판사, 2012
27. 최낙언, 당신이 몰랐던 식품의 비밀 33가지, 경향미디어, 2012
28. 최낙언, Flavor, 맛이란 무엇인가?, 예문당, 2013
29. 최낙언, 조중섭, 리복, 아무도 알려주지 않는 감칠맛과 MSG이야기, 2013
30. Campbell, Reece, Urry, Cain, Wasserman, Minorsky, Jackson, Biology, 8th Edition, 전상학 외 29인 공역, 생명과학, 도서출판 바이오사이언스(주), 2009
31. 콜린 캠벨, 토마스 캠벨, 무엇을 먹을 것인가?, 열린과학, 2012
32. 패트릭 홀포트, 데보라 콜슨(김재일 역), 내 아이를 위한 두뇌음식, 세상풍경, 2011
33. 한스 울리히 그림(이수영 역), 내 아이의 뇌를 공격하는 나쁜 식품들, 시대의 창, 2011
34. Foods for brain power, 뇌력을 증진시키는 식품, Google Search

| 찾아보기 |

자녀를 위한

뇌에 좋은 식품

초 판 발 행 | 2017년 12월 5일
초판2쇄발행 | 2018년 3월 5일

저 자 | 이성동 · 박홍현
편집책임 | 심진성
발 행 인 | 이성범
발 행 처 | 문운당
주 소 | 서울시 종로구 혜화로5길 16 (명륜1가 45-3)
전 화 | (02)762-6010
팩 스 | 영업 (02)745-0265 / 편집 (02)762-8758
홈페이지 | http://munundang.co.kr
이 메 일 | 영업 munun2@chol.com
편집 munundang@naver.com

ISBN 979-11-5692-333-6 03590

정가 24,000원